职业技能等级认定培训教材

防 疫 员

主　编　徐向东　巩世剑

副主编　杨立新　龚军丽　邵娟娟　刘世友　王俊恒

人民卫生出版社
·北京·

图书在版编目（CIP）数据

防疫员／徐向东，巩世剑主编. — 北京：人民卫
生出版社，2021.6
　　ISBN 978-7-117-31740-5

　　Ⅰ．①防…　Ⅱ．①徐…②巩…　Ⅲ．①卫生防疫–技
术培训–教材　Ⅳ．①R185

中国版本图书馆 CIP 数据核字（2021）第 104221 号

人卫智网　www.ipmph.com	医学教育、学术、考试、健康，
	购书智慧智能综合服务平台
人卫官网　www.pmph.com	人卫官方资讯发布平台

防 疫 员
Fangyiyuan

主　　编：徐向东　巩世剑
出版发行：人民卫生出版社（中继线 010-59780011）
地　　址：北京市朝阳区潘家园南里 19 号
邮　　编：100021
E - mail：pmph @ pmph.com
购书热线：010-59787592　010-59787584　010-65264830
印　　刷：三河市君旺印务有限公司
经　　销：新华书店
开　　本：787×1092　1/16　　印张：15
字　　数：365 千字
版　　次：2021 年 6 月第 1 版
印　　次：2021 年 8 月第 1 次印刷
标准书号：ISBN 978-7-117-31740-5
定　　价：58.00 元
打击盗版举报电话：010-59787491　E-mail：WQ @ pmph.com
质量问题联系电话：010-59787234　E-mail：zhiliang @ pmph.com

编 委 （以姓氏笔画为序）

王　茜　　河北省疾病预防控制中心
王俊恒　　石家庄市职业技能教研鉴定中心
付志斌　　河北省疾病预防控制中心
巩世剑　　河北省职业技能鉴定指导中心
朱怡青　　河北省疾病预防控制中心
刘世友　　河北省疾病预防控制中心
苏　通　　河北省疾病预防控制中心
杨立新　　河北省疾病预防控制中心
邵娟娟　　河北医科大学
赵文娜　　河北省疾病预防控制中心
徐向东　　河北医科大学
龚军丽　　河北省职业技能鉴定指导中心
梁震宇　　石家庄市疾病预防控制中心
韩晓莉　　河北省疾病预防控制中心
翟士勇　　石家庄市疾病预防控制中心

河北省健康职业培训教材审评委员会

前　言

党的十八大以来，"健康中国"的新蓝图凝聚着政府、社会和人民群众的共同理想。《"健康中国2030"规划纲要》是推进健康中国建设的行动纲领，其坚持以人民为中心的发展思想，以提高人民健康水平为核心，要把健康融入所有政策，全方位、全周期保障人民健康，大幅提高健康水平，显著改善健康公平，把健康摆在优先发展的战略地位。

当前，席卷全球的新型冠状病毒肺炎疫情对人类健康造成了严重的危害，对社会稳定和经济发展产生了巨大影响。面对突如其来的严重疫情，我国在以习近平为核心的党中央的坚强领导下，把人民生命安全和身体健康放在第一位，始终坚持以人民为中心的工作导向。全国上下风雨同舟、众志成城，全国疫情防控阻击战取得了重大战略成果。在2020年4月29日召开的中共中央政治局常务委员会会议上，习近平指出，当前，境外疫情暴发增长态势仍在持续，我国外防输入压力持续加大，国内防止疫情反弹的复杂性也在增加。疫情防控这根弦必须时刻绷紧，决不能前功尽弃。各地区各部门要抓紧、抓实、抓细常态化疫情防控，有针对性地加强外防输入、内防反弹举措，不断巩固防控战果，为经济社会秩序全面恢复提供有力保障。随着我国疫情防控进入常态化，人力资源和社会保障部为顺应社会需求、助力疫情防控，在人社厅发〔2020〕73号文件中，将"公共卫生辅助服务员"职业下的"防疫员""消毒员"和"公共场所卫生管理员"3个工种上升为新职业。随后，河北省人力资源和社会保障厅委托河北医科大学公共卫生与健康管理研究中心、河北省检验检疫学会发布了防疫员职业评价规范，填补了全国空白。为了顺利推进培训工作，河北省人力资源和社会保障厅依据规范中的职业功能和技能要求，组织人员完成了本教材的编撰工作。

本教材介绍了防疫员的职业定义、工作内容与评价规范，对防疫员应知应会的基础卫生知识进行了简明扼要的介绍，并主要阐明防疫员在工作中如何协助处置公共卫生突发事件，如何开展消毒、病媒生物防制和传染病预防控制，以及如何开展健康教育和社区动员等。本教材内容翔实，强调实际应用，可操作性强。通过学习和训练，可提高相关人员的理论水平和实际工作能力，尤其是面对突发事件的应急处理能力，使其成为协助疾病预防控制的实用型人员。本教材适用于防疫员培训，还可作为各级疾病预防控制人员的科普读物。

由于编写人员的知识水平有限，编写时间较短，书中存在的不足之处，敬请广大读者批评指正。

徐向东　巩世剑
2021年7月

5

目 录

第一章

防疫员职业概述

第一节　防疫员职业定义与主要工作内容

一、防疫员职业定义

防疫员是从事健康教育、疾病预防控制、突发公共卫生事件处置,对环境、场所、物品进行有害微生物清除及病媒生物防制的公共卫生防控辅助人员。

二、防疫员工作内容

1. 开展有关疾病的科普宣传。
2. 监测和控制传染病。
3. 消除环境、场所、物品的有害微生物。
4. 开展病媒生物的防制工作。
5. 开展预防控制知识培训。

三、防疫员职业由来

我国第一部《中华人民共和国职业分类大典》颁布于 1999 年。2015 年版中,防疫员是隶属于公共卫生辅助服务员职业下的 3 个工种之一。

党的十八大以来,党中央明确了新时代党的卫生健康工作方针,把为群众提供安全、有效、方便、价廉的公共卫生和基本医疗服务作为基本职责,成功防范和应对了甲型 H1N1 流感、H7N9 禽流感、埃博拉出血热等突发疫情,主要传染病发病率显著下降。党的十九届四中全会提出"强化提高人民健康水平的制度保障"的要求,将加强公共卫生服务体系建设、及时稳妥处置重大新发突发传染病作为治理体系和治理能力现代化的重要目标和任务;强调预防为主,加强公共卫生防疫和重大传染病防控,稳步发展公共卫生服务体系。在实现"两个一百年"奋斗目标的历史进程中,发展卫生健康事业始终处于基础性地位,同国家整体战略紧密衔接,发挥着重要支撑作用。

有鉴于此,人力资源和社会保障部联合国家市场监督管理总局、国家统计局 2020 年 7 月正式向社会发布"区块链工程技术人员"等 9 个新职业和"直播销售员"等 5 个工种,同时将"公共卫生辅助服务员"职业下的"防疫员""消毒员""公共场所卫生管理员"3 个工种上升为职业。这是我国自《中华人民共和国职业分类大典(2015 年版)》颁布以来发布的第 3

批新职业。这批新职业是由人力资源和社会保障部向社会公开征集,组织职业分类专家按照职业分类原则、标准和程序进行评估论证,并通过网络媒体等向社会公示后确定的。

　　防疫员职业的设立顺应了社会发展的需要,凸显了职业的重要性。人类健康是社会文明进步的基础。习近平总书记在 2016 年 8 月举行的全国卫生与健康大会上说过:"如果疾病控制不力、传染病流行,不仅人民生活水平和质量会受到重大影响,而且社会会付出沉重代价。"在人类社会发展长河中,传染病始终是重大威胁。一部人类文明史可以说是人类同瘟疫斗争的历史。天花、鼠疫、出血热等重大疾病都造成了骇人听闻的致死人数和巨大的破坏。进入 21 世纪,随着人类活动范围扩大、跨境流动频繁,病原体快速扩散到全球的条件不断发展,新发传染病平均每年出现 1 种,严重威胁人类健康。以冠状病毒为例,21 世纪以来已经发生过 3 次大的流行:2003 年的严重急性呼吸综合征、2012 年的中东呼吸综合征,以及 2019 年出现的新型冠状病毒肺炎。这次新型冠状病毒肺炎疫情,是 1918 年大流感以来全球最严重的传染病大流行,是第二次世界大战结束以来最严重的全球公共卫生突发事件,其复杂性、艰巨性前所未有,对全球经济社会发展的冲击前所未有。因此,防疫员新职业的设立有着重要现实意义,体现了我国在构建重大疫情防控与应急管理体系方面的决心和战略部署。

第二节　防疫员职业要求与学习方法

一、防疫员应具备的职业道德

1. 遵守法律、法规和有关规定。
2. 爱岗敬业,具有高度的责任心。
3. 严格执行安全操作规程。
4. 珍视生命,关爱健康,将预防和控制疾病、维护人民的健康利益作为自己的职业责任。
5. 依法维护社会公共卫生秩序,依法维护公众和自身的权益。
6. 保护环境,降耗增效。
7. 具有科学态度和实事求是的精神。
8. 严格遵守保密制度。

二、防疫员应具备的理论知识

1. 传染病流行病学知识。
2. 现场流行病学知识。
3. 传染病防控知识。
4. 卫生统计学知识。
5. 公共场所的卫生知识。
6. 公共卫生监测知识。
7. 突发公共卫生事件应急处理知识。
8. 消毒相关知识。
9. 微生物及感染性疾病知识。

10. 安全防护知识。

11. 病媒生物防制知识。

12. 食源性疾病相关知识。

13. 卫生管理学知识。

14. 环境卫生学知识。

15. 健康教育学知识。

三、防疫员应具备的技术基础知识

1. 个人防护技能。

2. 卫生处理方法。

3. 传染病防控措施。

4. 现场检测仪器的使用。

5. 食源性疾病的处理。

6. 常用消毒剂的选择,现场消杀药物配制与器械使用方法。

7. 突发公共卫生事件应急处理技术。

8. 清除病媒生物滋生地和杀灭病媒的方法。

四、防疫员职业特点

1. 知识面要求较宽,需要具备较为广泛的病原微生物、传染病学、流行病学、病媒生物防制、消毒、突发公共卫生事件处置等基础知识。

2. 需要掌握多种实践技能,并能开展有关疾病的科普宣传和预防控制知识培训。

3. 对个人素质要求较高,从业者应具有高度的责任心和实事求是的精神。

五、防疫员职业培训的学习方法

1. 养成高效的学习习惯　防疫员的学习难度较大,知识点多。因此,利用思维导图进行知识要点整理十分必要。无论是知识点,还是逻辑关系,都可以用思维导图的方式帮助记忆。思维导图可以梳理清楚各知识点的脉络,帮助厘清各知识点之间的关系,从而更系统地学习。通过绘制思维导图,如同在大脑中给别人讲解一遍,学员能够迅速检验出自己哪方面知识学习不到位。通过学员间交流、评价思维导图,有助于发现自己在学习和思维中的缺陷。

2. 重视实践环节　善于利用实践教学环节,复习巩固理论知识。对于课堂上抽象的理论,单纯记忆并不能起到好的作用。实践环节能够加强从感性到理性的理解过程,有助于更好地理解所学内容,形成深刻记忆。

3. 鼓励合作学习　鼓励采用合作学习的方法。合作学习是为完成共同的学习任务或目标,学员以小组为单位,成员先自主学习或探究,再共同思考问题、分析问题、解决问题,相互讨论相互交流,共同完成学习任务的活动。合作学习有助于减少个人学习时的惰性,避免注意力分散,提高学习积极性和学习效率。

（徐向东）

第二章

防疫员基础卫生知识

第一节　健康与疾病

一、健康的概念

追求健康是人类的共同愿望。在基本生存条件得到改善之后,人们越来越崇尚健康、关注健康。1948 年世界卫生组织(World Health Organization,WHO)在成立宣言中明确提出了健康的概念——"健康不仅仅是没有疾病和不虚弱,而且是生理、心理及社会适应能力的完好状态"。从这个意义上来说,健康是一个综合性的概念,超越了医学范畴,扩展到社会、自然、人文等多个学科。它涵盖了生理与心理的健康,还包括社会文明、和谐道德和社会适应的完好状态。健康强调人体的整体性,即人体生理与心理的统一,人体与自然环境、与社会环境的统一。

二、影响健康的因素

21 世纪,人类健康与社会发展正面临前所未有的挑战:气候变化、生态失衡、环境污染、资源短缺、药物滥用、食品安全、传染病暴发,以及其他突发事件频发。所有这些问题已经成为制约人类健康与社会发展的瓶颈。通常把这些因素归结为 4 大类,即社会经济环境、物质环境、个人因素及卫生服务。

1. 社会经济环境

(1)个人收入和社会地位:研究表明,个人收入和社会地位是重要的健康影响因素。健康状态每一步的改进都与经济收入和社会地位(的提高)有关。

(2)文化背景和社会支持网络:文化背景包括人们的信仰、价值观、行为规范、历史传统、风俗习惯、生活方式、地方语言等,它通过潜移默化的作用影响着人们的健康。社会支持网络是一个人在社会中所形成的人际关系。通过社会网络或社会关系的建立带来具有互惠和信任特性的"资源",有助于个体,甚至群体健康水平的改善。

(3)教育:健康状况与文化程度有密切关系。文化程度增加了就业和收入的机会,提高了人们控制生活条件和自我保健的能力。

(4)就业和工作条件:拥有可控制工作条件和较少担心失去工作的人会有更健康的身体,而欠佳的身体明显与失业有关。

2. 物质环境　物质环境包括生活和职业环境中的物理因素(如气温、气湿、气流、气压等气象条件,噪声和振动,电磁辐射和电离辐射等)、化学因素(各种有机和无机化学物质,如农药、苯、铅、汞、二氧化硅粉尘、二氧化硫等)和生物因素(如自然界环境中的各种生物因子,包括寄生虫、支原体、真菌、细菌、病毒等),以及建成环境。它们是影响人们健康的重要因素。

3. 个人因素

(1)健康的婴幼儿发育状态:良好而健康的人生早期阶段(围生期和婴幼儿期),包括良好的身体素质、幸福的家庭生活、良好的生活习惯和处理问题的能力,是未来健康生活的基础。

(2)个人卫生习惯:如吸烟、酗酒、不健康的饮食习惯、身体活动少等不良的生活行为方式对当今人类健康的危害较大。

(3)个人能力和技能:人们具有健康生活的知识、态度和行为,以及处理健康问题的技能,从而在日常生活中能作出健康的选择,这是影响健康的关键因素。

(4)人类生物学特征和遗传因素:人体的基本生物学特征如性别、年龄等,是健康的基本决定因素。遗传因素影响不同个体的健康问题和疾病状况。

4. 卫生服务　卫生服务是指卫生系统借助一定的卫生资源,向居民提供的医疗、预防、保健、康复等各种活动的总称。

三、相关疾病概述

疾病是一个极其复杂的过程,许多情况下,从健康到疾病是一个由量变到质变的过程。疾病是机体在一定条件下,受病因损害后,因自身调节紊乱而发生的异常生命活动过程。目前与人类健康密切相关的疾病主要包括传染性疾病、慢性非传染性疾病等。这里主要介绍感染性疾病、传染病和食源性疾病。

1. 感染性疾病　感染性疾病是指感染了某种病原体而引起的一类疾病,病原体可能是病毒、衣原体、支原体、细菌、真菌或寄生虫。感染性疾病不仅包括传染病,还包括许多非传染性的感染性疾病,如腹腔感染、呼吸机相关性肺炎等。

2. 传染病　传染病是指由病原微生物,如病毒、细菌、真菌、衣原体、支原体、立克次体、螺旋体、寄生虫和朊病毒等感染人体后产生的有传染性、在一定条件下可造成流行的疾病。传染病和感染性疾病都是由病原体引起的感染,传染病是感染性疾病的一种特殊类型。

世界卫生组织规定国际监测的传染病包括流行性感冒、脊髓灰质炎、疟疾、流行性斑疹伤寒和回归热。我国根据国情增加了登革热的监测。我国法定报告传染病为3类40种,其中甲类2种(鼠疫、霍乱),乙类27种,丙类11种[①]。

我国对传染病防治实行预防为主的方针,坚持防治结合、分类管理、依靠科学、全社会参与。

3. 食源性疾病　食源性疾病是指通过摄食方式进入人体内的各种致病因子引起的通常具有感染或中毒性质的一类疾病。感染性是指致病微生物(如细菌、病毒、真菌等)和/或其毒素、寄生虫或其虫卵污染食品所引起的感染性疾病;中毒性则主要指有害化学物质污染食品及动植物毒素所致的急性或慢性中毒。

食源性疾病具有3个基本要素:食物是传播疾病媒介;病因是食物中的致病因子;临床特征为急性中毒性或感染性表现。

---

① 依据2020年10月2日,国家卫生健康委员会发布的《中华人民共和国传染病防治法》(修订草案征求意见稿)。

引起食源性疾病的致病因子可分为3大类:生物性致病因子、化学性致病因子、物理性致病因子。

第二节 微生物与病原微生物

一、微生物概述

1. 微生物的定义 微生物(microorganism)是存在于自然界肉眼不能直接看到,必须借助光学显微镜或电子显微镜放大几百倍乃至几万倍后才能观察到的微小生物的总称。

2. 微生物的种类 微生物的种类繁多,有数十万种以上。按结构特点、化学组成及遗传特性等差异可分成3大类:非细胞型微生物(如病毒)、原核细胞型微生物(如细菌、支原体、衣原体等)、真核细胞型微生物(如真菌)。

3. 微生物的特点 微生物的个体微小,具有以下5个共同特性:代谢能力强、生长繁殖快、易变异、分布广泛、种类繁多。

4. 常见微生物

(1)细菌:个体微小,通常以微米(μm)作为测量单位,必须借助显微镜放大数百倍或数千倍后才能观察到。细菌基本形态可分为球状、杆状和螺旋状,分别称为球菌、杆菌和螺旋菌。

细菌的基本结构有细胞壁、细胞膜、细胞质和核质。细菌的特殊结构有荚膜、鞭毛、菌毛和芽孢等。这些结构有的与细菌的致病力和抵抗力有关,有的有助于细菌的鉴定。

(2)病毒:病毒是一类只能在活细胞内寄生的非细胞型微生物。它形体微小、结构简单,可以通过细菌滤器,测量单位为纳米(nm),必须在电子显微镜下才能看到。没有细胞结构,只含有一种核酸(DNA或RNA)。病毒主要有5种形态:砖形、子弹形、球形、蝌蚪形和杆形。病毒的基本结构有核心和衣壳,二者形成核衣壳。核心是位于病毒体中心的核酸,为病毒的复制、遗传和变异提供遗传信息;衣壳是包围在核酸外面的蛋白质外壳。

(3)其他微生物

1)真菌:真菌是一类不含叶绿素,无根、茎、叶,多数类群为多细胞,大多数呈分支或不分支的丝状体,能进行有性和无性繁殖,腐生或寄生生活的真核微生物。真菌根据形态可分为酵母菌、霉菌和担子菌3大类群。

2)放线菌:放线菌是一类介于细菌和真菌之间,形态极为多样(杆状到丝状),多数呈菌丝状生长和以孢子繁殖的革兰氏阳性原核细胞型微生物。

3)支原体:支原体是一类介于细菌和病毒之间,无细胞壁,能独立生活的最小的单细胞原核微生物。

4)螺旋体:螺旋体是一类介于细菌和原虫之间,菌体细长,柔软,弯曲呈螺旋状,能活泼运动的单细胞原核微生物。

5)立克次体:立克次体是一类介于细菌和病毒之间,菌体呈球状或杆状,专性寄生于真核细胞内的小型革兰氏阴性原核单细胞微生物。

6)衣原体:衣原体是一类介于立克次体与病毒之间,具有滤过性,严格细胞内寄生,并形成包涵体的革兰氏阴性原核细胞微生物。

5. 微生物与人类健康的关系　绝大多数微生物对人类和动植物是有益的,而且有些还是必需的,对于维持生态平衡和促进人类健康具有重要作用。只有少数微生物可引起人和动植物的病害。有害微生物可以引发人类多种疾病,威胁人类生命健康,如禽流感、牛海绵状脑病(俗称疯牛病)、严重急性呼吸综合征、新型冠状病毒肺炎等。

二、病原微生物

病原微生物是指可以侵犯人体,引起感染甚至传染病的微生物,或称病原体,以细菌和病毒的危害性最大。病原微生物包括寄生虫(原虫、蠕虫、医学昆虫)、真菌、细菌、螺旋体、支原体、立克次体、衣原体、病毒。有些病原微生物可以通过空气、水、食品等介质从一个宿主转移到另一个宿主,引起传染病的暴发和流行,造成社会恐慌和经济损失。近年来新发传染病不断出现,已成为全球关注的焦点。

1. 细菌　能引起人类疾病的细菌称为病原菌。常见病原菌有脑膜炎奈瑟菌、大肠埃希菌等。病原菌的致病力与其毒力、入侵数量及入侵途径有关。致病菌可以通过侵袭或产生的毒素引起疾病。

2. 病毒　病毒主要通过皮肤、黏膜(呼吸道、消化道或泌尿生殖道)传播,但在特定条件下可直接进入血液循环(如输血、机械损伤、昆虫叮咬等)而感染机体。常见的病毒有流感病毒、肝炎病毒、呼吸道合胞病毒、麻疹病毒、腺病毒、柯萨奇病毒、狂犬病毒、人乳头状瘤病毒、脊髓灰质炎病毒和轮状病毒等。

3. 真菌　对人类致病的真菌分为浅部真菌和深部真菌。前者侵犯皮肤、毛发、指甲,对机体的影响较小,后者可侵犯全身脏器,严重的可引起死亡。真菌包括皮肤癣真菌、白假丝酵母、新型隐球菌等。此外,有些真菌可以污染粮食、饲料、食品等产生毒素,引起中毒性真菌病。

4. 衣原体　引起人类疾病的常见衣原体主要包括肺炎衣原体、沙眼衣原体等。衣原体引起的疾病包括沙眼、包涵体性结膜炎、衣原体性肺炎、非淋菌性尿道炎、衣原体性宫颈炎、性病淋巴肉芽肿等。

5. 支原体　对人类致病的支原体主要有肺炎支原体、人型支原体、生殖器支原体等。支原体引起的疾病包括上呼吸道感染、慢性支气管炎、泌尿生殖道感染等。

6. 螺旋体　对人类致病的螺旋体主要有回归热螺旋体、奋森螺旋体、梅毒螺旋体和钩端螺旋体等。螺旋体引起的疾病包括梅毒、钩端螺旋体病等。

7. 立克次体　对人类致病的立克次体主要有普氏立克次体、莫氏立克次体、Q 热立克次体等。由立克次体引起的疾病统称为立克次体病,不同的立克次体所引起的疾病各不相同,主要包括斑疹伤寒、恙虫病、Q 热、埃立克体病等。

第三节　公共卫生体系与疾病的三级预防

一、公共卫生的定义和使命

公共卫生是指通过社会、组织、社区及个人的有组织的努力和明智的选择,实现预防疾病、延长寿命和促进健康的科学和艺术。

公共卫生的使命是在确保人民健康的条件下,实现社会利益的最大化。公共卫生旨在为最大多数的人提供最大的利益。

二、我国公共卫生体系概述

公共卫生是以保障和促进公众健康为宗旨的公共事业,就医学分类而言,公共卫生具体是指针对社区或社会的措施,它有别于在医院进行的、针对个人的临床医疗措施。公共卫生包括疫苗接种、健康宣教、卫生监督、疾病预防和疾病控制、各种流行病学手段等,可见,公共卫生服务的主要功能、主要内容及其公共产品的属性决定了政府主导的必要性。

中华人民共和国成立至 20 世纪 70 年代末,我国初步建立了覆盖县乡村三级医疗预防保健网的公共卫生服务体系,坚持预防为主,开展爱国卫生运动,取得了显著成效。20 世纪 80 年代后期,由于经济体制改革和财政体制的推进以及其他经济社会条件的变化,公共卫生服务体系遭受了较大冲击,特别是农村的疾病预防体系功能逐渐削弱。2003 年严重急性呼吸综合征之后,政府加大了对公共卫生体系建设的决心和行动,我国公共卫生服务体系建设得到了显著加强。2006 年 3 月卫生部疾病预防控制局、卫生监督局成立,"中央、省、市、县"四级的疾病预防控制体系和卫生监督体系基本建立。2009 年,中共中央、国务院《关于深化医药卫生体制改革的意见》提出:全面加强公共卫生服务体系建设,国家对公共卫生体系的构成、功能定位及发展方向提出了具体要求。自 2009 年国家基本公共卫生项目实施以来,我国妇幼健康水平提高了、公平性改善了、慢性病负担缓解了,公众健康水平有了显著提高,公共卫生服务的公益性得到了充分发挥。

经过几十年的发展,覆盖我国城乡居民的公共卫生体系已基本建立。根据《2019 年我国卫生健康事业发展统计公报》统计,从机构组成来看,我国公共卫生服务体系由专业公共卫生服务网络和医疗服务体系的公共卫生服务职能组成。专业公共卫生服务网络包括疾病预防控制、健康教育、妇幼保健、精神卫生防治、应急救治、采供血、卫生监督等专业公共卫生机构。乡镇卫生院、村卫生室和城市社区卫生服务中心/站等城乡基层医疗卫生机构免费为全体居民提供国家基本公共卫生服务项目,其他基层医疗卫生机构作为补充,专业公共卫生机构负责组织实施国家重大公共卫生服务项目。医院依法承担重大疾病和突发公共卫生事件监测、报告、救治等职责,以及国家规定的其他公共卫生服务职责。

三、突发公共卫生事件

突发公共卫生事件,是指突然发生,造成或者可能造成社会公众健康严重损害的重大传染病疫情、群体性不明原因疾病、重大食物和职业中毒,以及其他严重影响公众健康的事件。突发性公共卫生事件的分类方法有多种,从发生原因上来分,通常可分为生物病原体所致疾病;食物中毒事件;有毒有害因素污染造成的群体中毒、出现中毒死亡或危害;自然灾害,如地震、火山爆发、泥石流、台风、洪涝等的突然袭击;意外事故引起的死亡;不明原因引起的群体发病或死亡。以新型冠状病毒肺炎疫情为例,截至 2021 年 5 月 23 日,在全球范围内,新型冠状病毒肺炎累计确诊人数已超 1.6 亿,累计死亡人数超过 346 万。这次疫情既是对经济社会发展的挑战,也是公共卫生服务体系改革与完善的重要契机。

在此次疫情防控行动中,我国以"非医疗干预"手段为主的防控举措,有效遏制了本土疫情,取得了抗击新型冠状病毒肺炎疫情斗争重大的战略成果。这其中,公共卫生服务体系发挥了重要作用,作出了巨大贡献,奋战在前线的医护人员和公共卫生从业人员成了整个社会的守护者。以社区基层为基础的公共卫生服务体系在本次疫情防控中充分体现出精准高效、动员迅速的优势,在全国范围内构建了史无前例的大规模公共卫生应对防控体系,对我国疫情防控所取得的阶段性成效起到了关键性作用。

四、预防医学概述

1. 预防医学的概念　预防医学(preventive medicine)是从预防的观点出发,研究人体健康和疾病发生发展的规律,以及消除身体内外对健康的有害环境因素、利用有利因素的措施,达到预防疾病、保护和增进健康的目的。预防医学是公共卫生策略与措施的理论和实践基础。

2. 预防医学的研究对象　预防医学的研究对象是全社会所有人群,包括患者、亚健康及健康人群。通过研究人群的健康、疾病与环境的相互关系,着重研究环境因素(包括生物、物理、化学、社会及心理因素),评价致病因素对人群健康的影响,积极采取三级预防策略及相应的预防、治疗、保健、康复、健康教育等措施。达到防止疾病发生与发展、维护和促进健康的目的。

3. 预防医学的主要内容　预防医学的研究内容较为广泛,归纳起来主要包括以下几个方面。

(1)分析疾病分布与健康水平的动态变化:采用人群健康研究的统计学和流行病学方法,分析特定人群疾病谱、死亡谱的变化,了解疾病的分布和消长规律、发生条件,阐明并评价健康危险因素。

(2)研究环境因素对健康的影响:采用宏观与微观结合的研究方法,阐明人类生活环境、工作环境、社会环境和人的行为及生物因素对人群健康和疾病的作用规律,改善和利用有益的环境因素,控制和消除有害的环境因素。

(3)制定预防疾病与促进健康的策略和措施:针对健康危险因素制定防治对策,提出有效的个体和群体预防策略及控制危险因素的具体措施,并对其效果进行考核与评价。

(4)探讨卫生保健与疾病防治的组织和管理方法:研究如何充分利用、合理配置卫生资源和科学管理卫生服务系统,为卫生工作决策提供科学依据和咨询建议,通过临床预防服务和社区预防服务,达到预防疾病、促进健康、防止伤残和早逝、提高生命质量的目的。

五、疾病的三级预防

预防疾病和健康维护不仅是预防医学的工作目标,也是临床医学工作者的职责所在。预防疾病既包括防止疾病发生,也包括防止疾病的发展和阻止或减轻伤残,即分别在疾病的发病前(易感期)、病中(疾病前期)和病后(发病期和康复期)三个不同阶段采取预防保健干预措施,常称为"三级预防"。

1. 第一级预防　又称病因预防或初级预防,是指在病前期或无病期,针对病因或危险因素采取综合性预防措施,目标是防止或减少疾病发生。

2. 第二级预防　又称临床前期预防或"三早预防",指在疾病早期做好早期发现、早期诊断和早期治疗,目标是防止或减缓疾病发展。

3. 第三级预防　又称临床预防,即在临床期或康复期,进行积极的治疗和康复,目标是防止伤残,促进功能恢复,提高生命质量,延长寿命。第三级预防措施实质上也是一种"疾病管理"措施。

在实际工作中,针对不同类型疾病,应采取以不同级别为重点的综合性三级预防措施。对病因明确的疾病重点实施第一级预防,如公害病、营养不良、地方病、职业性病损、传染病等;对特定病因尚不清楚,但危险因素已经明确的疾病,如慢性非传染性疾病,则应第一级预防与第二级预防相结合,努力做好第一级预防;对病因或危险因素均不清楚的疾病,虽然以第三级预防为主,但也应争取做好第二级预防。临床医师在医疗卫生服务中,应主动弥合临床医学与预防医学的"裂痕",遵循三级预防策略,以第一级预防为重点,积极开展第二级预防和第三级预防。

第四节　新型冠状病毒肺炎及个人防护基本知识

一、新型冠状病毒肺炎概述

新型冠状病毒肺炎(corona virus disease 2019,COVID-19)是指 2019 新型冠状病毒感染导致的肺炎。2019 年 12 月以来,湖北省武汉市部分医院陆续发现了多例有华南海鲜市场暴露史的不明原因肺炎病例,后证实为 2019 新型冠状病毒感染引起的急性呼吸道传染病。

2020 年 2 月 11 日,世界卫生组织总干事谭德塞在瑞士日内瓦宣布,将新型冠状病毒感染的肺炎命名为"COVID-19"。2 月 21 日,国家卫生健康委员会发布了关于修订新型冠状病毒肺炎英文命名事宜的通知,决定将"新型冠状病毒肺炎"英文名称修订为"COVID-19",与世界卫生组织命名保持一致,中文名称保持不变。2020 年 8 月 18 日,国家卫生健康委员会修订完成了《新型冠状病毒肺炎诊疗方案(试行第八版)》。

二、正确戴口罩

1. 头戴式口罩按以下步骤佩戴
(1)先将头带每隔 2~4cm 处拉松。
(2)将口罩放置于掌中,将金属条朝指尖方向,让头带自然垂下。
(3)戴上口罩,金属条部分向上,紧贴面部。
(4)将口罩上头带位放于头后,然后下头带拉过头部,置于颈后,矫正至舒适位置。
(5)将双手指尖沿着鼻梁金属条,由中间至两边,慢慢向内按压,直至紧贴鼻梁。
(6)脱口罩时双手同时抓住两根松紧带,提过头部,脱下;用手捏住松紧带投入医疗废弃袋中。
2. 耳带式口罩按以下步骤佩戴
(1)将口罩戴上,金属软条应该向上。
(2)头带分别绑于头顶后及颈后,或将松紧带固定在耳朵上。
(3)将金属软条向内按压直至紧贴鼻梁。
(4)完成时,口罩必须覆盖鼻至下颌,贴紧面部。
(5)脱口罩时不要接触口罩前面(污染面),先解开下面的系带,再解开上面的系带,用手仅捏住口罩的系带丢至医疗废物容器内。

3. **注意事项** 穿戴前和脱卸后务必洗手,口罩有颜色的一面向外,口罩应盖住口、鼻、大部分脸部及下颌,口罩的鼻梁夹片应服帖地覆盖在鼻梁上,以防止漏气。可用双手遮着口罩,大力呼气。如空气从口罩边缘逸出,即佩戴不当,须再次矫正头带及鼻梁金属条。佩戴多个口罩不能有效增加防护效果,反而会增加呼吸阻力,并可能破坏密合性。各种对口罩的清洗、消毒等措施均无证据证明其有效性。一次性使用医用口罩和医用外科口罩均为限次使用,累计使用不超过 8h。职业暴露人员使用口罩不超过 4h,不可重复使用。

4. **公众科学佩戴口罩指引**

(1)普通公众:处于居家、户外,无人员聚集、通风良好的场所。防护建议:不戴口罩。

处于人员密集场所,如办公区、餐厅、会议室、车间等,或乘坐厢式电梯、公共交通工具等。防护建议:在中、低风险地区,应随身备用口罩(一次性使用医用口罩或医用外科口罩),在与其他人近距离接触(≤1m)时佩戴口罩。在高风险地区,戴一次性使用医用口罩或医用外科口罩。

对于咳嗽或打喷嚏等感冒症状者。防护建议:戴一次性使用医用口罩或医用外科口罩。

对于与居家隔离、出院康复人员共同生活的人员。防护建议:戴一次性使用医用口罩或医用外科口罩。

(2)特定场所人员:处于人员密集的医院、汽车站、火车站、地铁站、机场、超市、餐馆、公共交通工具,以及社区和单位进出口等场所。防护建议:在中、低风险地区,工作人员佩戴一次性使用医用口罩或医用外科口罩。在高风险地区,工作人员戴医用外科口罩或符合 KN95/N95 及以上级别的防护口罩。

在监狱、养老院、福利院、精神卫生医疗机构,以及学校的教室、工地宿舍等人员密集场所。防护建议:在中、低风险地区,日常应随身备用口罩(一次性使用医用口罩或医用外科口罩),在人员聚集或与其他人近距离接触(≤1m)时佩戴口罩。在高风险地区,工作人员戴医用外科口罩或符合 KN95/N95 及以上级别的防护口罩;其他人员戴一次性使用医用口罩。

(3)重点人员:新型冠状病毒肺炎疑似病例、确诊病例和无症状感染者;新型冠状病毒肺炎密切接触者;入境人员(从入境开始到隔离结束)。防护建议:戴医用外科口罩或无呼气阀符合 KN95/N95 及以上级别的防护口罩。

(4)职业暴露人员:普通门诊、病房等医务人员;低风险地区医疗机构急诊医务人员;从事疫情防控相关的行政管理人员、警察、保安、保洁等。防护建议:戴医用外科口罩。

在新型冠状病毒肺炎确诊病例、疑似病例患者的病房,重症监护病房(ICU)工作的人员;指定医疗机构发热门诊的医务人员;中、高风险地区医疗机构急诊科的医务人员;流行病学调查、实验室检测、环境消毒人员;转运确诊和疑似病例人员。防护建议:戴医用防护口罩。

从事呼吸道标本采集的操作人员;进行新型冠状病毒肺炎患者气管切开、气管插管、气管镜检查、吸痰、心肺复苏操作、肺移植手术、病理解剖的工作人员。防护建议:头罩式(或全面型)动力送风过滤式呼吸防护器,或半面型动力送风过滤式呼吸防护器加戴护目镜或全面屏;两种呼吸防护器均需选用 P100 防颗粒物过滤元件,过滤元件不可重复使用,防护器具消毒后使用。

三、正确洗手

1. 采用流动水洗手,使双手充分浸湿。

2. 取适量肥皂或者皂液,均匀涂抹至整个手掌、手背、手指和指缝。

3. 认真揉搓双手不少于15s,应注意清洗双手所有皮肤,清洗指背、指尖和指缝,具体揉搓步骤为:

(1)掌心相对,手指并拢,相互揉搓。

(2)手心对手背沿指缝相互揉搓,交换进行。

(3)掌心相对,双手交叉指缝相互揉搓。

(4)右手握住左手大拇指旋转揉搓,交换进行。

(5)弯曲手指使关节在另一手掌心旋转揉搓,交换进行。

(6)将五个手指尖并拢放在另一手掌心旋转揉搓,交换进行。

(7)必要时增加对手腕的清洗。

4. 在流动水下彻底冲净双手,擦干,可取适量护手液护肤。

四、防护服穿脱

1. 穿防护服步骤 见表2-4-1。

表2-4-1 穿防护服步骤

步骤	要点
(1)戴帽子	● 护住前额和碎发
(2)戴口罩	● 选择正确的防护口罩 ● 口罩完好 ● 气密性好
(3)戴内层手套	● 选择合适的手套大小 ● 手套气密性、完整性好
(4)穿鞋套(或防水靴)	● 穿上鞋套,鞋套尽量覆盖全脚面 ● 连体衣穿好后穿靴套
(5)穿防护服	● 选择正确防护服,检查防护服大小、完整性 ● 先穿下身,后穿上身,再戴上帽子,最后拉上并锁住拉链,防护服应尽量遮盖面部区域 ● 活动身体,检查防护服是否合身,不妨碍活动
(6)戴外层手套	● 戴手套 ● 外层手套需要覆盖隔离衣袖口
(7)戴护目镜(或防护面屏)	● 护目镜(或防护面屏)戴正,不歪斜、不露额头
(8)检查	● 穿戴完毕,检查、整理

2. 脱防护服步骤 见表2-4-2。

表 2-4-2　脱防护服步骤

步骤	要点
（1）手消毒	● 手掌对搓消毒
（2）摘护目镜（或防护面屏）	● 手不碰及护目镜（或防护面屏）表面 ● 将护目镜（或防护面屏）放入专用回收袋或有消毒液容器内
（3）脱防护服	● 将防护服拉链拉到底，双手抓住颈后部位向上提起，脱下防护服帽子 ● 双手不触及内层衣物，向下拉扯露出双肩 ● 抽出双手，从上至下，边脱边由内向外翻卷，直至防护衣全部脱下 ● 将防护衣轻轻卷成小团，丢入医用垃圾袋内
（4）脱外层手套	● 保证外层手套不碰触内层手套 ● 手套内表面在外，外表面在内 ● 丢入医用垃圾袋
（5）脱鞋套或防护靴	● 拉住鞋套后部外上缘，翻转脱去鞋套，丢入医用垃圾袋内 ● 防水靴也可与防护服同时脱掉
（6）摘防护口罩	● 全程手不得触及口罩前面 ● 不能用手抓口罩 ● 避免口罩摘除时有大的抖动 ● 丢入医用垃圾袋
（7）摘帽子	● 轻摘下帽子，反面朝外，丢入医用垃圾袋内
（8）手消毒	● 手掌对搓消毒
（9）脱内层手套	● 两只手套均为内表面在外，外表面在内 ● 丢入医用垃圾袋

（徐向东）

13

第 三 章

传染病学基础知识

第一节　传染病学概述

一、传染病与传染病学的定义

传染病是指由病原微生物,如病毒、细菌、真菌、衣原体、支原体、立克次体、螺旋体、寄生虫和朊病毒等感染人体后产生的有传染性、在一定条件下可造成流行的疾病。感染性疾病是指由病原体感染所致的疾病,包括传染病和非传染性感染性疾病。传染病学是一门研究各种传染病在人体内外发生、发展、传播、诊断、治疗和预防规律的学科。

二、感染与免疫

感染是病原体和人体之间相互作用、相互斗争的过程。病原体进入人体后,首先可被机体非特异性防御能力所清除,这种防御能力有皮肤和黏膜的屏障作用、胃酸的杀菌作用、正常体液的溶菌作用、组织内细胞的吞噬作用等,这些非特异性免疫功能也被称作先天性免疫。同时,机体内还存在针对不同病原体的特异性体液免疫和细胞免疫功能,这些免疫功能可通过接种疫苗或自然感染而获得,因此也被称作获得性免疫。

不同的病原体侵入到不同的个体后会发生几种不同的感染状态。隐性感染又称亚临床感染,是指病原体侵入人体后,仅诱导机体产生特异性免疫应答,而不引起或只引起轻微的组织损伤,因而在临床上不表现出任何症状、体征甚至生化改变。显性感染又称临床感染,是指病原体侵入人体后,不但诱导机体发生免疫应答,而且通过病原体本身的作用或机体的变态反应,导致组织损伤,引起病理改变和临床表现。病原携带状态是指病原体侵入人体后,可以停留在入侵部位或侵入较远的脏器继续生长、繁殖,而人体不出现任何疾病状态,但能携带并排出病原体,成为传染病流行的传染源。潜伏性感染,是指病原体感染人体后,寄生于某些部位,由于机体免疫功能足以将病原体局限化而不引起显性感染,但又不足以将病原体清除时,病原体便可长期潜伏起来,待机体免疫功能下降时,则可引起显性感染。

三、传染病的基本特征

传染病的流行过程就是传染病在人群中发生、发展和转归的过程。流行过程的发生需要三个基本条件,包括传染源、传播途径和易感人群,这三个环节必须同时存在,若切断任何一个环节,流行即告终止。流行过程本身又受社会因素和自然因素的影响。

传染病与其他疾病的主要区别体现在以下四个基本特征。

(一) 病原体

每种传染病都是由特异性病原体引起的。病原体可以是微生物或寄生虫,特定病原体的检出在确定传染病的诊断和流行中有着重大意义。由于新技术的应用,对于新病原体的发现会越来越多、越来越及时。我国法定传染病的分类见表 3-1-1。

表 3-1-1　我国法定传染病的分类

分类	传染病种类	网络直报时限
甲类	鼠疫、霍乱	2h(农村 6h)
乙类	传染性非典型肺炎*、新型冠状病毒肺炎*、艾滋病、病毒性肝炎、脊髓灰质炎*、人感染高致病性禽流感*、麻疹、流行性出血热、狂犬病、流行性乙型脑炎、登革热、炭疽*、细菌性和阿米巴痢疾、肺结核、伤寒和副伤寒、流行性脑脊髓膜炎、百日咳、白喉、新生儿破伤风、猩红热、布鲁氏菌病、淋病、梅毒、钩端螺旋体病、血吸虫病、疟疾、人感染 H7N9 禽流感	6h(农村 12h)
丙类	流行性感冒(含甲型 H1N1 流感)、流行性腮腺炎、风疹、急性出血性结膜炎、麻风病、流行性和地方性斑疹伤寒、黑热病、包虫病、丝虫病,除霍乱、细菌性和阿米巴痢疾、伤寒和副伤寒以外的感染性腹泻病、手足口病	24h

注:*. 需要指出的是乙类传染病中的传染性非典型肺炎(现称严重急性呼吸综合征)、新型冠状病毒肺炎、脊髓灰质炎、人感染高致病性禽流感和炭疽中的肺炭疽,必须按照甲类传染病进行管理。

(二) 传染性

传染性是传染病与其他感染性疾病的主要区别。传染性意味着病原体能通过某种途径(表 3-1-2)感染他人,传染病患者有传染性的时期称为传染期,必须隔离。病原体的传播方式有水平传播和垂直传播两种。水平传播是指病原体在人群不同个体之间的传播,包括人与人或动物与人之间(或者媒介)的传播。垂直传播是指病原体由亲代宿主传给子代的传播方式。

表 3-1-2　人类病毒的感染途径

主要感染途径	传播方式及途径	病毒种类
呼吸道	空气、飞沫或皮屑	流感病毒、鼻病毒、麻疹病毒、腮腺炎病毒、腺病毒及部分 EB 病毒与肠道病毒、水痘病毒等
消化道	污染水或食品	脊髓灰质炎病毒等肠道病毒、轮状病毒、甲型肝炎病毒、戊型肝炎病毒、部分腺病毒等
血液	注射、输血或血液制品、器官移植等	人类免疫缺陷病毒、乙肝病毒、丙肝病毒、风疹病毒、人巨细胞病毒等
眼或泌尿生殖道	接触、游泳池、性交	人类免疫缺陷病毒,单纯疱疹病毒 1、2 型,肠道病毒 70 型,腺病毒、人乳头瘤病毒等
经胎盘、围产期	宫内、分娩产道、哺乳等	乙肝病毒、人类免疫缺陷病毒、巨细胞病毒、风疹病毒等
破损皮肤	昆虫叮咬、狂犬咬伤、鼠类咬伤	乙型脑炎病毒、克里米亚-刚果出血热病毒、狂犬病毒、汉坦病毒等

（三）流行病学特征

传染病的流行过程在自然和社会因素的影响下会表现出各种流行病学特征。散发（sporadic occurrence）是指某种传染病在某地的常年发病情况处于常年一般发病率水平。暴发（outbreak）是指在某一局部地区或集体单位中，短期内突然出现许多同一疾病的患者，大多是同一传染源或同一传播途径。流行（epidemic）是指当某病发病率显著超过该病常年发病率水平或为散发发病率的数倍。大流行（pandemic）是指某病在一定时间内迅速传播，波及全国各地，甚至超出国界或洲境。此外，多数传染病的发病率每年都有一定的季节性升高，主要原因为气温的高低和昆虫媒介的有无。有些传染病由于中间宿主的存在、地理条件、气温条件、人民生活习惯等原因，常局限在一定的地理范围内发生。

（四）感染后免疫

感染后免疫指免疫功能正常的人体经显性或隐性感染某种病原体后，都能产生针对该病原体及其产物（如毒素）的特异性免疫。感染后获得的免疫力和疫苗接种一样都属于主动免疫，通过注射或从母体获得抗体的免疫力都属于被动免疫。需要指出的是，感染后免疫力的持续时间在不同传染病中有很大差异，有些传染病感染后免疫力持续时间较长，甚至保持终身免疫，如麻疹、脊髓灰质炎和乙型脑炎等，但有些传染病感染后免疫力较短，如流行性感冒、细菌性痢疾和阿米巴病等。

四、传染病的诊断、治疗与预防

（一）传染病的诊断

明确传染病的诊断有利于患者的隔离和治疗，对于疫情防控至关重要。其主要包含三方面资料：临床资料、流行病学资料和实验室及其他检查资料。全面而准确的临床资料来源于详尽的病史询问和细致的体格检查。流行病学资料在传染病诊断中占重要地位，包括传染病的地区分布、时间分布和人群分布（俗称三间分布）。实验室检查对传染病的诊断具有特殊意义，因为病原体的检出或被分离培养可直接进行确诊，而免疫学检查亦可提供重要依据。

（二）传染病的治疗

治疗传染病的目的不仅在于促进患者康复，而且还在于控制传染源，防止疫情进一步扩散。治疗方法分一般治疗、病原治疗和对症治疗等。一般治疗指做好隔离消毒、护理和心理治疗，以及必要的支持治疗，如补充体液、营养等。病原治疗也称特异性治疗，是针对病原体的治疗措施，具有抑杀病原体的作用，达到根治和控制传染源的目的。对症治疗不但有减轻患者痛苦的作用，而且可通过调节患者各系统的功能，达到减少机体消耗、保护重要器官、使损伤降至最低的目的，大多数病毒性感染都采用对症治疗的方法。

（三）传染病的预防

传染病的预防是传染病工作者的一项重要任务，应当针对构成传染病流行过程的三个基本环节采取综合性措施，即管理传染源、切断传播途径和保护易感人群。同时，也会根据各种传染病的特点，针对传播的主要环节，采取适当的措施，防止疫情的继续传播。

第二节　病毒性感染

一、病毒性肝炎

病毒性肝炎(viral hepatitis)是由多种肝炎病毒引起的,以肝脏损害为主的一组全身性传染病。能引起病毒性肝炎的病毒被称作肝炎病毒,目前已证实的人类肝炎病毒有 5 种:甲型肝炎病毒(*Hepatitis A virus*,HAV)、乙型肝炎病毒(*Hepatitis B virus*,HBV)、丙型肝炎病毒(*Hepatitis C virus*,HCV)、丁型肝炎病毒(*Hepatitis D virus*,HDV)和戊型肝炎病毒(*Hepatitis E virus*,HEV)。虽然名称相似,但在病毒分类上这些病毒分别隶属于不同病毒科的不同病毒属,且他们的传播途径和致病特点也不尽相同(表 3-2-1)。

表 3-2-1　人类肝炎病毒的主要特征

病毒	分类	遗传物质	主要传播途径	所致疾病	是否有致癌性
甲型肝炎病毒 (HAV)	小 RNA 病毒科 嗜肝病毒属	RNA	粪-口传播	急性甲型肝炎	否
乙型肝炎病毒 (HBV)	嗜肝 DNA 病毒科 正嗜肝 DNA 病毒属	DNA	血源性传播 母婴传播	急、慢性乙型肝炎, 重型肝炎,肝硬化	是
丙型肝炎病毒 (HCV)	黄病毒科 丙型肝炎病毒属	RNA	血源性传播 母婴传播	急、慢性丙型肝炎, 重型肝炎,肝硬化	是
丁型肝炎病毒 (HDV)	未确定 δ 病毒属	RNA	血源性传播 母婴传播	急、慢性丁型肝炎, 重型肝炎,肝硬化	是
戊型肝炎病毒 (HEV)	戊肝病毒科 戊肝病毒属	RNA	粪-口传播	急性戊型肝炎	否

(一)甲型肝炎

1973 年 Feinstone 采用免疫电镜技术,首次在急性肝炎患者的粪便中发现 HAV 颗粒。1979 年 Provost 首次利用传代恒河猴肾细胞(FRhk6)成功培养出病毒。1993 年被国际病毒分类命名委员会(ICTV)归类为小 RNA 病毒科(*Picornaviridae*)嗜肝病毒属(*Hepatovirus*)。甲型肝炎一般为急性自限性疾病,预后良好,不发展成慢性肝炎和慢性病毒携带者。

【流行病学】

HAV 的传染源为急性期患者和隐性感染者,主要由粪-口途径传播。HAV 可通过污染水源、食物、海产品、食具等传播,引起散发流行或暴发流行。甲型肝炎的潜伏期为 15~50d,平均 30d,在潜伏期末粪便就大量排出病毒,传染性强。发病 2 周以后,随着肠道中抗-HAV IgA 及血清中抗-HAV IgM 和 IgG 抗体的产生,粪便中不再排出病毒。感染者可出现持续时间为 1~2 周的病毒血症,在此期间存在经血传播的可能性,但由于病毒血症期较短、血中病毒载量较低,因此临床上经血传播的甲型肝炎罕见。HAV 主要侵犯儿童和青少年,近年来,随着甲型肝炎疫苗的广泛接种,儿童的发病率大幅度下降,成人的发病构成比相对升高。

【临床表现】

HAV 感染后大多表现为隐性感染,不出现明显的症状和体征。甲型肝炎患者有明显的肝脏炎症,出现肝细胞肿胀、核增大、气球样变性及炎症细胞浸润等病理改变,临床上表现为无黄疸型肝炎和黄疸型肝炎两种类型,前者有中等程度发热、乏力、厌食、恶心、呕吐、腹痛、肝脾大、血清中丙谷转氨酶(ALT)升高等肝脏炎症的典型临床特征,后者除有上述临床表现外还可出现皮肤及巩膜黄染、尿色深黄和黏土样粪便等。静脉药瘾者、男同性恋者、HIV 感染者及慢性肝病患者等特殊人群感染 HAV 后可表现为重症肝炎。

一般情况下,病程持续 3~4 周,预后良好。HAV 的显性感染或隐性感染均可诱导机体产生持久的免疫力,成人多因隐性感染获得免疫力,我国成人血清 HAV 抗体阳性率达 70%~90%。

【预防】

甲型肝炎的一般性预防措施是做好卫生宣传,加强食物、水源和粪便的管理,严格消毒患者的排泄物、食具、物品和床单衣物等。疫苗接种是预防甲型肝炎的有效手段,目前已有减毒活疫苗和灭活疫苗。我国已于 2008 年将儿童接种甲型肝炎疫苗纳入国家免疫规划。

目前尚无有效的抗病毒药物用于甲型肝炎的治疗,临床上以对症治疗及支持疗法为主。

(二)乙型肝炎

1965 年 Blumberg 等首次报道在澳大利亚土著人血清中发现一种与肝炎相关的抗原成分,称为澳大利亚抗原或肝炎相关抗原,随后证实这种抗原为 HBV 的表面抗原。1970 年 Dane 在电镜下发现患者血清中存在 HBV 颗粒。HBV 在分类上归属于嗜肝 DNA 病毒科(*Hepadnaviridae*)正嗜肝 DNA 病毒属(*Orthohepadnavirus*)。

HBV 对外界环境的抵抗力较强,对低温、干燥、紫外线均有耐受性。不被 70% 乙醇灭活,因此乙醇消毒这一常用方法对 HBV 的消毒并不适用。高压蒸汽灭菌法、100℃加热 10min 可灭活 HBV,0.5% 过氧乙酸、5% 次氯酸钠和环氧乙烷等常用于 HBV 的消毒。

【流行病学】

HBV 的主要传染源为乙型肝炎患者或无症状 HBV 携带者,其传播途径主要包括血液、血制品及医源性传播;母婴传播;性传播及密切接触传播。HBV 感染是全球性的公共卫生问题,据估计全球 HBV 携带者高达 3.7 亿人。我国是乙型肝炎的高流行区,整体人群 HBV 携带率约 7.18%。

根据 HBsAg 不同抗原表位,HBV 拥有四个血清型,即 adr、adw、ayr 和 ayw,不同血清型有各自明显的地区分布性和种族差异,我国汉族以 adr 多见,少数民族多为 ayw,血清型之间有一定的交叉免疫保护。根据全基因组序列差异≥8%,可将 HBV 划分为 A~J 10 个基因型,各基因型又可分为多个不同的亚型。不同地区流行的基因型不同,A 型主要分布于美国和西欧,D 型常见于中东、北非和南欧,E 型多见于非洲,我国及亚洲地区主要流行 B 型和 C 型,我国北方以 C 型为主,南方则以 B 型为主,偶有 A 型和 D 型的报道。

【临床表现】

HBV 感染后临床表现呈多样性,可表现为重症肝炎、急性肝炎、慢性肝炎或无症状携带者,其中部分慢性肝炎可发展成肝硬化或肝细胞癌。肝细胞是 HBV 的靶细胞,但 HBV 感染通常不会对肝细胞造成直接损伤,免疫病理反应以及病毒与宿主细胞的相互作用是 HBV 的主要致病机制。

【预防】

接种疫苗是预防 HBV 感染的最有效方法,我国已将乙型肝炎疫苗接种纳入国家计划免疫,从而大大降低了我国人群 HBV 的携带率。含高效价抗-HBs 的人血清免疫球蛋白（HBIG）可用于暴露后的紧急预防,意外暴露者在 7d 内注射 HBIG 0.08mg/kg,1 个月后重复注射 1 次,可获得免疫保护。HBsAg 阳性母亲的新生儿,在出生后 24h 内注射 HBIG 1ml,然后再全程接种 HBV 疫苗,可有效预防新生儿感染。

此外,HBV 一般性预防还包括加强对供血员的筛选,可降低输血后乙型肝炎的发生率;患者的血液、分泌物和排泄物,用过的食具、药杯、衣物、注射器和枕头等均须严格消毒;注意个人卫生,避免共用牙刷、剃刀等个人用品。

（三）丙型肝炎

1989 年,美国学者 Choo 等首次在实验感染非甲非乙型肝炎的黑猩猩血浆中获得了病毒的 cDNA 克隆,测定了约 70% 的 HCV 基因序列,随后又从非甲非乙型肝炎患者的血清中获得了病毒全基因组序列,从而确认了非甲非乙型肝炎的病原体,并将其命名为 HCV。2020 年诺贝尔生理学或医学奖就授予了丙型肝炎病毒的发现者——哈维阿尔特、迈克尔霍顿和查尔斯莱斯,而由于他们的贡献,目前丙型肝炎已经可以被治愈。HCV 隶属于黄病毒科（Flaviviridae）丙型肝炎病毒属（Hepacivirus）。

HCV 对理化因素抵抗力不强,对乙醚、三氯甲烷等有机溶剂敏感,100℃ 5min、紫外线照射、甲醛（1:6 000）、20% 次氯酸、2% 戊二醛等均可使之灭活。血液或血制品经 60℃ 处理 30h 可使 HCV 的传染性消失。

【流行病学】

人类是 HCV 的天然宿主,传染源主要为急、慢性丙型肝炎患者和慢性 HCV 携带者。传播途径主要为经血或血制品传播,此外,亦可通过微小创伤、性接触、家庭密切接触及母婴传播。人群对 HCV 普遍易感,同性恋者、静脉药瘾者及接受血液透析的患者为高危人群。

HCV 感染呈全球性分布,根据 HCV 全基因组序列同源性差异,可将 HCV 划分为 7 个基因型和至少 100 个基因亚型。欧美地区流行株多为 1 型和 2 型,中东地区以 4 型多见,我国以 1 型、2 型、3 型和 6 型流行为主。

【临床表现】

HCV 感染的重要特征是易于慢性化,即急性期后易发展成慢性肝炎,部分患者可进一步发展为肝硬化或肝癌。大多数急性 HCV 感染者临床表现不明显,发现时已呈慢性过程。目前认为,HCV 的致病机制与病毒的直接致病作用、细胞免疫介导的免疫病理反应及 NK 细胞的杀伤作用有关。

【预防和治疗】

目前尚无有效的疫苗用于丙型肝炎的特异性预防。机体感染 HCV 后虽可产生特异性 IgM 和 IgG 抗体,但由于病毒易变异,因此,抗体的免疫保护作用不强。严格筛选献血员、加强血制品管理是控制 HCV 感染的主要预防手段。当前,针对丙型肝炎具有良好疗效的直接抗病毒药物已用于临床,如 NS3/4A 蛋白酶抑制剂——特拉匹韦（telaprevir）、博赛匹韦（boceprevir）等,还有 NS5B 聚合酶抑制剂——索非布韦（sofosbuvir）,NS5A 抑制剂——雷迪帕韦（ledipasvir）等。

（四）丁型肝炎

1977 年,意大利学者 Rizzetto 在用免疫荧光法检测乙型肝炎患者的肝组织切片时,发现肝细胞内除 HBsAg 外,还有一种新的抗原。通过黑猩猩实验证实这是一种不能独立复制的缺陷病毒(defective virus),其复制必须在 HBV 或其他嗜肝 DNA 病毒的辅助下才能进行。

【流行病学】

HDV 的传染源为急、慢性丁型肝炎患者或 HDV 携带者,传播途径与 HBV 相同,主要是血源性传播。HDV 感染呈世界性分布,意大利、地中海沿岸国家、非洲国家和中东地区等均为 HDV 感染的高发区。我国各地 HBsAg 阳性者中 HDV 感染率为 0～32%,北方偏低,南方略高。

【临床表现】

HDV 感染后可表现为急性肝炎、慢性肝炎或无症状携带者。HDV 感染有联合感染(coinfection)和重叠感染(superinfection)两种类型,联合感染是指从未感染过 HBV 的正常人同时发生 HBV 和 HDV 的感染;重叠感染是指已受 HBV 感染的乙型肝炎患者或无症状的 HBsAg 携带者又继发感染 HDV。重叠感染常可导致原有的乙型肝炎病情加重或恶化,易发展成重型肝炎。

【预防】

HDAg 可刺激机体产生特异性 IgM 和 IgG 抗体,但这些抗体不是中和抗体,不能清除病毒。由于 HDV 是一种缺陷病毒,其复制必须在 HBV 辅助下进行,因此,丁型肝炎的预防原则与乙型肝炎相同,如加强血液和血液制品管理、严格筛选献血员、防止医源性感染及广泛接种乙肝疫苗等。

(五)戊型肝炎

戊型肝炎曾被称为经消化道传播的非甲非乙型肝炎。1989 年,美国学者 Reyes 等成功克隆了 HEV 基因组,并将其命名为 HEV。HEV 隶属于戊肝病毒科(*Hepeviridae*)戊肝病毒属(*Hepevirus*)。

【流行病学】

HEV 的传染源为戊型肝炎患者和亚临床感染者,猪、牛、羊及啮齿类动物也可携带 HEV,成为散发性戊型肝炎的传染源。HEV 主要经粪-口途径传播,病毒随患者粪便排出后污染水源、食物和周围环境而造成传播,其中水源污染引起的流行较为常见。印度次大陆是戊型肝炎的高流行区,我国为地方性流行区,全国各地均有戊型肝炎发生。

【临床表现】

戊型肝炎的潜伏期为 10～60d,平均为 40d。人感染 HEV 后可表现为临床型和亚临床型,临床表现与甲型肝炎相似,多为急性感染,表现为急性黄疸型肝炎和急性无黄疸型肝炎,部分急性戊型肝炎可发展成胆汁淤积型肝炎或重症肝炎。孕妇感染 HEV 后一般病情较重,常发生流产或死胎。戊型肝炎为自限性疾病,多数患者于发病后 6 周左右即好转并痊愈,不发展为慢性肝炎或病毒携带者。

【预防】

机体感染 HEV 后所获免疫力一般并不持久,抗-HEV IgG 常于发病后 4 周左右转为阳性,多数患者于 5～6 个月后逐渐消失。因此,多数人虽然在儿童期曾感染过 HEV,至青壮年后仍可再次感染。由于同为粪-口传播,因此 HEV 的一般性预防原则与甲型肝炎相同,主要是保护水源,做好粪便管理,加强食品卫生管理,注意个人和环境卫生等。接种疫苗是预防 HEV 感染最直接最有效的手段,2012 年,世界首支戊型肝炎疫苗在我国研制成功,标志着 HEV 的防控进入了新的阶段。

二、病毒感染性腹泻和手足口病

(一)诺如病毒

诺如病毒(*Norovirus*,NV),又称诺瓦克病毒(*Norwalk viruses*,NV)。1968 年,美国诺瓦克镇一所小学发生急性胃肠炎暴发。1972 年,Kapikian 等科学家在此次暴发疫情的患者粪便中发现一种直径约 27nm 的病毒颗粒,将之命名为诺瓦克病毒。诺如病毒为无包膜单股正链 RNA 病毒。诺如病毒目前还不能体外培养,无法进行血清型分型鉴定。根据基因特征,诺如病毒被分为 6 个基因群(genogroup,GI ~ GVI),GI 和 GII 是引起人类急性胃肠炎的两个主要基因群,GIV 也可感染人,但很少被检出。GIII、GV 和 GVI 分别感染牛、鼠和狗。

【流行病学】

诺如病毒变异速度快,每隔 2~3 年即可出现引起全球流行的新变异株。1995 年至今,已有 6 个 GII.4 基因型变异株与全球急性胃肠炎流行相关,包括 95/96 US 株(1996 年)、Farmington Hills 株(2002 年)、Hunter 株(2004 年)、Den Haag 株(2006 年)、New Orleans 株(2009 年)以及 Sydney 2012 株(2012 年)。我国自 2014 年冬季以来,GII.17 变异株所致的暴发疫情大幅增加。

诺如病毒主要通过患者的粪便排出,也可通过呕吐物排出。患者在潜伏期即可排出诺如病毒,排毒高峰在发病后 2~5d,持续 2~3 周,最长排毒期有报道超过 56d。

诺如病毒传播途径包括人传人、经食物和经水传播。人传人可通过粪-口途径(包括摄入粪便或呕吐物产生的气溶胶)或间接接触被排泄物污染的环境而传播。食源性传播是通过食用被诺如病毒污染的食物进行传播,污染环节可出现在感染诺如病毒的餐饮从业人员在备餐和供餐中污染食物,也可出现食物在生产、运输和分发过程中被含有诺如病毒的人类排泄物或其他物质(如水等)所污染。牡蛎等贝类海产品和生食的蔬果类是引起暴发的常见食品。经水传播可由桶装水、市政供水、井水等其他饮用水源被污染所致。一起暴发中可能存在多种传播途径。例如,食物暴露引起的点源暴发常会导致在一个机构或社区内出现续发的人与人之间传播。

诺如病毒具有明显的季节性,人们常把它称为"冬季呕吐病",即该病易暴发于冬季。

【临床表现】

诺如病毒的潜伏期相对较短,通常 12~48h。

诺如病毒感染发病以轻症为主,最常见症状是腹泻和呕吐,其次为恶心、腹痛、头痛、发热、畏寒和肌肉酸痛等。诺如病毒感染病例的病程通常较短,症状持续时间平均为 2~3d,但高龄人群和伴有基础性疾病患者恢复较慢。尽管诺如病毒感染主要表现为自限性疾病,但少数病例仍会发展成重症,甚至死亡,重症或死亡病例通常发生于高龄老人和低龄儿童。

【预防】

目前,针对诺如病毒尚无特异的抗病毒药和疫苗,其预防控制主要采用非药物性预防措施,包括病例管理、手卫生、环境消毒、食品和水安全管理、风险评估和健康教育。这些措施既适用于聚集性和暴发疫情的处置,也适用于散发病例的预防控制。

(二)轮状病毒

1974 年,Flewett 通过电子显微镜首次观察到一种形态酷似"车轮状"的病毒颗粒,将其命名为轮状病毒(*Rotavirus*)。1983 年,我国病毒学家洪涛发现了成人轮状病毒(*Adult diarrhea rotavirus*, ADRV)。轮状病毒归属于呼肠病毒科(*Reoviridae*),是引起人类、哺乳动物和鸟类腹泻的重要病原体。

【流行病学】

轮状病毒流行呈世界性分布,A~C 组轮状病毒能引起人类和动物腹泻,D~G 组病毒只引起动物腹泻。全世界每年约有上亿的婴幼儿患轮状病毒性腹泻,死亡近 60 万人,主要分布在发展中国家。

轮状病毒性腹泻的传染源是患者和无症状带毒者,主要通过粪-口途径传播,也可通过呼吸道传播。多发生于深秋和初冬季节,在我国常被称为"秋季腹泻"。

【临床表现】

潜伏期为 1~4d。临床表现的典型症状为水样腹泻(每日可达 5~10 次以上)、发热、腹痛、呕吐,最终导致脱水。轮状病毒感染多为自限性,一般可完全恢复。

【预防】

对轮状病毒感染的预防通常以管理传染源和切断传播途径为主,其中消毒污染物品和加强洗手环节是重要措施。此外,轮状病毒疫苗是预防轮状病毒感染性腹泻最经济、最有效的手段。我国已上市使用的轮状病毒疫苗为减毒活疫苗,主要接种对象为 2 月龄至 3 岁儿童。

(三) 手足口病

手足口病(hand-foot-mouth disease, HFMD)是由一组肠道病毒引起的急性传染病,其中以柯萨奇病毒 A 组 16 型(*Coxsackie virus* A16, Cox A16)和肠道病毒 71 型(*Enterovirus* 71, EV71)感染最常见。在我国,手足口病按丙类传染病管理。手足口病病原体多样,均为单股正链 RNA 病毒,小 RNA 病毒科,肠道病毒属。

该类病毒对乙醚、脱氧胆酸盐、去污剂、弱酸等有抵抗力,能抵抗 70% 乙醇和 5% 甲酚皂溶液。对紫外线及干燥敏感,对多种氧化剂(1%高锰酸钾、1%过氧化氢、含氯消毒剂等)、甲醛和碘酒等比较敏感。病毒在 50℃时可被迅速灭活,在 4℃时可存活 1 年,−20℃时可长期保存。

【流行病学】

1. 传染源 本病的传染源包括患者和隐性感染者。

2. 传播途径 主要传播途径为粪-口途径,其次是经呼吸道飞沫传播。

3. 易感人群 人群对引起手足口病的肠道病毒普遍易感,隐性感染与显性感染之比约为 100:1。

4. 流行特征 手足口病流行形式多样,无明显的地区分布特征,夏、秋季 5~7 月可有一明显的发病高峰。

【临床表现】

手足口病潜伏期为 3~7d,多为突然起病。约半数患者于发病前 1~2d 或发病的同时有中、低热(38℃),伴乏力,可出现喷嚏、咳嗽、流涕等感冒样症状,也可出现食欲减退、恶心、呕吐、腹痛等胃肠道症状。

轻症病例发病期主要以手、足、臀皮疹及口痛为主要特征。手、足、口病损在同一患者不一定全部出现,绝大多数患者病情温和、病程自限,水疱和皮疹通常在 1 周内消退。

少数病例(尤其是 7~12 个月患儿)病情进展迅速,在发病 1~5d 出现脑膜炎、脑炎、脑脊髓炎、肺水肿、循环障碍等，极少数病例病情危重，可致死亡，存活病例可留有后遗症。

【预防】

搞好儿童个人、家庭和托幼机构的卫生是预防手足口病感染的关键。EV71 型手足口病疫苗是我国领先研发的创新型疫苗，该疫苗用于预防 EV71 感染所致的手足口病，是唯一可用于预防手足口病的疫苗，于 2016 年上半年正式上市。

三、脊髓灰质炎

脊髓灰质炎（poliomyelitis）是由脊髓灰质炎病毒（*Poliovirus*）引起的一种急性传染病。临床以发热、上呼吸道症状、肢体疼痛，少数病例出现肢体弛缓性瘫痪为特征。一般多感染 5 岁以下儿童，故又称"小儿麻痹症"。脊髓灰质炎在我国为乙类法定传染病。

在明、清两代有类似本病的记载，称为"小儿惊瘫"。我国自 20 世纪 60 年代开始使用减毒活疫苗以来，发病率迅速下降。2000 年 10 月，世界卫生组织西太平洋地区宣布成为无脊髓灰质炎区域，标志着我国已达到无脊髓灰质炎目标。但是，与我国接壤的部分国家仍有流行，野病毒输入并引起人群流行的危险尚未消除，同时，我国也发现了脊髓灰质炎疫苗变异毒株导致的病例，这些对于我国维持无脊髓灰质炎及全球消灭脊髓灰质炎目标仍是挑战。

【流行病学】

1. **传染源** 人是脊髓灰质炎病毒唯一的自然宿主，隐性感染和轻症瘫痪型患者是本病的主要传染源。

2. **传播途径** 本病以粪-口感染为主要传播方式，感染初期主要通过患者鼻咽排出病毒，随着病程进展病毒随之由粪便排出，粪便带毒时间可长达数月之久，通过污染的水、食物以及日常用品可使之播散。此外，口服的减毒活疫苗在通过粪便排出体外后，在外界环境中有可能恢复毒力，从而感染其他易感者。

3. **人群易感性** 人群对本病普遍易感，感染后获得持久免疫力并具有型特异性。血清中最早出现特异性 IgM，2 周后出现 IgG 和 IgA，特异性 IgG 抗体可通过胎盘、分泌型 IgA 通过母乳传给新生儿，这种被动免疫在出生后 6 个月逐渐消失，年长儿大多经过隐性感染获得免疫力，抗体水平再度增长，故 6 个月以上小儿发病率逐渐升高，至 5 岁后又降低，到成人时多具有一定免疫力。

【临床表现】

本病潜伏期为 5~35d，一般 9~12d。临床表型差异很大，有两种基本类型：轻型（顿挫型）和重型（瘫痪型或非瘫痪型）。

轻型脊髓灰质炎占临床感染的 80%~90%，主要发生于小儿。临床表现轻，中枢神经系统不受侵犯。在接触病原后 3~5d 出现轻度发热、不适、头痛、咽喉痛及呕吐等症状，一般在 24~72h 之内恢复。

重型常在轻型的过程后平稳几天，然后突然发病，更常见的是发病无前驱症状，特别在年长儿和成人。潜伏期一般为 7~14d，偶尔可较长。发病后发热，严重的头痛，颈背僵硬，深部肌肉疼痛，有时有感觉过敏和感觉异常，在急性期出现尿潴留和肌肉痉挛，腱反射消失，可不再进一步进展，但也可能出现腱反射消失，不对称性肌群无力或瘫痪，这主要取决于脊髓或延髓损害的部位。呼吸衰弱可能由于脊髓受累使呼吸肌麻痹，也可能是由于呼吸中枢本身受病毒损伤所致。吞咽困难，鼻反流，发声时带鼻音是延髓受侵犯的早期体征。脑病体征偶尔比较突出。脑脊液葡萄糖正常,蛋白质轻度升高,细胞计数 10~300 个/μl(淋巴细胞占优势)。外周血白细胞计数正常或轻度升高。

【实验室检查】

1. 血常规 白细胞多正常,早期及继发感染时可增高,以中性粒细胞为主。急性期红细胞沉降率增快。

2. 脑脊液 顿挫型脑脊液通常正常,无瘫痪型或瘫痪型患者脑脊液改变类似其他病毒所致脑膜炎。颅内压可略高,细胞数稍增加,早期以中性粒细胞为主,后期以淋巴细胞为主。热退后细胞数迅速降至正常,蛋白质可略高,呈蛋白-细胞分离现象。少数患者脑脊液可始终正常。

3. 病毒分离 起病 1 周内鼻咽部分泌物及粪便中可分离出病毒,也可从血液或脑脊液中分离病毒,多次送检可增加阳性率,诊断价值也更大。

4. 血清学检查 可用中和试验、补体结合试验及酶标等方法检测特异性抗体,其中以中和试验较为常用,阳性率及特异性均较高。

【预防】

1. 管理传染源 患者自发病日起至少隔离 40d,密切接触者应医学观察 20d。

2. 切断传播途径 患者粪便使用 20% 含氯石灰乳剂浸泡消毒 1~2h,沾有粪便的衣物应煮沸消毒、日光暴晒。

3. 保护易感人群

(1)人工主动免疫:我国从 1960 年开始使用国产减毒活疫苗(OPV),口服接种方便,免疫效果好,可产生肠道免疫,95% 以上接种者可产生长期免疫。但由于疫苗使用活病毒,故不可用于免疫功能缺陷者。灭活疫苗(IPV)较为安全,可用于免疫功能缺陷者,但价格昂贵,免疫维持时间短,不能产生肠道免疫。综合考虑 OPV 和 IPV 的优缺点,我国目前普遍采用多价 IPV 和 I、III 型双价糖丸序贯接种程序,一般首次免疫从 2 月龄开始,间隔 4~6 周连服 3 次,并在 4 周岁时加强接种一次。

(2)被动免疫:未服疫苗幼儿、医务人员等人群,若与患者有过密切接触,应及早注射丙种球蛋白。

四、流行性感冒

流行性感冒(influenza,简称"流感")是流感病毒(*Influenza virus*)引起的一种常见的急性呼吸道传染病,以冬春季多见。也是一种传染性强、传播速度快的疾病。其主要通过空气中的飞沫、人与人之间的接触或与被污染物品的接触传播。临床以高热、乏力、头痛、全身酸痛等全身中毒症状重而呼吸道卡他症状较轻为特征。流感病毒主要分为甲、乙、丙三型,其中甲型容易发生变异,传染性强,常引起反复流行或大流行,如香港禽流感病毒甲型 H5N1 毒株、1995 年武汉甲型 H3N2、1995 年德国甲型 H1N1 等。

【流行病学】

1. 传染源 流感患者及隐性感染者为主要传染源。发病后 1~7d 有传染性,病初 2~3d 传染性最强。猪、牛、马等动物可能传播流感。

2. 传播途径 空气飞沫传播为主,流感病毒在空气中大约存活半小时,污染的日用品也有可能导致接触传染。

3. 易感人群　普遍易感,病后有一定的免疫力。三型流感之间、甲型流感不同亚型之间无交叉免疫,可反复发病。

4. 三间分布　流感四季均可发生,以冬春季为主。常突然发生,迅速蔓延,2~3 周达高峰,发病率高,流行期短,为 6~8 周,常沿交通线传播。甲型流感常引起暴发流行,甚至是世界大流行,2~3 年发生 1 次小流行。乙型流感呈暴发或小流行,丙型以散发为主。

【临床表现】

典型流感起病急:潜伏期为数小时至 4d,一般为 1~2d;高热,体温可达 39~40℃,伴畏寒,一般持续 2~3d;全身中毒症状重,如乏力、头痛、头晕、全身酸痛;持续时间长,体温正常后乏力等症状可持续 1~2 周;呼吸道卡他症状轻微,常有咽痛,少数有鼻塞、流涕等;少数有恶心、呕吐、食欲缺乏、腹泻、腹痛等。有少数患者以消化道症状为主要表现。

【预防】

流感预防遵循早发现,早报告,早隔离,早治疗原则。流行期间,避免集会或集体娱乐活动,老幼病残易感者少去公共场所,室内经常开窗通风,保持空气新鲜,必要时对公共场所进行消毒。医护人员戴口罩、洗手、防止交叉感染,患者用具及分泌物要彻底消毒。建议老人、儿童、严重慢性病患者、免疫力低下及可能密切接触患者的人员每年 11 月中旬接种流感疫苗。

五、严重急性呼吸综合征

严重急性呼吸综合征(severe acute respiratory syndrome,SARS),是由 SARS 冠状病毒(SARS Coronavirus,SARS-CoV)引起的急性呼吸道传染病。该病最早于 2002 年 11 月在我国广东省首先被发现,并引起一定范围的传播。SARS-CoV 属于冠状病毒科(Coronaviridae)冠状病毒属(Coronavirus)。

SARS-CoV 抵抗力和稳定性较强,在干燥塑料表面最长可活 4d,尿液中至少 1d,腹泻患者粪便中至少 4d 以上。在 4℃ 培养中存活 21d,-80℃ 可稳定保存。56℃ 90min 或 75℃ 30min 可灭活病毒,对乙醚、氯仿、甲醛和紫外线等敏感。

【流行病学】

1. 传染源　患者是 SARS 的传染源,潜伏期患者传染性低或无传染性。

2. 传播途径　短距离的飞沫传播是本病的主要传播途径。气溶胶传播是另一种方式,易感者吸入悬浮于空气中含有 SARS-CoV 的气溶胶而感染。患者粪便中可检出病毒 RNA,因此通过消化道传播可能是一个潜在传播途径。通过直接接触患者的呼吸道分泌物、消化道排泄物或其他体液,或者间接接触被污染的物品,亦可导致感染。

3. 易感人群　人群普遍易感,发病者以青壮年居多,儿童和老人少见,男女比例约为 1∶0.87。患者家庭成员和医务人员属高危人群。

【临床表现】

潜伏期 1~16d,常见为 3~5d。临床表现以发热、头痛、肌肉酸痛、乏力、干咳少痰、腹泻等症状为主,严重者可出现气促或呼吸窘迫。

【预防】

控制传染源和切断传播途径是预防本病的主要手段。到目前为止,针对 SARS 尚无特异性治疗药物,其保护性疫苗也均处于临床试验阶段。

六、新型冠状病毒肺炎

2019 年 12 月,湖北武汉陆续发现了由新型冠状病毒引发的感染性肺炎——新型冠状病毒肺炎(COVID-19),随着疫情蔓延,我国其他地区也相继发现了此类病例。无论是感染者数量还是疫情涉及的空间范围,COVID-19 都已压倒性地超过 SARS 和 MERS(中东呼吸综合征)疫情。当地时间 2020 年 3 月 11 日晚间,世界卫生组织总干事在日内瓦召开的新闻发布会上宣布,COVID-19 疫情已经构成全球性大流行。

【病原学】

新型冠状病毒简称"新冠病毒",属于 β 属冠状病毒,有包膜,病毒颗粒呈圆形或椭圆形,直径 60~140nm。具有 5 个必需基因,分别针对核蛋白(N)、病毒包膜(E)、基质蛋白(M)和刺突蛋白(S)4 种结构蛋白及 RNA 依赖性的 RNA 聚合酶(RdRp)。核蛋白(N)包裹RNA 基因组构成核衣壳,外面围绕着病毒包膜(E),病毒包膜包埋有基质蛋白(M)和刺突蛋白(S)等蛋白。刺突蛋白通过结合血管紧张素转换酶 2(ACE-2)进入细胞。体外分离培养时,新型冠状病毒 96h 左右即可在人呼吸道上皮细胞内发现,而在 Vero E6 和 Huh-7 细胞系中分离培养需 4~6d。

新型冠状病毒对紫外线和热敏感,56℃ 30min、乙醚、75%乙醇、含氯消毒剂、过氧乙酸和氯仿等脂溶剂均可有效灭活病毒,氯己定不能有效灭活病毒。

【流行病学】

新型冠状病毒肺炎传染源主要是新型冠状病毒感染的患者和无症状感染者,在潜伏期即有传染性,发病后 5d 内传染性较强。

主要传播途径为经呼吸道飞沫和密切接触传播,接触病毒污染的物品也可造成感染,在相对封闭的环境中长时间暴露于高浓度气溶胶情况下存在经气溶胶传播的可能。由于在粪便、尿液中可分离到新型冠状病毒,应当注意其对环境污染造成接触传播或气溶胶传播。

人群普遍易感。感染后或接种新型冠状病毒疫苗后可获得一定的免疫力,但持续时间尚不明确。

【临床表现】

基于目前的流行病学调查和研究结果,新型冠状病毒肺炎潜伏期为 1~14d,多为 3~7d。

临床上以发热、干咳、乏力为主要表现。部分患者以嗅觉、味觉减退或丧失等为首发症状,少数患者伴有鼻塞、流涕、咽痛、结膜炎、肌痛和腹泻等症状。重症患者多在发病 1 周后出现呼吸困难和/或低氧血症,严重者可快速进展为急性呼吸窘迫综合征、脓毒症休克、难以纠正的代谢性酸中毒和出凝血功能障碍及多器官功能衰竭等。极少数患者还可有中枢神经系统受累及肢端缺血性坏死等表现。值得注意的是重型、危重型患者病程中可为中低热,甚至无明显发热。

轻型患者可表现为低热、轻微乏力、嗅觉及味觉障碍等,无肺炎表现。少数患者在感染新型冠状病毒后可无明显临床症状。

多数患者预后良好,少数患者病情危重,多见于老年人、有慢性基础疾病者、晚期妊娠和围产期女性、肥胖人群。

儿童病例症状相对较轻,部分儿童及新生儿病例症状可不典型,表现为呕吐、腹泻等消化道症状或仅表现为反应差、呼吸急促。极少数儿童可有多系统炎症综合征,出现类似川崎病或不典型川崎病表现、中毒性休克综合征或噬血细胞综合征等,多发生于恢复期。主要表现为发热伴皮疹、非化脓性结膜炎、黏膜炎症、低血压或休克、凝血障碍、急性消化道症状等。一旦发生,病情可在短期内急剧恶化。

【实验室检查】

1. 一般检查 发病早期外周血白细胞总数正常或减少,可见淋巴细胞计数减少,部分患者可出现肝酶、乳酸脱氢酶、肌酶、肌红蛋白、肌钙蛋白和铁蛋白增高。多数患者 C 反应蛋白(CRP)和红细胞沉降率升高,降钙素原正常。重型、危重型患者可见 D-二聚体升高、外周血淋巴细胞进行性减少,炎症因子升高。

2. 病原学及血清学检查

(1)病原学检查:采用反转录聚合酶链反应(RT-PCR)和/或新一代测序(NGS)方法在鼻咽拭子、痰和其他下呼吸道分泌物、血液、粪便、尿液等标本中可检测出新型冠状病毒核酸。检测下呼吸道标本(痰或气道抽取物)更加准确。核酸检测会受到病程、标本采集、检测过程、检测试剂等因素的影响,为提高检测阳性率,应规范采集标本,标本采集后尽快送检。

(2)血清学检查:新型冠状病毒特异性 IgM 抗体、IgG 抗体阳性,发病 1 周内阳性率均较低。由于试剂本身阳性判断值原因,或者体内存在干扰物质(类风湿因子、嗜异性抗体、补体、溶菌酶等),或者标本原因(标本溶血、标本被细菌污染、标本贮存时间过长、标本凝固不全等),抗体检测可能会出现假阳性。一般不单独以血清学检测作为诊断依据,需结合流行病学史、临床表现和基础疾病等情况进行综合判断。

对以下患者可通过抗体检测进行诊断:①临床怀疑新型冠状病毒肺炎且核酸检测阴性的患者;②病情处于恢复期且核酸检测阴性的患者。

【预防】

保持良好的个人及环境卫生,均衡营养、适量运动、充足休息,避免过度疲劳。提高健康素养,养成"一米线"、勤洗手、戴口罩、公筷制等卫生习惯和生活方式,打喷嚏或咳嗽时应掩住口鼻。保持室内通风良好,科学做好个人防护,出现呼吸道症状时应及时到发热门诊就医。到过高风险地区或与确诊、疑似病例有接触史的,应主动进行新型冠状病毒核酸检测。

七、麻疹

麻疹(measles)是一种由麻疹病毒(*Measles virus*)引起的急性呼吸道传染病,是儿童最常见的急性呼吸道传染病之一。多见于婴幼儿,四季均可发病,尤以冬春季最易流行。麻疹的传染性很强,在人口密集而未普种疫苗的地区易发生流行,2~3 年发生一次大流行。我国自 1965 年开始普种麻疹减毒活疫苗后,该病的流行已基本得到控制。麻疹为乙类法定传染病。

【流行病学】

1. 传染源 麻疹患者是唯一宿主和传染源,发病前 2d 至出疹后 5d 内均有传染性,急性期患者为最重要的传染源。

2. 传播途径 本病传染性极强。病毒存在于眼结膜、鼻、口、咽和气管等分泌物中,通过喷嚏、咳嗽和说话等由飞沫传播。

3. 人群易感性 人类普遍对麻疹病毒易感,接触患者后90%以上发病,病后可获得持久免疫力。过去在城市中每 2~3 年流行一次,1~5 岁小儿发病率最高。麻疹减毒活疫苗使用后,发病率已下降,故发病年龄后移。

【临床表现】

典型麻疹可分以下四期。

1. 潜伏期 一般为 6~21d,平均 10d 左右。受免疫者可长达 3~4 周。

2. 前驱期 也称发疹前期,一般为 3~4d。此期主要表现为上呼吸道感染及眼部炎症所致的卡他症状。常见发热、咳嗽、流涕、流泪、咽部充血等其他症状,结膜发炎、眼睑水肿、眼泪增多、畏光、下眼睑边缘有一条明显充血横线,对诊断麻疹极有帮助。在发疹前 24~48h 出现口腔麻疹黏膜斑,为直径约 1.0mm 灰白色小点,外有红色晕圈,开始仅见于对着下臼齿的颊黏膜上,但在一天内很快增多,可累及整个颊黏膜并蔓延至唇部黏膜,黏膜疹在皮疹出现后即逐渐消失可留有暗红色小点。

3. 出疹期 多在发热后 3~4d 出现皮疹。体温可突然升高至 40~40.5℃,皮疹开始为稀疏不规则的红色斑丘疹,疹间皮肤正常,始见于耳后、颈部、沿着发际边缘,24h 内向下发展,遍及面部、躯干及上肢,第 3 天皮疹累及下肢及足部,病情严重者皮疹常融合,皮肤水肿,面部水肿变形。大部分皮疹压之褪色,但亦有出现瘀点者。全身有淋巴结肿大和脾大,并持续几周,肠系膜淋巴结肿可引起腹痛、腹泻和呕吐。阑尾黏膜的麻疹病理改变可引起阑尾炎症状。疾病极期特别是高热时常有谵妄、激惹及嗜睡状态,多为一过性,热退后消失,与以后中枢神经系统合并症无关。此期肺部有湿啰音,X 线检查可见肺纹理增多。

4. 恢复期 皮疹达高峰后,1~2d 内开始消退,皮疹按出疹顺序依次消退。疹退后,皮肤留有糠麸状脱屑及棕色色素沉着,7~10d 痊愈。

【预防】

1. 管理传染源 对麻疹患者应做到早诊断、早报告、早隔离、早治疗,对患者应严密隔离至出疹后 5d,对接触者隔离检疫 3 周;流行期间托儿所、幼儿园等儿童机构应暂停接送和接收易感儿入所。

2. 切断传播途径 病室注意通风换气,充分利用日光或紫外线照射;医护人员离开病室后应洗手更换外衣或在空气流通处停留 20min 方可接触易感者。

3. 保护易感人群

(1)主动免疫:麻疹活疫苗的应用是预防麻疹的根本办法。可在流行前 1 个月,对未患过麻疹的 8 个月以上幼儿或易感者接种麻疹减毒活疫苗,免疫力可持续 4~6 年,反应强烈的可持续 10 年以上。

(2)被动免疫:有密切接触史的体弱、患病、年幼的易感儿应采用被动免疫。肌内注射丙种球蛋白 0.1~0.2ml/kg,胎盘球蛋白 0.5~1.0ml/kg,接触后 5d 内注射者可防止发病,6~9d 内注射者可减轻症状,免疫有效期 3~8 周。

八、风疹

风疹(rubella)是由风疹病毒(*Rubella virus*)引起的急性呼吸道传染病。临床上以前驱期短、低热、皮疹和耳后、枕部淋巴结肿大为特征。一般病情较轻,病程短,预后良好,一年四季均可发生,以冬春季发病为多,易感年龄以 1~5 岁为主,故多见于学龄前儿童。在我国,风疹为丙类法定传染病。

【流行病学】

1. 传染源 人类是风疹唯一的传染源。传染期在发病前 5~7d 和发病后 3~5d,起病当天和前一天传染性最强。患者的口、鼻、咽分泌物以及血液、大小便等中均可分离出病毒。

2. 传播途径　风疹主要由飞沫经呼吸道传播，人与人之间密切接触也可经接触传染。胎内被感染的新生儿，咽部可排病毒数周、数月，甚至1年以上，因此可通过污染的奶瓶、奶头、衣被、尿布及直接接触等感染缺乏抗体的医务人员、家庭成员，或在婴儿室引起传播。

3. 易感人群　风疹一般多见于儿童，流行期中青年、成人和老人中发病也不少见。风疹较多见于冬、春季。近年来春夏发病较多，可流行于幼儿园、学校、军队等聚集群体中。

【临床表现】

风疹临床上可分为获得性风疹和先天性风疹综合征，前者最为常见。

1. 获得性风疹

（1）潜伏期：14～21d。

（2）前驱期：1～2d，表现有低热或中度发热、头痛、食欲减退、疲倦、乏力及咳嗽、流涕、咽痛等轻微上呼吸道症状，部分患者咽部及软腭可见玫瑰色或出血性斑疹。

（3）出疹期：通常于发热1～2d后出现皮疹，皮疹初见于面颈部，迅速扩展至躯干、四肢，1d内布满全身，但手掌、足底大都无疹。皮疹初起呈细点状淡红色斑疹、斑丘疹或丘疹，直径2～3mm。面部、四肢远端皮疹较稀疏，部分融合类似麻疹。躯干尤其背部皮疹密集，融合成片。

（4）无疹性风疹：风疹患者只有发热、上呼吸道炎症、淋巴结肿痛而无皮疹；也可在感染风疹病毒后没有任何症状、体征，血清学检查风疹抗体为阳性，即所谓隐性感染或亚临床型患者。

2. 先天性风疹综合征　母体在孕期前3个月感染风疹病毒可导致胎儿发生多系统的出生缺陷，感染发生越早，对胎儿损伤越严重。胎儿被感染后，重者可导致死胎、流产、早产；轻者可导致胎儿发育迟缓，甚至累及全身各系统，出现多种畸形。风疹性视网膜炎往往为诊断先天性风疹的重要体征。视网膜上常出现棕褐色或黑褐色、大小不一的点状或斑纹状色素斑点，重症患者除斑点粗大外并伴有黄色晶状体。视网膜血管常较正常窄细。

【预防】

1. 控制传染源　人类是风疹病毒的唯一宿主，亚临床型或隐形感染者是易被忽略的重要传染源。患者或隐性感染者隔离至发病后5d，易感接触者隔离观察3周。

2. 切断传播途径　风疹可通过飞沫、接触等方式传播，托幼机构应加强通风，患儿使用过的物品应煮沸消毒或在日光下暴晒。

3. 保护易感人群　免疫接种是预防风疹的有效方法。风疹疫苗属于减毒活病毒株，使用已超过40年。单剂接种可获得95%以上的长效免疫力，与自然感染诱发的免疫力接近。

4. 其他　为预防先天性风疹综合征，应对孕妇进行产前风疹病毒检测，对于确诊有风疹病毒感染的早期孕妇一般应终止妊娠，防止此类婴儿的出生。

九、水痘和带状疱疹

水痘和带状疱疹是由同一病毒——水痘-带状疱疹病毒（*Varicella-zoster virus*，VZV）所引起的两种不同表现的疾病。原发感染为水痘，水痘是儿童多见的急性传染病，以轻度的全身症状和分批出现的斑疹、丘疹、疱疹和痂疹为特点。水痘痊愈后，水痘-带状疱疹病毒可在体内感觉神经节长期潜伏下来，潜伏在感觉神经节的水痘-带状疱疹病毒再激活引起带状疱疹。带状疱疹则多见于成人,表现为成簇的疱疹,沿身体一侧的周围神经作带状分布,常伴局部神经痛。

【流行病学】

患者为唯一传染源。病毒存在于病变皮肤黏膜组织、疱疹液及血液中,可由鼻咽分泌物排出体外,出疹前1d至疱疹完全结痂均有传染性。易感者接触带状疱疹患者可引起水痘而不会发生带状疱疹。水痘传染性很强,易感儿接触后90%发病,主要通过直接接触水痘疱疹液(水痘痂皮无传染性)和空气飞沫传播,也可通过污染的用具传播,处于潜伏期的供血者可通过输血传播,孕妇分娩前6d患水痘可感染胎儿,出生后10~13d内发病。人群普遍易感。水痘主要见于儿童,20岁以后发病者小于2%。病后免疫力持久,一般不再发生水痘,但体内高效价抗体不能清除潜伏的病毒,故多年后仍可发生带状疱疹。

水痘呈全球流行,全年均可发生,以冬春季节多见,呈散发性,但偏僻地区偶可暴发,城市可每2~3年发生一次周期性流行。带状疱疹多见于成人,90%病例为50岁以上老年人或有慢性疾病及免疫缺陷者。

【临床表现】

水痘潜伏期10~24d,以14~16d为多见。临床上可分为前驱期和出疹期。前驱期可无症状或仅有轻微症状,如低热或中等度发热及头痛、全身不适、乏力、食欲减退、咽痛、咳嗽等,持续1~2d即迅速进入出疹期。一般水痘皮疹经过斑疹、丘疹、疱疹、结痂4个阶段,但最后一批皮疹可在斑丘疹期停止发展而消退,发疹2~3d后,同一部位常可见斑疹、丘疹、疱疹和结痂同时存在,即所谓"多形性皮疹"。水痘的并发症有皮肤疱疹继发细菌感染,偶尔发生蜂窝织炎、丹毒、淋巴结炎、败血症等。重症水痘可发生水痘肺炎、水痘脑炎、水痘肝炎、间质性心肌炎及肾炎等。

带状疱疹潜伏期难以确定,发疹前数日局部皮肤常有瘙痒,感觉过敏,针刺感或灼热,局部淋巴结可肿痛,部分患者有低热和全身不适。1~3d后沿周围神经分布区皮肤出现成簇皮疹,先为红斑,数小时发展为丘疹、水疱,数个或更多成集簇状,数簇连接成片,水疱成批发生,簇间皮肤正常。带状疱疹多限于身体一侧,皮损很少超过躯干中线,5~8d后水疱内容物浑浊或部分破溃、糜烂、渗液,最后干燥结痂。第二病周痂皮脱落,遗留暂时性淡红色斑或色素沉着,一般不留瘢痕,病程2~4周。

带状疱疹的并发症:50岁以上患者15%~75%可见带状疱疹后神经痛,持续1年以上。重者可发生播散性带状疱疹,局部皮疹后1~2周全身出现水痘样皮疹,伴高热、毒血症明显,甚至病毒播散至全身脏器,发生带状疱疹肺炎和脑膜脑炎,病死率高,此类患者多有免疫功能缺陷。

【预防】

1. 接种减毒活疫苗,对自然感染的预防效果为68%~100%,并可持续10年以上。用水痘带状疱疹免疫球蛋白0.1ml/kg肌内注射,接触后12h内使用有预防功效,主要用于有细胞免疫缺陷者、免疫抑制剂治疗者、患有严重疾病者(如白血病、淋巴瘤及其他恶性肿瘤等)或易感孕妇及体弱者,也可用于控制、预防医院内水痘暴发。

2. 应重视通风及换气,避免与急性期患者接触。消毒患者呼吸道分泌物和污染用品。托幼机构宜用紫外线消毒。

十、流行性腮腺炎

流行性腮腺炎是由腮腺炎病毒(*Mumps virus*)引起的急性呼吸道传染病,呈世界性分布,在我国归属于法定丙类传染病。全年均可发病,以冬春季为高峰,多发于儿童,呈散发或流行,在集体儿童机构中可形成暴发流行。临床以唾液腺急性非化脓性肿胀为特征,常伴发脑膜炎、胰腺炎及睾丸炎等。

【病原学】

腮腺炎病毒隶属于副黏病毒科(*Paramyxoviridae*)德国麻疹病毒属(*Rubulavirus*)。

【流行病学】

人是腮腺炎病毒唯一储存宿主,主要通过飞沫传播,人群普遍易感。由于1岁以内婴儿体内尚有经胎盘获得的抗腮腺炎病毒特异性抗体,同时成人中约80%曾患显性或隐性感染而在体内存在一定的抗体,故约90%病例为1~15岁的少年儿童,但近年来成人病例有增多的趋势。

【临床表现】

腮腺炎潜伏期为7~25d,平均18d。排毒期为发病前6d至发病后1周。患者主要表现为软弱无力、食欲减退等前驱期症状,随即出现腮腺肿大、疼痛,并伴有低热。病程持续7~12d。病后可获持久免疫力。

【实验室检查】

腮腺炎根据典型病例的临床表现诊断一般不难。但不典型病例需做病毒分离或血清学诊断,也可使用RT-PCR或核酸序列测定方法进行实验室诊断。

【预防】

腮腺炎的预防以隔离患者、减少传播机会和接种疫苗为主。目前,采用麻疹-腮腺炎-风疹三联疫苗(MMR)进行接种,免疫保护效果较好。

十一、肾综合征出血热

肾综合征出血热(hemorrhagic fever with renal syndrome,HFRS)是由汉坦病毒(*Hantavirus*)引起的一种自然疫源性疾病,是《中华人民共和国传染病防治法》规定的乙类传染病。汉坦病毒隶属于布尼亚病毒目(*Bunyavirales*),是分节段的负链RNA病毒。

【流行病学】

在我国,鼠类是汉坦病毒的自然宿主和主要传染源。同样,在我国肾综合征出血热可分为姬鼠型和家鼠型两种主要类型,其中黑线姬鼠为姬鼠型出血热的主要宿主动物和传染源;褐家鼠为家鼠型出血热的主要宿主动物和传染源。人类对汉坦病毒普遍易感,但多呈隐性感染。

世界上已有30多个国家发现肾综合征出血热,主要分布在欧亚大陆,其中发病最多的为中国、俄罗斯、朝鲜、芬兰、瑞典、挪威、波兰等。我国每年肾综合征出血热发病人数占世界报道的汉坦病毒感染病例的90%以上,是受汉坦病毒危害最为严重的国家。

肾综合征出血热的发生和流行具有明显的地区性和季节性,这与宿主动物的分布和活动密切相关。我国年发病数最高曾超过11万,近十年来年报告发病人数一直在2万~5万,新疫区不断出现,并时有暴发流行,老疫区的类型也有所变化。近年来个别省份肾综合征出血热发病率明显升高,形势不容乐观,出血热病例以农村青壮年人群为主。

【临床表现】

早期症状和体征:起病急,发冷,发热(38℃以上);全身酸痛,乏力,呈衰竭状;头痛,眼眶痛,腰痛(三痛);面、颈、上胸部充血潮红(三红),呈酒醉貌;眼睑水肿,结膜充血、水肿,有点状或片状出血;上腭黏膜呈网状充血,点状出血;腋下皮肤有线状或簇状排列的出血点;束臂试验阳性。

典型病例有发热期、低血压期、少尿期、多尿期和恢复期五期。前三期可有重叠,并存在大量五期不全的异型或轻型非典型病例。

【实验室检查】

1. 血液学检查 早期白细胞数低或正常,第3~4病日后明显增多,杆状核细胞增多,出现较多的异型淋巴细胞;血小板明显减少。

血清特异性 IgM 抗体阳性或恢复期血清特异性 IgG 抗体比急性期有 4 倍以上增高。

从患者血清中分离到汉坦病毒和/或采用 PCR 方法检出汉坦病毒 RNA。

2. 尿常规 尿蛋白阳性,并迅速加重,伴显微血尿、管型尿。

【预防】

一般预防主要采取灭鼠、防鼠、灭虫、消毒和个人防护措施。此外,目前国内已应用灭活双价 HFRS 疫苗(汉坦型和汉城型),接种人体后可刺激产生特异性抗体,对预防 HFRS 有良好效果。

十二、流行性乙型脑炎

流行性乙型脑炎(epidemic encephalitis B)简称"乙脑",又称日本脑炎(Japanese encephalitis),是由乙型脑炎病毒(*Japanese encephalitis virus*,JEV)引起的以脑实质炎症为主要病变的中枢神经系统急性传染病。JEV 隶属于虫媒病毒(*Arbovirus*)乙组的黄病毒科(*Flaviviridae*)。

【流行病学】

1. 传染源 乙脑是人兽共患的自然疫源性疾病,人与许多动物(如猪、牛、马、羊、鸡、鸭、鹅等)都可成为传染源。其中猪的感染率较高,仔猪经过一个流行季节几乎 100%受到感染,感染后血中病毒数量多、病毒血症期长,加上猪的饲养面广、更新率快,因此猪是本病的主要传染源。病毒通常在蚊—猪—蚊等动物间循环。

2. 传播途径 乙脑主要通过蚊虫叮咬而传播,三带喙库蚊是主要传播媒介,其在我国分布广泛。

3. 易感人群 人群普遍易感,感染后多数呈隐性感染,感染后可获得较持久的免疫力。病例主要集中在 10 岁以下儿童,以 2~6 岁组发病率最高。近年来由于儿童和青少年广泛接种疫苗,成人和老年人的发病率则相对增加。

4. 流行特征 东南亚和西太平洋地区是乙脑的主要流行区,我国除东北、青海、新疆及西藏外均有本病流行,发病农村高于城市。乙脑在热带地区全年均可发生,在亚热带和温带地区有严格的季节性,80%~90%的病例集中在 7、8、9 月份,主要与蚊虫繁殖、气温和雨量等因素有关。

【临床表现】

乙脑潜伏期为 4~21d,一般为 10~14d。临床上以高热、意识障碍、抽搐、病理反射及脑膜刺激征为特征,病死率高,部分病例可留有严重后遗症。

【预防】

预防乙脑的关键措施主要包括疫苗接种、防蚊灭蚊和动物宿主管理。1988 年我国研制成功的乙型脑炎减毒活疫苗 SA14-14-2,具有良好的安全型和免疫保护效果,目前已成为我国预防乙脑的主要疫苗,也是目前唯一用于人类的乙脑减毒活疫苗。此外,因为猪是乙脑病毒的主要传染源和中间宿主,通过做好猪的管理工作或对猪群进行免疫预防可以降低人群的发病率。

十三、登革热

登革热(dengue fever,DF)是由登革病毒(*Dengue virus*,DENV)引起的虫媒传染病。自 1978 年以来,我国南方不断发生登革热的流行或暴发流行,而且近年来由于全球气候变暖、传播媒介的扩散和国家人口大量流动等因素,导致登革热的流行范围有不断扩大的趋势。目前,登革热已成为世界上分布最广、发病最多的虫媒病毒病。登革病毒隶属于黄病毒科(*Flaviviridae*)黄病毒属(*Flavivirus*)。

【流行病学】

登革热广泛流行于全球热带、亚热带的100 多个国家和地区,其中以东南亚和西太平洋地区的流行最为严重。患者和隐性感染者是登革热的主要传染源,感染者在发病前24h 到发病后 5d 内出现病毒血症,血液中含有大量的病毒,在此期间通过蚊虫叮咬而传播,形成人—蚊—人循环。人群对登革病毒普遍易感。登革热的流行季节与蚊虫的消长一致。

【临床表现】

典型的登革热为自限性疾病,病情较轻,以高热、头痛、皮疹、全身肌肉和关节疼痛等为主要临床表现特征,其发热一般持续 3~7d 后骤退至正常,部分患者在热退后 1~5d 体温又再次升高,表现为双峰热或马鞍热。少数患者疼痛剧烈,因此,登革热也曾被称为"断骨热"。部分登革热患者会出现更为严重的临床表现,被称为重症登革热,主要表现为皮肤大片紫癜及瘀斑、鼻出血、消化道及泌尿生殖道出血等,并可进一步发展为出血性休克,病死率高。

【预防】

埃及伊蚊(*Aedes aegypti*)和白纹伊蚊(*A. albopictus*)是登革病毒的主要传播媒介。人类和灵长类动物是登革病毒的自然宿主。防蚊、灭蚊是目前预防登革热的主要手段。疫苗接种是预防登革热最有效的途径,但是,研制登革热疫苗的最大障碍之一是登革病毒有 4 种血清型,疫苗必须对这 4 种血清型都有保护能力,而由于登革热对人体存在一种抗体依赖的免疫增强反应(antibody dependent enhancement,ADE),使得感染了一种血清型的人在感染第二种血清型后病情会更加严重。因此,一种仅部分有效的登革热疫苗有可能会让人处于更大、更严重的登革热感染风险之中。

十四、狂犬病

狂犬病(rabies)又称恐水症(hydrophobia),为狂犬病毒引起的一种人兽共患的中枢神经系统急性传染病。狂犬病毒属弹状病毒科,形似子弹。多见于狗、狼、猫等食肉动物。人多因被病兽咬伤而感染。临床表现为特有的狂躁、恐惧不安、怕风恐水、流涎和咽肌痉挛,终至发生瘫痪而危及生命。狂犬病在世界很多国家均有发生。新中国成立后由于采取各种预防措施,发病率明显下降。近年因养狗逐渐增多,故发病率有上升的趋势。

【流行病学】

1. 传染源　发展中国家的狂犬病主要传染源是病狗,人狂犬病由病狗传播者占80%～90%,其次为猫和狼。发达国家由于狗狂犬病被控制,野生动物如狐狸、食血蝙蝠、臭鼬和浣熊等逐渐成为重要传染源。患病动物唾液中含有多量的病毒,于发病前数日即具有传染性。隐性感染的狗、猫等兽类亦有传染性。

2. 传播途径　主要通过被患病动物咬伤、抓伤,病毒自皮肤损伤处进入人体。黏膜也是病毒的重要侵入门户,如眼结合膜被病兽唾液沾染,肛门黏膜被狗触、舔等,均可引起发病。

3. 易感人群　人对狂犬病普遍易感,兽医、动物饲养者与猎手尤易被感染。人被狗咬伤后狂犬病的发生率为15%～20%。冬季动物活动不频繁,发病率低于其他季节。

【临床表现】

本病潜伏期长短不一,短的10d,长的1年,多数1～3个月。儿童、头面部咬伤、伤口深、清创不彻底者潜伏期短。此外,与入侵病毒的数量、毒力及宿主的免疫力也有关。

典型病例临床表现分为三期。

1. 前驱期　大多数患者有发热、头痛、乏力、食欲缺乏、恶心、周身不适等症状。对痛、声、风、光等刺激开始敏感,并有咽喉紧缩感。50%～80%患者伤口部位及其附近有麻木、发痒、刺痛、虫爬或蚁走感。这是由于病毒繁殖刺激周围神经元引起。本期持续2～4d。

2. 兴奋期或痉挛期　患者多神志清楚而处于兴奋状态,表现为极度恐惧,烦躁,对水声、风等刺激非常敏感,引起发作性咽肌痉挛、呼吸困难等。

恐水是本病的特殊症状,但不一定每例均有,亦不一定早期出现。典型表现为在饮水、见水、听到流水声或谈及饮水时,可引起严重咽肌痉挛。故患者渴极畏饮,饮而不能下咽,常伴有声嘶和脱水。怕风亦为本病常见的症状,微风、吹风、穿堂风等可引起咽肌痉挛。其他如音响、光亮、触动等,也可引起痉挛发作。

由于自主神经功能亢进,患者出现大汗流涎、体温可达40℃以上,心率快,血压升高,瞳孔扩大,但患者神志大多清醒。随着兴奋状态加重,部分患者出现精神失常、定向力障碍、幻觉、谵妄等。病程进展很快,多在发作中死于呼吸或循环衰竭。本期持续1～3d。

3. 麻痹期　痉挛减少或停止,患者逐渐安静,出现弛缓性瘫痪,尤以肢体多见。眼肌、颜面肌及咀嚼肌亦可受累。呼吸变慢及不整,心搏微弱,神志不清,最终因呼吸麻痹和循环衰竭而死亡。本期为6～18h。

【预防】

1. 加强动物管理,控制传染源　大力宣传散养猫狗及其他野生动物的危害。野狗应尽量捕杀。家狗应严格圈养。并进行登记和疫苗接种。

2. 伤口处理　主要为清创,立即用20%肥皂水和清水反复彻底清洗伤口,至少20min,再用75%乙醇或2%碘酒涂擦,也可用1%新洁尔灭液冲洗,以清除和杀死病毒。如有高效价免疫血清,皮试后可在创伤处做浸润注射。伤口不缝合。亦可酌情应用抗生素及破伤风抗毒素。

3. 预防接种　对兽医、动物管理人员、猎手、野外工作者及可能接触狂犬病毒的医务人员应进行预防接种。原则上于1、7、28d各肌内注射狂犬病疫苗1.0ml,而后每1～3年加强免疫 1 次。暴露后预防常用制品有人抗狂犬病毒免疫球蛋白和抗狂犬病马血清。

十五、艾滋病

艾滋病是获得性免疫陷综合征(acquired immunodeficiency syndrome,AIDS)的简称,是由人类免疫缺陷病毒(*Human immunodeficiency virus*,HIV)引起的一种严重传染病。HIV 属于慢病毒属,呈圆形或椭圆形,通过性接触及输血或血制品等方式侵入人体,特异性地破坏辅助性 T 淋巴细胞,造成机体细胞免疫功能严重受损。具有传播迅速、发病缓慢、病死率高的特点。

【流行病学】

1. 传染源　艾滋病患者和无症状携带者。病毒存在于血液及各种体液(如精液、子宫阴道分泌物、唾液、泪水、乳汁和尿液)中,均具有传染性。

2. 传播途径

(1)性接触:是主要传播途径。HIV 存在于血液、精液和阴道分泌物中,性接触摩擦所致细微破损即可侵入机体致病。

(2)通过血液传播:药瘾者感染发病的占艾滋病总数 17%左右,系通过共享污染少量血液的针头及针筒而传播。输血和血液制品如第Ⅷ因子等亦为重要传播途径。

(3)母婴传播:亦是本病重要的传播途径。感染本病的孕妇在妊娠期间(经胎盘)、分娩过程中及产后哺乳传染给婴儿。目前认为 HIV 阳性孕妇 11%~60%会发生母婴传播。

(4)其他途径:医护人员护理艾滋病患者时,被含血针头刺伤或污染破损皮肤传染。

3. 易感人群　人群普遍易感。同性恋和杂乱性交者、药瘾者、血友病患者以及 HIV 感染者的婴儿为本病的高危人群。

【临床表现】

本病潜伏期较长,平均 9 年,可短至数月,长达 15 年。从初始感染 HIV 到终末期,是一个较为漫长的复杂过程。

1. 急性期　通常发生在感染后 2~4 周,部分感染者出现 HIV 病毒血症和免疫系统急性损伤。临床症状以发热最为常见,伴有全身不适、厌食、恶心、头痛、咽痛及关节肌肉痛等症状,同时可有红斑样皮疹和淋巴结肿大,血小板可减少,CD4/CD8 比值下降或倒置。

2. 无症状期　持续 6~8 年,无自觉症状,CD4$^+$T 淋巴细胞计数逐渐下降,此期具有传染性。

3. 艾滋病期　为感染后最终阶段。CD4$^+$T 淋巴细胞计数明显下降。

(1)艾滋病相关综合征:主要表现为持续 1 个月以上的发热、盗汗、消瘦和腹泻,体重减轻 10%以上。还可有持续性淋巴结肿大的表现。

(2)机会性感染及肿瘤:机会性感染是艾滋病患者最常见且典型的临床表现。主要病原体有卡氏肺囊虫、弓形体、隐孢子虫、念珠菌、组织胞浆菌、鸟分枝杆菌、巨细胞病毒、疱疹病毒等。其中,卡氏肺囊虫性肺炎最为常见。常有多种感染及肿瘤同时存在,如恶性淋巴瘤、卡波西肉瘤等,使临床表现复杂多样。

【预防】

1. 管理传染源　加强国境检疫,禁止 HIV 感染者入境。隔离患者及无症状携带者,对患者血液、排泄物和分泌物进行消毒处理。避免与患者密切接触。

2. 切断传播途径　加强艾滋病防治知识宣传教育。倡导高危人群使用安全套。严格筛查血液、生物制品。对 HIV 感染孕妇采用产科干预。严格婚前检查,注意个人卫生,不共用牙具、刮面刀等。

3. 保护易感人群　重组 HIV-1 gp120 亚单位疫苗或重组痘苗病毒疫苗正在研究之中,距大规模临床应用还为时尚远。因此目前主要措施为加强个人防护,并定期检查;加强公用医疗器械和公用生活物品的消毒。

十六、克-雅病

克-雅病(Creutzfeldt-Jakob disease,CJD)又称亚急性海绵状脑病,是由特殊的具有感染性蛋白质(即朊病毒)所导致的大脑灰质、基底节和脊髓病变。该病主要表现为快速进展的痴呆、肌阵挛、共济失调、视觉异常等,绝大多数患者预后差,短期内(常数月左右)死亡。

朊病毒(Prion)是一种有宿主细胞基因编码的、构象异常的蛋白质,不含核酸、具有自我复制能力和传染性。当朊病毒颗粒侵袭人类或多种动物中枢神经系统后而导致的退行性脑病被称作可传播性海绵状脑病(transmissible spongiform encephalopathy,TSE)。例如牛海绵状脑病(bovine spongiform encephalopathy,BSE)又称疯牛病,就是由朊病毒颗粒引起的、在牛群中传播蔓延的动物传染病。疯牛病最早发现于英国,现已扩散到了欧洲、美洲和亚洲等地,受到疯牛病牵连的国家超过 100 个,造成了巨大的经济损失和社会恐慌。

【流行病学】

克-雅病患者的脑组织具有极高的感染性,同时其角膜、脑垂体提取物、硬脑膜,以及患者使用过的神经外科器械都有医源性感染的风险。该病一般不通过日常接触、呼吸道及性传播等途径进行传播。

克-雅病目前主要包括四种类型:散发性 CJD(占 85%~90%)、家族遗传型 CJD(占 5%~15%)、医源型 CJD(约占 1%)、变异型 CJD(全世界共有 230 例左右)。

【临床表现】

克-雅病主要临床表现为进行性痴呆,通常伴随肌阵挛、视觉或小脑功能障碍、锥体/锥体外系功能异常和无动性缄默等症状。克-雅病潜伏期长,可达数年甚至数十年,但临床病程通常短于 2 年,致死率为 100%。朊病毒免疫原性低,不能刺激宿主产生特异性免疫应答。

【预防】

由于朊蛋白的特殊性,现阶段还无法利用抗体疫苗进行有效的预防治疗。所以,目前对克-雅病的预防控制手段主要为隔断传播途径、消除传染源。目前该病无特效治疗药物,患者以对症治疗为主。

对于接触克-雅病患者的医护人员,应尽量避免直接接触患者血液;避免在护理、检测或治疗时发生直接贯通伤,一旦出现刺伤等意外应立即用大量清水进行冲洗;尽量使用一次性器械和用品,接触患者组织的一次性锐器应进行焚烧处理;接触组织且需重复使用的非一次性器械须用 20 000μg/g 的 NaClO 或 2mol/L 的 NaOH 表面覆盖浸泡 1~2h,或经 134~136℃高压蒸汽灭菌消毒不少于 1h;患者死亡后应进行火化,衣物、被褥等如污染有血液应焚烧处理。

第三节　细菌性感染

一、伤寒、副伤寒

(一)伤寒

伤寒(typhoid fever)是由伤寒杆菌(*Salmonella typhi*)引起的一种急性肠道传染病,常称伤寒热、肠热病。临床特征为持续发热、表情淡漠、相对缓脉、肝脾大、玫瑰疹及白细胞减少等。主要并发症为肠出血、肠穿孔。伤寒已被列入中国法定传染病,按乙类传染病进行防治管理。

伤寒杆菌属于沙门菌属中的 D 组,在自然界中生命力强,在水中可存活 2~3 周,在粪便中可维持 1~2 个月;耐低温,在冰冻环境中可持续数月,但对光、热、干燥及消毒剂的抵抗力较弱。加热 60℃ 15min 或煮沸后立即死亡。消毒饮用水余氯达 0.2~0.4mg/L 时可迅速杀灭。

伤寒杆菌只感染人类,在自然条件下不感染动物。此菌不产生外毒素,其菌体裂解所释放的内毒素在发病机制中起重要作用。

【流行病学】

1. 传染源　带菌者或患者是伤寒的唯一传染源。患者全病程均有传染性,以病程第 2~4 周传染性最大。少数患者症状较轻,或可成为长期或终身带菌者,是中国近年来伤寒持续散发的主要原因。

2. 传播途径　病菌随患者或带菌者的粪便排出,污染水和食物,或经手及苍蝇、蜚蠊等间接污染水和食物而传播。水源污染是传播本病的重要途径,常酿成流行。伤寒终年可见,但以夏秋季最多。

3. 人群易感性　人对伤寒杆菌普遍易感,一般以儿童及青壮年居多。病后可获得持久性免疫力,再次患病者极少。

【临床表现】

潜伏期 3~60d,平均 7~14d。

初期出现发热,热度呈阶梯形上升,3~7d 可达 39~40℃。病程第 2~3 周进入极期,出现特征性临床症状,如稽留热、神经系统中毒症状、脉搏迟缓同时伴有神志淡漠、听力减退,胸腹部和背部可出现玫瑰疹。脾脏也会肿大,便秘多见。第 4 周开始逐渐缓解,体温下降、症状减轻,但小肠仍处于溃疡期,可能出现肠出血、肠穿孔等并发症。第 5 周体温恢复正常、神经消化系统逐渐恢复。

【预防】

1. 控制传染源　患者按照肠道传染病隔离,体温正常 14d 后解除隔离。接触者医学观察 15d。

2. 切断传播途径　做好水源管理、饮食管理等卫生工作,避免饮用生水、食用未煮熟的肉类。

3. 保护易感人群　对易感人群进行伤寒、副伤寒甲、乙三联菌苗预防接种。

（二）副伤寒

副伤寒（paratyphoid fever）是副伤寒甲、乙、丙杆菌引起的一组细菌性传染病，临床疾病过程和预防措施与伤寒大致相同，临床特点如下。

1. 副伤寒甲、乙　我国成人副伤寒以甲型为主，儿童以乙型常见。副伤寒潜伏期较短，一般为 8～10d，体温波动较大，稽留热少见。副伤寒甲复发率较高，并发症少见，病死率较低。

2. 副伤寒丙　临床表现复杂，起病急，体温迅速上升，热型不规则。

二、细菌感染性腹泻

细菌感染性腹泻（bacterial diarrhea）广义上是指由各种常见致病菌引起，以腹泻为主要表现的一组肠道传染病，除霍乱、菌痢、伤寒和副伤寒外，其他细菌引起的感染性腹泻属丙类传染病。

【病原学】

常见细菌有沙门菌属、志贺菌属、大肠埃希菌、弯曲菌、耶尔森菌、金黄色葡萄球菌、副溶血性弧菌、艰难梭菌等。

1. 大肠埃希菌　埃希菌属，肠杆菌科，革兰氏阴性，短杆状、无芽孢、大多有鞭毛、运动活跃。对冷热适应较好，最适宜 37℃。耐酸、不耐热和化学消毒剂，75℃以上 1min 可使其灭活。该菌是国际公认的卫生监测指示菌。

2. 耶尔森菌　革兰氏阴性短小杆菌，无芽孢、兼性厌氧、冷热适应。其产生的肠毒素热稳定性较好，121℃经 30min 仍不被破坏。对酸碱稳定、煮沸及常规消毒剂可杀灭。

3. 变形杆菌　肠杆菌科，革兰氏阴性菌，多形性、无芽孢、无荚膜、有周鞭毛、运动活跃，能产生肠毒素。适应力强、营养要求低、繁殖迅速、广泛存在。该菌为条件致病菌，是医院感染常见菌。

4. 艰难梭菌　革兰氏阳性杆菌，有芽孢、专性厌氧、能产生肠毒素。原为人、兽正常肠道菌群，婴儿带菌率高。

5. 类志贺邻单胞菌　革兰氏阴性菌，有时成对出现，兼性厌氧、有动力、无芽孢、无荚膜。不耐高盐，存在于淡水动物体内。

6. 亲水气单胞菌　革兰氏阴性菌，单鞭毛、无芽孢、无荚膜，广泛存在，能产生溶血素、肠毒素和细胞毒素及杀白细胞素等独立因子。

【流行病学】

细菌感染性腹泻广泛流行于世界各地，欧美国家以沙门菌属为主，发展中国家志贺菌属、沙门菌属、大肠埃希菌较多，沿海地区则更常见沙门菌和副溶血性弧菌。全年发病，好发于夏季，旅居外地时易发生"旅游者腹泻"。

1. 传染源　患者、带菌者和一些动物可成为传染源和贮存宿主。

2. 传播途径　通常是由污染的食物和水传播，也可通过密切接触传播。苍蝇、蜚蠊等特殊习性的昆虫也可作为媒介在传播中发挥作用。值得重视的是医务人员被污染的手、被污染的物品是院内传播的重要途径。

3. 人群易感性　各年龄组普遍易感，没有交叉免疫。免疫功能较弱的儿童和老人或正在使用抗生素治疗的人群为高危人群。患病后获得较短时间的免疫力。

【临床表现】

潜伏期与感染细菌的数量和途径有关,数小时至数天、数周不等。多数起病急,胃肠道症状重,出现食欲缺乏、恶心呕吐、腹胀腹痛、腹泻、里急后重等症状。腹泻一天内可反复出现,多者数十次,粪便呈水样,甚至有黏液或脓血。病情严重者因腹泻而脱水,引起电解质紊乱,补水不及时者甚至出现休克。病程 1~2 周,通常可以自愈,少数可出现复发。

【治疗和预防】

1. 预防 设置腹泻门诊,早期发现并隔离治疗,餐饮从业人员定期体检,餐具炊具严格消毒,生熟分开。增强卫生管理,加强手卫生,控制媒介蚊虫,科学管理和处置污水,合理使用消毒剂。

2. 治疗 腹泻时进流食,避免乳制品等高渗液体,呕吐、腹泻患者使用口服补液疗法(oral rehydration therapy,ORT),重症或休克者使用静脉补液疗法。轻症患者多为自限性,重症患者根据药物敏感性使用相应抗生素治疗。近年来临床多应用益生元、活菌群等进行微生态治疗,以矫正人体正常菌群,重建肠道生物屏障,拮抗致病菌侵袭。

三、布鲁氏菌病

布鲁氏菌病(brucellosis)又称地中海弛张热,是布鲁氏菌(*Brucella*)引起的动物源性传染病,临床上以长期发热、多汗、关节疼痛、肝脾及淋巴结肿大为特点。

1814 年 Burnet 首先描述"地中海弛张热",并与疟疾做了鉴别。1886 年英国军医 Bruce 在马耳他岛从死于"马耳他热"的士兵脾脏中分离出"布鲁氏菌",首次明确了该病的病原体。后来,为纪念 Bruce,学者们建议将该病取名为"布鲁氏菌病"。

布鲁氏菌是一组球杆状的革兰氏阴性菌,没有鞭毛,不形成芽孢或荚膜。布鲁氏菌对营养要求较高,在含多种氨基酸和维生素的培养液中缓慢生长,需氧、不运动。该菌对常用的物理消毒方法和化学消毒剂敏感,但在自然环境中生存力较强。在病兽的分泌物、排泄物及死畜的脏器中能生存 4 个月左右,在食品中约生存 2 个月,加热 60℃ 或日光下暴晒 10 ~ 20min 可杀死此菌。

【流行病学】

该病为全球性疾病,我国主要流行于西北、东北、青藏高原及内蒙古等牧区。四季均可发病,青壮年男性居多,与职业有密切关系。

1. 传染源 与人类有关的传染源主要是羊、牛及猪,其次是犬等哺乳动物。病菌首先在同种动物之间传播,造成带菌或发病,随后传染人类。

2. 传播途径

(1)经皮肤黏膜接触传播:直接接触病畜或其排泄物、分泌物,可经皮肤或眼结膜受染。

(2)经消化道传播:食用被污染的食物、生牛乳等受染。

(3)经呼吸道传播:病菌污染环境后形成气溶胶,可发生呼吸道感染。

3. 易感人群 人类普遍易感,病后可获得一定免疫力,不同种群间有交叉免疫,病后有一定免疫力,且疫区居民可因隐性染病而获免疫,再次感染发病者有 2%~7%。

【临床表现】

潜伏期为 1~3 周,可长至数月。

临床上可分为亚临床感染、急性感染、亚急性感染和慢性感染等。

1. 亚临床感染　高危人群中可有 30% 的人有高水平的抗布鲁氏菌的抗体,但难以明确临床感染。

2. 急性和亚急性感染　该病缺乏特异性,大多数患者起病较慢,表现为间歇热、多汗,夜间热退时有大汗。多数伴有游走性大关节疼痛、神经根痛,可有肝脾、淋巴结肿大。

3. 慢性感染　不恰当治疗和局部病灶持续感染可导致慢性布鲁氏菌病,病程可持续 1 年以上,症状不明显、不典型,表现多样,常有疲劳、全身不适、精神抑郁、反复发作的关节和肌肉痛等表现。

4. 复发　约 10% 的患者在经过系统治疗后复发,可能与布鲁氏菌在细胞内寄生有关。

【治疗和预防】

世界卫生组织把利福平和多西环素联用 6 周作为急性和亚急性感染患者的首选病原治疗方案。慢性感染治疗较为复杂,常从病原治疗、脱敏治疗、对症治疗等方面入手。

消灭和控制家畜中的布鲁氏菌病是控制人布鲁氏菌病的主要措施。对牧区牲畜应定期检查,发现病兽及时隔离并对污染环境消毒处理,健康牲畜应进行预防接种。加强水、粪管理,保护水源。高危人群如兽医、牧民、屠宰工人等应加强个人保护,减少职业性传染的危险,接受预防接种。

四、鼠疫

鼠疫(plague)是由鼠疫耶尔森菌(*Yersinia pestis*)引起的自然疫源性烈性传染病。患者的皮肤会因为广泛出血、发绀、坏死而产生黑斑,因此也叫作黑死病。经呼吸道传入可引发肺鼠疫,传染性强、病死率高,是危害人类最严重的传染病之一,我国将其列为法定甲类传染病之首。

世界上曾发生 3 次大流行,第 1 次发生在公元 6 世纪,从地中海地区传入欧洲,死亡近 1 亿人;第 2 次发生在 14 世纪,波及欧、亚、非洲,有 2 500 万人死于该病,且曾波及我国;第 3 次是 18 世纪,传播 32 个国家。1793 年云南师道南所著《死鼠行》中描述当时:"东死鼠,西死鼠,人见死鼠如见虎!鼠死不几日,人死如坼堵"。

【病原学】

鼠疫耶尔森菌也叫鼠疫杆菌,两端钝圆浓染,椭圆形。长 1~1.5μm,宽 0.5~0.7μm,革兰氏染色阴性,无鞭毛、无芽孢,不活动,适宜温度 28~30℃。该菌对外界抵抗力较弱,对光、热、干燥及一般消毒剂敏感,加热 55℃ 15min 或 100℃ 1min 即可杀死。苯酚、甲酚、氯胺可使其失活。但在潮湿、低温与有机物内存活时间较久,长至数月。

【流行病学】

人间鼠疫以非洲、亚洲、美洲发病最多,我国主要发生在云南和青藏高原,并通过交通工具向外传播,造成流行。由于啮齿类动物冬眠习性,感染多发于春季,流行于夏季,肺鼠疫多在 10 月以后流行。

1. 传染源　主要是鼠和其他啮齿类动物,储存宿主以黄鼠属和旱獭属为主。

2. 传播途径　鼠蚤叮咬是动物传播给人类的主要途径,少数可因直接接触患者的感染性体液受染。肺鼠疫患者痰中病菌可借飞沫传播。

3. 人群易感性　人群普遍易感,无性别、年龄差异。病后可获得持久免疫力。接种疫苗可获得一定免疫力,使易感性降低或发生隐性感染。

【临床表现】

临床上有腺型、肺型、败血型及轻型等，各型初期全身中毒症状大致相同。起病急骤，畏寒发热，体温迅速升至 39～40℃，伴恶心呕吐、头痛及四肢痛，可有颜面潮红、结膜充血、皮肤黏膜出血等。严重者可出现意识模糊、言语不清、步态蹒跚、腔道出血及衰竭等。

1. 腺鼠疫　最为常见。潜伏期 2～5d。好发于腹股沟淋巴结，多为单侧。淋巴结及周围组织迅速肿大，并与周围组织粘连成块，触痛剧烈。部分病例诊断治疗不及时，可发展为败血症、严重毒血症及心力衰竭或肺鼠疫。

2. 肺鼠疫　病死率极高。该型既可为原发性，也可继发于腺鼠疫。原发性肺鼠疫潜伏期为数小时至 3d。该病起病急骤，寒战高热，起病 24～36h 即出现剧烈胸痛、咳嗽、咳大量泡沫血痰或鲜红色痰。呼吸急促，并迅速呈现呼吸困难和发绀。肺部啰音，胸部 X 线检查呈支气管肺炎改变。

3. 败血症型鼠疫　也叫暴发型鼠疫，为最凶险的一型。若病患免疫功能差，感染菌量多、毒力强，肺鼠疫或腺鼠疫可迅速发展为败血症型，主要表现为寒战高热、神志不清、谵妄或昏迷。无淋巴结肿大。皮肤黏膜出血、呕吐、血尿、弥散性血管内凝血（DIC）和心力衰竭，多在发病 24h 内死亡，病死率高达 100%。

4. 轻型鼠疫　又称小鼠疫，症状较轻，患者可照常工作生活。可见局部淋巴结肿大，轻度压痛。多见于疾病初、末期或已接种疫苗者。

【治疗和预防】

加强疫情报告，凡确诊或疑似鼠疫患者，应迅速组织严密隔离，就地治疗。接触者医学观察 9d。患者分泌物、病死动物和人的尸体应彻底消毒和焚烧。

1. 一般治疗　对患者做好卫生处理，及时更衣、灭蚤。急性期患者流质饮食，给予葡萄糖和生理盐水补液。对症给予镇痛、强心、抗休克治疗。

2. 病原治疗　早期、联合、足量应用敏感抗菌药物，如链霉素、庆大霉素、四环素、氯霉素等。

五、炭疽

炭疽（anthrax）是由炭疽杆菌（*bacillus anthracis*）引起的动物源性传染病，主要发生于食草动物，特别是牛、马和羊。临床上主要为皮肤炭疽，表现为局部皮肤坏死及特征性黑痂。

炭疽杆菌是革兰氏阳性需氧芽孢杆菌，菌体较大，两端钝圆，无鞭毛、不运动，在宿主体内可形成抗吞噬和致病性强的荚膜，但在外环境中对热和消毒剂敏感。该菌可产生 3 种外毒素。芽孢居中呈卵圆形，排列成长链，呈竹节状，对紫外线、加热和消毒剂抵抗力强，可在动物尸体或土壤中存活数年，因此可被用于生物武器。

【流行病学】

炭疽在牧区呈地方性流行，主要因接触患病的食草动物的排泄物、皮毛、肉等感染而形成皮肤炭疽，或吸入芽孢尘埃造成肺炭疽，或进食病兽肉类和乳制品引起肠炭疽，人与人之间传播极少见。人群普遍易感，参与动物制品加工、饲养和治疗等活动的人员接触机会较多。病后可获得持久免疫力。

【临床表现】

病程初期常有轻中度发热、头痛和全身不适。临床症状因侵入途径不同而表现各有差异。

1. 皮肤炭疽 最多见,占 90% 以上。潜伏期 1~5d。裸露部位皮肤初期出现斑疹;次日进展为水疱;第 3~4 天发生出血性坏死;第 5~7 天坏死区破溃,血痂内有肉芽组织称为炭疽痈。黑痂在 1~2 周内脱落,愈合成疤。

2. 肺炭疽 较少见,诊断困难且致死率高。病初短期有非特异流感样表现,2~4d 后出现严重呼吸困难、高热、咯血、出汗等症状。X 线胸部检查可见纵隔影增宽、胸腔积液和支气管肺炎征象。常并发败血症和脑膜炎,并发休克可在 24h 内死亡。

3. 肠炭疽 极罕见。除高热症状外,可有剧烈腹痛腹泻、腹水等胃肠道症状,可出现明显压痛、反跳痛等外科急腹症。

4. 炭疽败血症 常继发于肺、肠道和严重皮肤炭疽,全身毒血症严重,如高热、衰竭、DIC 和脑膜炎等,病情迅速恶化而死亡。

【治疗和预防】

1. 预防 对疫区人员、牧畜进行减毒疫苗接种,病兽及时治疗、尸体焚烧深埋。患者严密隔离,接触者隔离观察 8d。对从事畜牧工作的人群加强劳动保护,定期动物检疫,防止水源、食品污染。

2. 治疗 患者应严密隔离,加强休息,适当补液。皮肤炭疽应局部湿敷高锰酸钾,切忌挤压和切开引流。水肿及毒血症患者应用相应激素治疗。青霉素 G 是治疗炭疽的首选药物。氟喹诺酮类抗菌药物也有较好疗效。

六、结核病

结核病(tuberculosis)是由结核分枝杆菌(*mycobacterium tuberculosis*)引起的一种慢性感染性疾病,以肺结核最常见,也可侵袭浆膜腔、淋巴结、泌尿生殖系统、肠道、肝脏等多种脏器组织。结核分枝杆菌属放线菌目、分歧杆菌科,细长而稍弯,两端微钝。该菌无芽孢、无鞭毛、不活动,严格需氧,对外界抵抗力较强、耐干燥,对热、紫外线、乙醇较敏感。

该菌含类脂质、蛋白质和多糖类成分,能诱导宿主免疫反应及导致结节性病理变化。其另一重要生物学特性是耐药性,主要与基因突变有关。用药不合理、患者依从性差等因素可导致对两种及以上药物产生耐药的结核病,称为耐多药结核病(multiple-drug-resistant tuber-culosis,MDR-TB)。

【流行病学】

近年来,虽然随着生活水平提高,居住拥挤、营养不良等不利因素逐渐减少,但由于人口流动增加、耐药结核病增多等原因,全球结核病呈明显上升趋势,在我国仍是危害国民健康和生命的主要传染病,疾病负担位于全球第二位。

1. 传染源 排菌的患者和动物,开放性肺结核患者是主要传染源。

2. 传播途径 以空气传播为主。患者排出的飞沫、痰干结后随尘埃飘浮在空气中,经呼吸道吸入可致感染。

3. 易感人群 人群普遍易感。婴幼儿、青春后期和老年人发病率高。

【临床表现】

1. 临床类型

(1)原发型肺结核(Ⅰ型):为初次感染后发病的肺结核,常见原发综合征(primary syndrome)

和胸内淋巴结结核。原发综合征表现为肺内原发灶、引流淋巴管炎及肺门淋巴结肿大。此型临床症状轻微,90%以上患者为自限性。

(2)血行播散型肺结核(Ⅱ型):多由原发型肺结核发展而来,常见于儿童。结核分枝杆菌短期大量入侵引起的急性血行播散型肺结核,临床上有严重的急性中毒症状,常伴有结核性脑膜炎等肺外结核。

(3)继发性肺结核(Ⅲ型):由初染后体内潜伏病灶中的结核分枝杆菌重新活动和释放而发病,是成人肺结核最常见的类型。

(4)结核性胸膜炎(Ⅳ型):为结核分枝杆菌及其代谢产物进入处于高度过敏状态的胸膜引起的炎症,常发生于原发感染后数月。

(5)肺外结核(Ⅴ型):常因初感染的结核分枝杆菌潜伏于肺外脏器,机体抵抗力降低时发病。

2. 主要症状与体征

(1)全身症状:多数起病缓慢,长期低热,伴有疲倦、盗汗、食欲下降等。病情进展时可出现高热、咳嗽、胸痛、关节疼痛等。

(2)呼吸系统症状:主要表现为咳嗽、咳痰、咯血和胸痛。

(3)其他系统表现:结核可侵袭其他器官和组织,导致淋巴结结核、结核性心包炎、结核性脑膜炎、结核性腹膜炎、肠结核、泌尿系统结核等。

【治疗和预防】

结核病的治疗主要包括抗结核化学药物治疗、对症支持治疗和手术治疗。化疗是治疗、控制疾病,防止传播的主要手段,国际通用抗结核药物有十余种,其中一线药物有异烟肼、利福平、吡嗪酰胺、链霉素、乙胺丁醇。用药原则为早期、规则、全程、联合、适量。

1. 控制传染源 对于结核病患者和疑似患者应做到早发现、早诊断、早治疗。长期携带和排出病原体的患者不应从事食品相关行业的工作。

2. 切断传播途径 加强知识宣传,管理患者和携带者的生活用品。可能被污染的衣物、碗筷及时消毒,阳光暴晒。

3. 保护易感人群 新生儿接种卡介苗后可获得特异性免疫力。免疫力低且结核菌素试验阳性者,可预防用药。

第四节 真菌感染与寄生虫感染

一、真菌感染

(一)新型隐球菌病

新型隐球菌病(cryptococcosis neoformans)是由新型隐球菌(*Cryptococcus neoformans*)引起的一种深部真菌病,可累及脑膜、肺、皮肤、骨骼系统和血液等器官组织。

【病原学】

新型隐球菌是隐球菌属(*Cryptococcus*)的一个种,在病变组织中呈圆形或卵圆形,直径为 $5\sim10\mu m$,外周围绕着一层宽厚的多糖荚膜,是主要的毒力因子。根据荚膜多糖抗原特异性可分为 A、B、C、D 和 AD 五种血清型,其中 A 型最常见。

【流行病学】

从鸽粪、水果和土壤中可分离出新型隐球菌,也可从健康人的皮肤、黏膜和粪便中分离到菌株。环境中的病原体主要通过呼吸道、皮肤及消化道进入人体而引起发病或成为带菌者。

正常人体内可携带新型隐球菌,有严重基础性疾病或免疫功能异常者如糖尿病、肾衰竭、肝硬化等易感染和发病,艾滋病患者对新型隐球菌的易感性增加。

新型隐球菌病呈世界性分布,高度散发。青壮年多见,男女比例大约为 3∶1,没有明显的种族和职业发病倾向。

【临床表现】

新型隐球菌病的潜伏期为数周至数年不等。隐球菌性脑膜炎为最常见的临床类型,其特点为慢性或亚急性起病、剧烈头痛、脑膜刺激征阳性、脑脊液的压力明显升高、呈浆液性改变。肺新型隐球菌病所占比例少于 15%,其临床表现为慢性咳嗽、黏液痰和胸痛等。

【治疗与预防】

氟康唑和伊曲康唑等口服抗真菌药物疗效确实,并且安全性良好。本病为高度散发,控制城区养鸽、减少鸽粪污染,可能有利于降低新型隐球菌病的发病率。到目前为止,针对本病还没有疫苗。

（二）组织胞浆菌病

组织胞浆菌病的病原体为荚膜组织胞浆菌(*Histoplasma capsulatum*),该菌在流行地区的土壤及空气中都可分离出,镜检可见单核细胞或中性粒细胞中有圆形或卵圆形的酵母型细胞。

组织胞浆菌病是一种肉芽肿性病变,人类和动物吸入带菌尘埃可引起急性肺部感染,突然发生高热、气急、胸痛等症状。免疫力低下者成人可发生播散性感染,有严重症状和肝脾大;或儿童发生暴发性感染,可迅速导致死亡。该病在热带、亚热带和温带地区发病率较高,大多数发生在美国。

二、原虫感染

（一）疟疾

疟疾(malaria)是由人类疟原虫感染引起的寄生虫病,主要由雌性按蚊(anopheles)叮咬传播,是一种很古老的传染病。疟原虫是疟疾的病原体,可感染人的疟原虫共有 4 种,即间日疟原虫(*Plasmodium vivax*)、卵形疟原虫(*P. ovale*)、三日疟原虫(*P. malariae*)和恶性疟原虫(*P. falciparum*)。

【流行病学】

疟疾的传染源为疟疾患者和带疟原虫者,其传播媒介为雌性按蚊,经叮咬人体传播,少数病例可因输入带有疟原虫的血液或经母婴传播后发病。人群对疟疾普遍易感,感染后虽可获得一定程度的免疫力,但不持久,各型疟疾之间无交叉保护性。

疟疾主要流行于热带和亚热带,其次是温带。间日疟的流行区最为广泛,恶性疟主要流行于热带,三日疟和卵形疟相对较少见。目前全球约有 106 个国家 20 亿人居住在疟疾流行区,每年新发的疟疾患者为 3 亿~5 亿例,病死 100 万~300 万例,其中约 100 万例为儿童,多为 5 岁以下的幼儿。我国除云南和海南为间日疟及恶性疟混合流行外,主要以间日疟流行为主。热带地区全年均可发病,其他地区发病以夏、秋季较多。

在我国,最重要的疟疾传播媒介是中华按蚊(*Anopheles sinensis*),是平原地区间日疟的主要传播媒介。山区的疟疾传播以微小按蚊(*Anopheles minimus*)为主,丘陵地区以嗜人按蚊(*Anopheles anthropophagus*)为重要媒介,在海南山林地区,主要传播媒介为大劣按蚊(*Anopheles drius*)。

【临床表现】

间日疟和卵形疟的潜伏期为 13~15d,三日疟为 24~30d,恶性疟为 7~12d。疟疾的典型症状为突发性寒战、高热和大量出汗,伴头痛、全身酸痛、乏力,可出现贫血和脾大。间歇发作的周期有一定规律性,如间日疟是隔天发作一次,三日疟为隔 2d 发作一次,每次发作都经过寒战、高热,继之大汗退热的过程。但应注意在发病初期及恶性疟,其发作常不规则。脑型疟多在发作时出现神志不清、抽搐和昏迷。

【治疗与预防】

疟疾的治疗最重要的是杀灭红细胞内的疟原虫。抗疟药物的品种较多,主要包括喹啉衍生物、青蒿素及其衍生物、抗叶酸类药物、核蛋白合成抑制药物。目前,恶性疟的感染建议使用两类药物联合治疗,以免产生耐药,从而保护药物的有效性。当前世界流行的疟原虫对各种抗疟药的耐药性在增多、增强,其中包括对青蒿琥酯的耐药性。

由于疟原虫抗原的多样性,给疫苗的研制带来很大困难,目前针对疟原虫尚无十分有效的疫苗。消灭按蚊,防治被按蚊叮咬依旧是防治疟疾的最有效手段。

(二)黑热病

黑热病(Kala-azar)又称内脏利什曼病(visceral leishmaniasis),是一种慢性地方性传染病。引起黑热病的病原体是杜氏利什曼原虫(*Leishmania donovani*),其隶属于锥体科,经由白蛉传播。生活史包括白蛉消化道内的前鞭毛体及人和哺乳动物单核-吞噬细胞内的无鞭毛体两个时期。

当雌白蛉叮咬患者和被感染动物时,血中利什曼原虫被吸入白蛉胃中,2~3d 后发育为成熟前鞭毛体,1 周后大量聚集于白蛉口腔和喙部,再次叮咬人或其他宿主动物时,成熟的前鞭毛体随唾液侵入宿主皮下组织成为无鞭毛体。未被宿主吞噬细胞吞噬的则侵入血液循环,到达肝、脾、骨髓和淋巴结等部位的单核-吞噬细胞中并进行大量增殖,引起病变。

【流行病学】

黑热病患者和病犬为主要传染源。主要通过白蛉叮咬传播,偶可经口腔黏膜、破损皮肤、胎盘或输血传播。我国传播媒介有以下 4 种白蛉:中华白蛉(*Phlebotomus chinesis*)是我国黑热病的主要传播媒介,分布较广;长管白蛉(*P. longiductus*)仅见于新疆;吴氏白蛉(*P. Wui*)为西北荒漠地区最常见的蛉种;亚历山大白蛉(*P. alexandri*)主要分布于甘肃和新疆吐鲁番的荒漠。

人群对于黑热病普遍易感,但易感性随年龄增长而降低,病后有较持久的免疫力。近几年,黑热病在我国西部六省、自治区(新疆、甘肃、内蒙古、陕西、山西和四川)呈散发态势,每年新发病例数在 400 例左右,其中新疆、甘肃和四川新发病例占 90%以上。

【临床表现】

黑热病潜伏期长短不一,可涵盖 10d 至 9 年,平均 3~5 个月。临床上以长期不规则发热、消瘦、肝脾大(尤以脾大更为显著)、全血细胞减少及血清球蛋白增多为特征。除典型临床表现外还有两类特殊临床类型:皮肤型黑热病和淋巴结型黑热病。皮肤型黑热病多分布于平原地区,多数患者有黑热病史,皮损表现为结节、皮疹和红斑,结节可连成片,多见于面部。淋巴结型黑热病较少见,表现为浅表淋巴结大,尤以腹股沟部多见,大小不一,无红肿或压痛。

【治疗和预防】

治疗黑热病一般首选 5 价锑制剂——葡萄糖酸锑钠(sodium stibogluconate),其对杜氏利什曼原虫有很强的杀虫作用,疗效迅速而显著,不良反应少,复发率低,且复发病例可再用本品治疗。对于锑剂无效或禁忌者可选择非锑剂药物,如米替福新(miltefosine)、两性霉素B 脂质体(liposomal amphotericin B)和巴龙霉素(paromomycin)等。

黑热病的预防应采取综合措施,包括管理传染源,如治疗患者、控制病犬;消灭传播媒介,如灭蛉、防蛉等。

三、蠕虫感染

日本血吸虫病

血吸虫病(schistosomiasis)是由血吸虫寄生于人体所致的疾病,目前公认寄生于人体的血吸虫主要有 5 种,即日本血吸虫(*Schistosoma japonicum*)、曼氏血吸虫(*S. mansoni*)、埃及血吸虫(*S. haematobium*)、间插血吸虫(*S. intercalatum*)和湄公血吸虫(*S. mekongi*)。日本血吸虫病是日本血吸虫寄生于门静脉系统所引起的疾病,据湖北江陵西汉古尸的研究表明,血吸虫病在我国已经有 2100 年以上的历史。

【流行病学】

日本血吸虫病是人兽共患病,传染源是患者和血吸虫中间宿主,中间宿主种类较多,主要有牛、猪、犬、羊、马、猫及鼠类等。造成传播必须具备以下 3 个条件:带虫卵的粪便入水;钉螺的存在和滋生;人、兽接触疫水。人群普遍易感,以男性青壮年农民和渔民感染率较高。

在我国流行的血吸虫病为日本血吸虫,主要分布于湖泊、沼泽地区,如湖北、湖南、江西等省;以及水网密布地区,如江浙两省;四川、云南,其钉螺自下而上沿水系分布,患者较少而分散,呈点状分布。

【临床表现】

从尾蚴进入人体至出现临床症状的潜伏期长短不一,80%的患者为 30~60d,平均 40d。感染重则潜伏期短,感染轻则潜伏期长。依据感染的程度、时间、免疫状态、治疗是否及时等,我国将血吸虫病分为四型:急性血吸虫病,发生于夏秋季,患者常有明确疫水接触史,临床表现为发热、腹痛、腹泻或脓血便、肝大与压痛等,血中嗜酸性粒细胞显著增多;慢性血吸虫病,流行区绝大多数感染者表现为无症状或肝脾大、慢性腹泻;晚期血吸虫病,临床上表现为门静脉周围纤维化病变,可发展为肝硬化、巨脾、腹水和结肠病变等;异位血吸虫病,于门脉系统之外的器官或组织出现血吸虫虫卵肉芽肿称为异位损害,人体的异位损害常见于肺或脑组织。

【治疗与预防】

动物及临床试验已证明吡喹酮的毒性小、疗效好、给药方便、适应证广,是目前用于治疗日本血吸虫病最有效的药物。消灭钉螺是预防和控制血吸虫病的关键,此外,还应采取保证粪便无害化处理、保护水源的相关措施,严禁人群接触疫水,无法避免时可穿着防护衣裤和使用抗尾蚴剂等。

(刘世友　朱怡青)

第 四 章

流行病学基础知识

第一节　流行病学概述

一、流行病学的定义

流行病学(epidemiology)的英文来源于希腊文字 epi(在……之中、之上)、demos(人群)和 logos(研究),直译即为"研究人群中发生的事情的学问"。由 Last 主编、于 1983 年出版的 *A dictionary of epidemiology*(《流行病学辞典》)将流行病学定义为:"流行病学是研究在人群中与健康有关状态和事件的分布及决定因素,以及应用这些研究以维持和促进健康的问题。"而在我国第 8 版供预防医学类专业用教材《流行病学》(詹思延,2017 年)中给出的流行病学定义为:"流行病学是研究人群中疾病与健康状况的分布及其影响因素,并研究防制疾病及促进健康的策略和措施的科学。"

流行病学是从以传染病为主要研究内容发展起来的,目前包括了疾病、伤害和健康三个层次。疾病包括传染病、地方病和慢性非传染病等所有疾病;伤害包括意外、残疾、智障和身心损害等;健康状态包括身体生理生化的各种功能状态、疾病前状态和长寿等。

流行病学任务可以划分为三个阶段,第一阶段任务为"揭示现象",即揭示流行或分布的现象,通常采用描述性流行病学方法来实现;第二阶段是"找出原因",从分析现象入手找出流行与分布的规律和原因,可借助分析性流行病学方法来提出病因假说;第三阶段为"提供措施",即利用前两个阶段的结果,提出预防或控制的策略和措施,可用实验流行病学方法来验证。

二、流行病学发展简史

流行病学是在人类与疾病斗争过程中逐渐发展起来的一门学科,它是从观察开始,经过实践,上升为理论,进而找出规律性并采取相应办法予以改变。

古希腊著名医师希波克拉底(Hippocrates,公元前 460—公元前 377 年)所著《空气、水及地点》是全世界最早的关于自然环境与健康和人类疾病关系的系统表述,而流行(epidemic)一词也是最早在他的著作中出现的。在我国,"疫""时疫"等作为疾病流行的文字记载,也几乎是同时代出现的。15 世纪中叶,意大利威尼斯开始出现原始的海港检疫法规,要求外来船只必须先在港外停留检疫 40d。我国在隋朝就开设了"疠人坊"以隔离麻风患者,是传染病隔离的早期实践。

1747 年,英国海军外科医生 James Lind 将 12 名患病海员分为 6 组进行对比治疗试验,结果证实维生素 C 缺乏病是由于缺乏新鲜水果和蔬菜引起的,开创了流行病学临床试验的先河。1796 年,英国医生 Edward Jenner 发明了牛痘接种以预防天花,从而使天花的烈性传染得到了有效控制,为传染病的控制开创了主动免疫的先河。1848—1854 年,英国著名内科医生 John Snow 针对伦敦霍乱的流行,创造性地使用了时空分布调查法,通过对伦敦霍乱流行特点及不同供水区居民霍乱死亡率的调查分析,提出"霍乱是经水传播"的著名科学论断,并通过干预成功地控制住疫情的进一步流行,因此成为流行病学现场调查、分析与控制的经典实例。29 年后的 1883 年霍乱弧菌才被发现,这也说明流行病学现场调查完全可以在病原不明的情况下开展,并通过实施有效的干预措施对事件的发展加以控制。

第二次世界大战后,随着其他学科伦理和技术方法的不断进步,流行病学也得到了十足的发展:从单纯研究传染病扩大为研究所有疾病和健康问题;研究方法由传统的调查分析扩展为定量与定性分析相结合、宏观与微观相结合,分析方法不断完善,分析手段更加先进;研究从"流行"发展为"分布",动静态结合,由三环节两因素扩展到社会行为因素;流行病学的分支学科不断涌现,使流行病学的应用范围越来越广。按目前国际流行病学界比较公认的分类方法,现代流行病学又可分为三个阶段。

第一阶段为 20 世纪 40—50 年代,该阶段创造了对慢性非传染性疾病的研究方法,包括危险度的估计方法。具有代表性的经典实例当属英国的 Richard Doll 和 Austin Bradford Hill 关于吸烟与肺癌关系的研究,开创了生活方式的研究领域。该研究不仅证实了吸烟是肺癌的主要危险因素,同时,也通过队列研究开启了慢性病病因学研究的一片新天地。其次就是美国的弗明汉心血管病研究(Framingham Heart Study),通过对同一批人群的长期随访观察,研究心血管病及其影响因素。弗明汉心血管病研究经过三代(1948—、1971—和 2002—)研究者的努力,在过去的 60 余年发表了 1 600 多篇科学论文,确定了心脏病、脑卒中和其他疾病的重要危险因素,为进一步的临床试验铺平道路,并带来预防医学的革命,改变了医学界和公众对疾病起源的认识。这一阶段,流行病学方法及病因学研究也得到了长足发展。1951 年,Jerome Cornfield 提出了相对危险度、比值比等影响深远的测量指标。1959 年,Nathan Mantel 和 William Haenszel 提出了著名的分层分析法,成为迄今为止被引用最多的流行病学研究方法。此外,在传染病方面,1954 年,由 Jonas Edward Salk 组织开展的脊髓灰质炎疫苗现场试验涉及美国、加拿大和芬兰的 150 余万 1~3 年级儿童,不仅证实了疫苗的保护效果,也为人类最终实现消灭脊髓灰质炎的目标奠定了科学的基础。

第二阶段为 20 世纪 60—80 年代,该阶段是流行病学分析方法长足发展的时期,包括混杂和偏倚的区分、交互作用以及病例对照研究设计的实用性发展。如 1979 年,Sackett 总结了分析性研究中可能发生的 35 种偏倚。Miettinen 于 1985 年提出了一种偏倚分类,即比较(comparison)、选择(selection)、信息(information)偏倚三大类。第一个多变量模型由 Jerome Cornfield 在弗明汉心血管病研究中建立,Logistic 回归模型成为流行病学时髦的分析手段。在此期间,一批有代表性的流行病学教科书和专著问世,如 MacMahon(1970 年)、Lilienfeld(1980 年)和 Rothman(1986 年)的流行病学专著。1983 年,Last 出版了第一本《流行病学辞典》。

第三阶段为 20 世纪 90 年代至今,是流行病学与其他学科交叉融合、更新理念和模式、不断推出新的分支学科、扩大流行病学应用领域的时期。微观上,流行病学与分子生物学的交叉形成了分子流行病学,并且在 1993 年由 Schulte 出版了第一本专著《分子流行病——原理和实践》。宏观上,强调从分子、个体和社会多个水平,以及历史、现在与未来多个维度研究疾病与健康的相关问题,提出了生态流行病学(eco-epidemiology)模式。随着大数据时代的到来和组学技术的迅猛发展,系统流行病学成为病因学研究的引领方向。

三、流行病学的基本原则及方法

流行病学发展到今天,已经成为一门独立的,以预防和控制疾病流行为主要目标的学科。近半个世纪以来,不少流行病学学者对流行病学的基本原则进行总结和概括,大体有以下几个方面。

1. 基于人群 流行病学是研究疾病或相关事件人群现象的学科,即使有时流行病学家探测生命现象已达到分子水平,但是其最终目标仍然是了解这些微观现象的宏观分布特征,否则所谓分子流行病学就会混同于分子生物学。流行病学研究的对象是人群,流行病学研究的结论也只适用于群体。流行病学家称吸烟导致肺癌,是指从群体意义上讲吸烟者容易患肺癌,就某一个人而言,可能终生吸烟未患肺癌,也可能从不吸烟却因肺癌而死。

人群组成了社会,医学事件的人群现象本身就是一种特殊的社会现象,各种社会现象又会影响人群的疾病与健康,经典的传染病流行病学就十分关注战争、饥荒、贫困、宗教等社会活动对疾病流行过程的作用。在非传染性疾病流行病学研究中人们更加重视社会因素对疾病转归、诊断、治疗、康复以及预防等各个环节的影响,将社会学及流行病学研究手段交叉融合形成了流行病学的又一分支——社会流行病学。

2. 基于现场 流行病学研究的人群主要是生活在社会中的人群,流行病学研究的场所自然是现场,尽管流行病学研究的指标也包括实验室检查,但实验室测定的标本来源于现场,其结果也是为现场调查分析提供数据。流行病学调查是在现场进行的调查,流行病学实验也是在自然情况下控制条件进行的现场实验。现场的选择有基于社区和基于人群的研究两类,前者以一个地理区域划为观察单位,后者以一个特定人群组为观察单位。与在实验室进行的实验相比,更接近真实情况,研究结果更易于推广,但影响因素更多,更难于进行质量控制。为考核健康教育对预防艾滋病的效果,世界各国对高危人群知识-态度-行为的调查就属于现场实验。

3. 病因的概念 探索疾病分布的原因是流行病学研究的基本目标之一,为达到这一目标,流行病学在病因学研究中建立了许多重要理论,提出了许多特有的重要观念。例如,流行病学所指的病因是使疾病频率发生改变的所有因素,在病因推断时建立了从关联到因果的逻辑思维方式,判断因果关联的证据法则等已成为医学各学科进行病因学研究时的重要依据,病因链和病因网形象地表述了多病因模型的特征,把多因素模型中能够使疾病风险增加的因素归类为危险因素或危险因子,把暴露于危险因素的人群称为危险人群等,在疾病预防和控制特别是原因不明性疾病的防制中起到积极作用。

4. 从分布入手进行研究 流行病学研究始终从描述卫生事件在不同时间、地点及不同人群的分布作为起始点,从分析造成该分布特点的原因中找到预防和控制疾病流行或增进人群健康的方法。描述分布是流行病学研究有别于其他各类研究的突出特点,它从宏观的立场出发,站在全局的高度,审视疾病与健康的人群分布特征。流行病学家必须具备实事求是的精神,采用正确的研究方法,客观地反映事件的本质。描述分布的精髓是真实地展现事件的本来面目,基于失真的信息无论采用何等精确的统计分析方法都不会得到有价值的结论。

5. 对比的原则 对比的方法是流行病学研究的基本方法,可以毫不夸张地说,任何流行病学结论均来自对比资料。流行病学的重要目标是揭示医学事件在人群中分布特征的原因,由于影响事件发生和转归的因素较多,如果不采用对比的方法很难说明是哪一个因素对事件的转归发生了作用。流行病学研究对比的方式可归类为两种,一类是按结局分,如比较有病和无病、有效与无效、康复与死亡等组间因素是否有差别;另一类按因素分,如暴露与非暴露、干预和非干预、治疗和对照以及不同地区、不同人群、不同时间疾病或其他卫生事件的差别,对照的形式可以千变万化,对比的原则却始终如一。

6. 概率论与统计学的原则 流行病学研究的思维方式、分析方法都是建立在概率论的基础之上。一方面,流行病学研究大多是基于样本的研究,由样本的经验推论到总体就存在真实性的问题,通常人们称之为外部真实性。另一方面,即使是对一个局限的甚至是同质的相对总体进行研究,由于生物学指标变异性的作用,该人群中每一个体或每一个体重复测量值亦不可能恒定不变,研究对象得到的结果是否为样本人群的真实结果,这称之为内部真实性。在这一理论基础之上流行病学研究从收集资料、统计分析到经逻辑推理最终得到的很少有绝对肯定的结论。流行病学研究常常采用各种率作为指标,其含义即为可能发生某事件的群体中已发生该事件的概率。无论是绝对值或是相对数,流行病学一般均以可信限或可信区间表述其概率特征,而为了排除生物学指标变异性对结果的影响,在流行病学推理之前都要对数据进行统计学处理。

7. 新生物医学模式 流病学原理和方法的发展始终和医学模式的转化紧密相连,在生物医学模式阶段,人们关注的重点是传染病流行的控制,在这一指导思想下,流行病学家采用了传染源、传播途径、人群易感性及自然因素、社会因素的所谓三环节、两因素的观念,历史上,许多威胁人类生存的烈性传染病由此得到遏制。社会发展到今天,为适应生物—心理—社会医学模式的发展,流行病学家又开创了病因、宿主和环境疾病流行三角及生物、理化、社会环境包绕宿主,宿主又包绕其遗传内核的疾病流行轮状模型的观念,从环境流行病学、社会流行病学到分子流行病学、行为流行病学及社会心理流行病学等新的分支正是这种医学模式转变在流行病学研究中的突出表现。

8. 预防为最终目标 流行病学从一开始就把研究目标定位在预防疾病,流行学研究的各种方法围绕的一个核心内容是探讨疾病流行的原因,而探讨病因的目的在于预防疾病。流行病学的病因概念不同于临床医学,如就糖尿病来说,流行病学家必须知道是什么原因引起的胰岛素缺乏,因为预防糖尿病发生首先要防止机体胰岛素分泌功能下降。当一种疾病病因明确时可以针对病因采取措施,当病因不明确时,流行病学应致力于探索使疾病发生频率增高的相关因素,针对这些因素采取措施,也可以控制疾病流行。对具有危险因素的人群(危险人群)采取积极的预防手段,同样可以达到早期预防的目的。

第二节　流行病学研究方法

流行病学既是一门应用学科,又是逻辑性很强的科学研究方法。它以医学为主的多学科知识为依据,利用观察、询问、调查等手段来获得社会人群中的疾病和健康状况,描述频率和分布,通过归纳、综合和分析提出假说(观察法),进而采用分析性研究对假说进行检验,最终通过实验研究来证实(实验法)。在对疾病的发生规律了解清楚之后,还可以上升到理论高度,用数学模型预测疾病(数理法)。因此,流行病学研究多采用观察法、实验法和数理法,又以观察法和实验法为主。观察法按是否有事先设立的对照组又可进一步分为描述性研究和分析性研究。因此,流行病学研究按设计类型可分为描述流行病学、分析流行病学、实验流行病学和理论流行病学四类,每种类型又包括多种研究设计(图4-2-1)。每种方法各有其适用性和优缺点,下面将详细介绍几种方法。

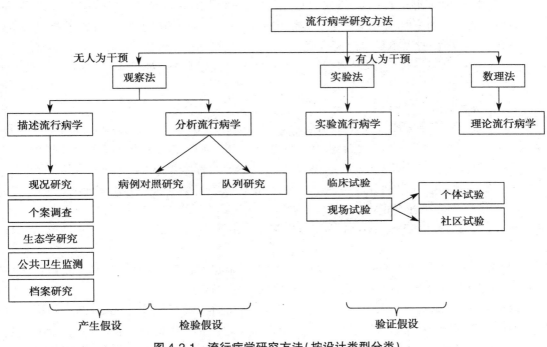

图 4-2-1　流行病学研究方法(按设计类型分类)

一、描述流行病学

描述流行病学(descriptive epidemiology),又称为描述性研究(descriptive study),是流行病学研究中最基本、最常用的类型,也是流行病学研究的起点,通过调查或观察的方法描述人群中疾病或健康状况在不同时间、地点、人群等方面的分布特点,同时提供影响分布因素的线索,进而提出初步的病因假设,为进一步调查研究提供数据支持,该类研究还可用来确定高危人群,评价公共卫生措施的效果等,是分析性研究的基础,可在此基础上进一步开展分析性研究及实验性研究来验证病因假说。描述性研究一般包括现况研究、个案调查、生态学研究、公共卫生监测、病例报告、档案研究、随访研究等。

(一)概述

1. 定义　描述性研究是指利用常规监测记录或通过专门调查获得的数据资料(包括实验室检查结果),按照不同地区、不同时间及不同人群特征进行分组,描述人群中有关疾病或健康状态以及有关特征和暴露因素的分布状况,在此基础上进行比较分析,获得疾病三间

(人群、地区和时间)分布的特征,进而获得病因线索,提出病因假设。

2. 特点

(1)对研究对象不施加干预措施:仅通过观察、收集和分析相关数据,分析和总结研究对象或事件的特点。

(2)不设立特别的对照:暴露因素的分配不是随机的,一般不设立对照组。

(3)一般研究的期限较短:记录瞬间或一段时间的特征,研究的时间较短,一般为一个时点、几天、1周或几周。

(4)只能得出疾病的患病率:研究的时间较短,一般不能获得疾病的发病率,因为短时间观察到的一般为疾病的现症患者,很少观察到新发生的早期病例或新发生的暴露者,尤其是慢性非传染性疾病,所以不易得出发病率。

(5)不能得出因果联系:因暴露与结局的时序关系无法确定,对于暴露与结局关系的因果推断存在局限性。

(二)现况研究

1. 定义　现况研究又称为横断面研究(cross-sectional study),是研究特定时点(或期间)和特定范围内人群中的疾病或健康状况的分布情况,并描述有关变量与疾病或健康状况的关系,从而为进一步的研究提供病因线索。从观察分析指标来说,由于这种研究所得到的频率指标一般为特定时间内调查群体的患病率,故也称之为患病率研究(prevalence study)。

2. 类型　现况研究根据涉及研究对象的范围可分为普查和抽样调查。实际工作者要根据研究目的、研究课题的特点、经费、人力、物力及实施的难易程度决定是采用普查或抽样调查。

(1)普查:普查是指为了解某疾病的患病率或健康状况,在一定时间内对一定范围人群中的每一位成员所作的调查或检查。这个特定时点应该较短。

普查的优点:①调查对象为全体目标人群,不存在抽样误差;②可以同时调查目标人群中多种疾病或健康状况的分布情况,可以获得某些生理生化指标的正常值范围;③能发现目标人群中的全部病例,在实现"三早"(早发现、早诊断、早治疗)预防的同时,全面地描述疾病的分布与特征,为病因分析研究提供线索。

普查的缺点:①不适用于患病率低且无简便易行诊断手段的疾病;②工作量大,因此不易细致,难免存在漏查,无应答的比例也可能较高,影响研究结果的代表性;③调查工作人员涉及面广,掌握调查技术和检查方法的熟练程度不一,调查和检查质量不易控制;④耗费的人力、物力资源一般较大,费用往往较高。

(2)抽样调查:抽样调查(sampling survey)是指通过随机抽样的方法,对特定时点、特定范围内人群的一个代表性样本进行调查,以样本的统计量来估计总体参数所在范围,即通过对样本中的研究对象的调查研究来推论其所在总体的情况。

目前常用的随机抽样方法如下:

1)单纯随机抽样:也称简单随机抽样,是最简单、最基本的抽样方法。从总体 N 个对象中,利用抽签或其他随机方法(如随机数字)抽取 n 个,构成一个样本。它的重要原则是总体中每个对象被抽到的概率相等(均为 n/N)。

2)系统抽样:又称机械抽样,是按照一定的顺序,机械地每隔若干单位抽取一个单位的抽样方法。具体抽样方法如下:设总体单位数为 N,需要调查的样本数为 n,则抽样比为 n/N,

抽样间隔为 $K=N/n$。每 K 个单位为一组,然后用单纯随机方法在第一组中确定一个起始号,从此起始点开始,每隔 K 个单位抽取一个作为研究对象。

3)分层抽样:是指先将总体按某种特征分为若干次级总体(层),然后再从每一层内进行单纯随机抽样,组成一个样本。分层可以提高总体指标估计值的精确度,它可以将一个内部变异很大的总体分成一些内部变异较小的层(次总体)。每一层内个体变异越小越好,层间变异则越大越好。分层抽样比单纯随机抽样所得到的结果精确度更高,组织管理更方便,而且它能保证总体中每一层都有个体被抽到。这样除了能估计总体的参数值,还可以分别估计各个层内的情况,因此分层抽样技术常被采用。

分层抽样又分为两类:一类叫按比例分配分层随机抽样,即各层内抽样比例相同;另一类叫最优分配分层随机抽样,即各层抽样比例不同,内部变异小的层抽样比例小,内部变异大的层抽样比例大,此时获得的样本均数或样本率的方差最小。

4)整群抽样:是将总体分成若干群组,抽取其中部分群组作为观察单位组成样本,这种抽样方法称为整群抽样。若被抽到的群组中的全部个体均作为调查对象,称为单纯整群抽样;若通过再次抽样后调查部分个体,称为二阶段抽样。

5)多阶段抽样:是指将抽样过程分阶段进行,每个阶段使用的抽样方法往往不同,即将以上抽样方法结合使用,其在大型流行病学调查中常用。其实施过程为:先从总体中抽取范围较大的单元,称为一级抽样单位(如省、自治区、直辖市),再从每个抽得的一级单元中抽取范围较小的二级单元(县、乡、镇、街道),以此类推,最后抽取其中范围更小的单元(如村、居委会)作为调查单位。

3. 样本大小估计 样本含量是在保证研究结论具有一定可靠性的前提下所需要的最小观察单位数。从它的估算方法上看,有 3 种途径:①经验法,即根据前人的研究结果总结的经验或者咨询同行专家而确定样本例数,该方法较为粗略,一般认为确定医学参考值范围最好在 100 例以上,肿瘤死亡率调查通常需要 10 万人以上,数值变量样本量可少些,分类变量样本量应大些;②查表法,是根据已知的条件查样本例数,估计表而确定样本含量,但该方法易受列表的限制;③计算法,即根据确定的条件代入专用公式计算样本含量,此种方法便于掌握,也最为常用。

影响现况研究样本大小的因素主要是:①预期的现患率(p)或标准差(S),p 越小,样本含量越大,S 越大,样本含量越大;②对调查结果精度的要求,即容许误差(d)越大,所需样本量就越小;③要求的显著性水平(α),即检验水准,α 值越小,即显著性水平要求越高,样本量要求越大,对于相同的检验水准,双侧检验比单侧检验所需的样本含量更大,α 常取 0.05 或 0.01。

(1)分类变量样本含量的估计:对率(符合二项分布)做单纯随机抽样时,样本含量可以通过下式估计:

$$n = \frac{Z_{1-\alpha/2}^2 \times p \times (1-p)}{d^2}$$

式中 p 为预期的现患率,d 为容许误差,$Z_{1-\alpha/2}$ 为显著性检验的统计量,n 为样本量。$\alpha = 0.05$ 时,$Z_{1-\alpha/2} = 1.96$;$\alpha = 0.01$ 时,$Z_{1-\alpha/2} = 2.58$。

(2)数值变量样本含量的估计:通过抽样调查了解人群某些指标(如血压、身高、总胆固醇等)的平均水平时,单纯随机抽样样本含量可以通过下式估算:

$$n = \left(\frac{Z_\alpha \times S}{d} \right)^2$$

公式中 n 为样本含量, d 为容许误差, 即样本均数与总体均数之差, 有调查设计者根据实际情况规定。 S 为样本标准差, Z_α 为检验水准 α 下的正态临界值, α 通常取 0.05, 此时 $Z_\alpha = 1.96$。

4. 设计与实施要点

(1)选题和确定本次调查研究的目的:根据实际工作情况或从文献中选择拟研究的问题,然后要求明确调查目的。并且要注意一次调查的病种不宜太多,以免增加研究实施的难度和影响研究质量。

(2)确定调查方法:首先需要决定是采用普查或是抽样调查。如果是普查,则需要确定普查的范围。如果采用抽样调查方法,则需要确定样本大小、抽样方法和具体的实施程序。

(3)拟定调查问卷:调查问卷没有固定的格式,内容的繁简、提问和回答的方式应服从于调查的目的,并适应于整理和分析资料的要求。所以研究人员应依据本次调查的目的和研究的变量,结合自己的工作实践并吸取他人的经验,拟订调查问卷。

调查问卷一般包括三部分内容,第一部分为研究对象的人口统计学特征,包括姓名、性别、年龄、出生年月、出生地、文化程度、职业、民族等。第二部分是研究对象的暴露和结局变量的测量。本部分是调查问卷的核心内容,反映疾病及其影响因素的调查项目均在该部分体现。可以是行为危险因素的暴露情况,也可以是体格检查或人体测量的结果、某疾病的家族史、某疾病的患病情况及其诊断依据等。第三部分是关于调查者的信息和质量控制的内容,可以列出调查者和调查日期,有助于查询和明确责任,还可以设计调查质量的控制内容。通常有两种方式设计调查问卷中的问题和答案,即开放式问题和封闭式问题。开放式问题即不事先规定问题的可能答案,由研究对象根据实际的情况进行回答。对于数值变量问题可以采用开放式的方式。封闭式的问题是事先规定了问题的可能答案供研究对象选择。

(4)确定测量方法和检验方法:在人群中进行疾病的现况研究时,应尽量采用简单、易行和灵敏度高的检验方法。

(5)挑选和培训调查员:根据具体的研究课题,挑选具备一定条件的人参加研究。一般要求具有良好的科学精神,遵循医德和伦理学要求,具备研究所需的医学知识,同时要求经过严格的培训并考核合格。

(6)对调查数据进行整理和分析

1)检查与核对原始资料:数据分析前需要对原始的研究数据进行一次认真审查,发现可能存在的错误、遗漏的研究变量取值和其他问题,并采取相应的措施进行处理。例如,若在调查表中发现有缺失的数据,可以通过电话再次询问研究对象、查阅有关的记录、应用储存的血液标本重新检测或再次取样等措施进行补充。若发现逻辑错误,也要及时改正。还需要对调查问卷进行编码或者对已编码的问卷进行核查,避免重复和遗漏。

2)数据的分析:对现况研究数据通常进行以下三个方面的统计分析。

研究对象人口统计学特征的描述:详细描述研究样本在性别、年龄(图 4-2-2)、受教育水平、职业、婚姻状况、社会经济地位等方面的分布情况,这样便于了解研究对象的基本特征并可以用于和其他研究进行比较。

疾病分布特征的分析:按照研究对象不同的人群特征(性别、年龄、受教育水平、职业、婚

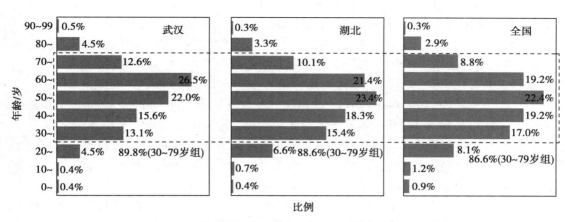

图 4-2-2 不同地区新型冠状病毒肺炎确诊病例年龄分布特征①

姻状况、社会经济地位等)、地区特征(城乡、南北、山区、平原或行政区划等)和时间特征(季节、月份或年份等)(图 4-2-3)进行分组,计算和比较某疾病的患病率或某数值变量的均值,并应用正确的统计学方法检验不同组别的差异。如有必要,需要进行率的标化。

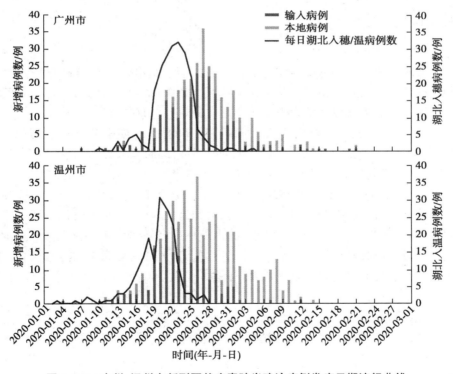

图 4-2-3 广州、温州市新型冠状病毒肺炎确诊病例发病日期流行曲线

暴露因素与疾病关系的分析:按照暴露因素的有无或暴露水平分级,比较某疾病的患病率或某数值变量的均值。也可以应用分析流行病学方法(如病例对照研究)中测量联系和联

---

① 表中百分比纵向之和存在非 100% 的情况,是因数据四舍五入而产生,数据无误。

系强度的指标比值比(odds ratio,*OR*),计算暴露因素与疾病的 *OR* 值和 *OR* 值95%可信区间,不仅计算单因素分析的 *OR* 值,也需要计算多因素调整的 *OR* 值。这里需要强调的是现况研究中病因的论证强度最低,提供的证据级别不高,仅能提供初步的病因线索。

(三)生态学研究

1. 概念 生态学研究(ecological study)又称相关性研究(correlational study),是描述性研究的一种类型,它是在群体的水平上研究某种暴露因素与疾病之间的关系,以群体为观察和分析的单位,通过描述不同人群中某因素的暴露状况与疾病的频率,分析该暴露因素与疾病之间的关系。疾病测量的指标可以是发病率、死亡率等;暴露也可以用一定的指标来测量,如从烟草局等有关部门获得的不同地区人群的烟草消耗量。

2. 特点 生态学研究在收集疾病和健康状态以及某暴露因素的资料时,不是以个体为观察和分析的单位,而是以群体为单位的(如国家、城市、学校等),这是生态学研究的最基本特征。该类研究虽然能通过描述不同人群中某因素的暴露情况与疾病频率来分析该因素与疾病的关系,但无法得知个体的暴露与效应(疾病)间的因果关系,如城市机动车数量的增长与居民肺癌发病率之间的相关性分析。生态学研究是从许多因素中探索病因线索的一种常用方法,然而其提供的信息是不完全的,只是一种粗线条的描述性研究。

二、病例对照研究

(一)概念

病例对照研究是常用的分析性研究方法,通常是经过比较目标人群中患有某种研究疾病的人和未患该病的人过去暴露于某个或某些可疑危险因素(或保护因素)的频度,来判断暴露因素与该病有无关联以及关联强度大小的一种观察性研究方法。

暴露(exposure)是指研究对象接触过某种待研究的物质(如重金属)或具有某种待研究的特征(如年龄、性别及遗传性状等)或行为(如吸烟),同时,暴露一定是本研究需要探讨的因素,是与特定的研究目的密切相关的。暴露可以是有害的,也可以是有益的。

危险因素(risk factor)与保护因素(protective factor)是指影响人群发病率变动的内外环境因素。那些能使人发病率升高的内外环境因素称为危险因素,常被泛称为病因,如吸烟是肺癌的危险因素;那些能使人群发病率降低的内外环境因素称为保护因素,如经常性体育锻炼能降低人群冠状动脉粥样硬化性心脏病(简称“冠心病”)的发病率,是冠心病发生的保护因素。病例对照研究的主要内容就是从暴露因素中探寻所研究疾病或医学事件的可疑危险因素和保护因素。

(二)特点

1. 观察性研究 研究对象的暴露情况是自然存在而非人为控制的,故病例对照研究属于观察性研究。

2. 研究对象分为病例组和对照组 研究对象按是否具有研究的结局分成病例组与对照组。

3. 由“果”溯“因” 病例对照研究是在结局(疾病或事件)发生之后追溯可能原因的方法。

4. 因果联系的论证强度相对较弱 病例对照研究不能观察到由因到果的发展过程,故因果联系的论证强度不及队列研究。

(三)研究类型

病例对照研究有多种分类方法。实际工作中通常根据选择对照是否有某些限制,可将病例对照研究分为非匹配病例对照研究和匹配病例对照研究两种基本类型。随着流行病学研究的发展,又产生了多种改进的、非上述传统意义的病例对照研究的衍生类型。

1. 非匹配病例对照研究 非匹配病例对照研究又称为成组病例对照研究,即在设计所规定的病例和对照人群中,分别抽取一定数量的研究对象进行组间比较,对照的选择没有其他任何限制与规定。一般对照的人数应等于或多于病例人数,但病例与对照的数量不需成严格的比例关系。这种方法较匹配法更容易实施,但方法本身控制混杂因素的能力较弱,应在统计分析中予以弥补。

2. 匹配病例对照研究 匹配病例对照研究即要求选择的对照在某些因素或特征上与病例保持一致,目的是使匹配因素在病例组与对照组之间保持均衡,从而排除这些因素对结果的干扰。这种方法可增加分析时的统计学检验能力,提高研究效率,但也增加了选择对照的难度,并且资料整理与统计分析较麻烦。

匹配(matching)又称配比,是指所选择的对照在某些因素或特征上与病例保持一致,这些因素或特征可指年龄、性别、居住地及工作年限等。其目的是去除这些因素和特征对研究结果的干扰。匹配可分为成组匹配和个体匹配。这种类型的病例对照研究较常用。

(1)成组匹配病例对照研究:成组匹配又称频数匹配,是指对照组具有某因素或特征者所占的比例与病例组一致,如病例组男女各半,对照组也应如此。这种病例对照研究的特点是病例组与对照组两组之间在某些因素和特征的分布要一致或接近。

(2)个体匹配病例对照研究:以病例和对照的个体为单位进行某因素或特征的匹配称个体匹配,1个病例匹配1个对照称1:1匹配,又称配对,1个病例可以匹配1个以上对照,如1:2、1:3……1:r。

3. 衍生的几种主要研究类型

(1)巢式病例对照研究(nested case-control study):是一种在队列研究基础上的病例对照研究,是队列研究与病例对照研究结合的设计形式。其基本设计方法是在队列研究的基础上,在一定的观察期中,当所研究疾病的新发病例累积到一定数量,则可将全部病例集中组成"病例组";在每个病例发病当时,从同一队列的未发病者中,按一定匹配条件随机选择对照,集中组成"对照组";然后,抽取病例与对照的基线资料,并检测收集的生物学标本,按匹配病例对照研究的方法进行资料的统计分析。"巢式"即病例、对照均来自同一特定队列,犹如出自一巢之鸟之意。

(2)病例-队列研究(case-cohort study):也是一种队列研究与病例对照研究结合的设计形式。其基本设计方法是队列研究开始时,在队列中按一定比例随机抽样选出一个有代表性的样本作为对照组;观察结束时,将队列中出现的所研究疾病的全部病例作为病例组,与上述随机抽取的对照组进行比较。病例-队列研究与巢式病例对照研究的不同之处在于:前者的对照是从基线纳入的全部队列成员中随机选取;而后者的对照是与病例按个体匹配的。前者的对照组可作为多种疾病结局的共用对照组;而在后者中,不同疾病结局的研究,对照组不同。

(3)病例-病例研究(case-case study):在病例对照研究中,有时选择合适的对照颇为不易,特别是在分子流行病学研究中,从无疾病的对照中去获取某种生物标本也受到医学伦理方面的制约。如果对一种疾病的两个亚型进行对比研究,由于比较的两组均为病例,故称为病例-病例研究,也称为单纯病例研究。这种设计适用于研究两组病因的差异部分,而其相同或近似的危险因素则将被掩盖或低估。病例-病例研究方法也可用于研究遗传与环境因素之间的交互作用。

（4）病例交叉研究（case crossover study）：临床上有许多诱发因素可导致突发事件如脑梗死、脑出血、心肌梗死、消化道出血等。对于这些事件诱发因素的研究,可采用病例交叉研究,即以每个病例发病之前的一个或多个时间段作为"对照"时间段,疾病发生时的暴露情况和同一个个体"对照"时间段的暴露情况进行比较。适用于研究暴露的瞬时效应,即暴露对发生急性事件的影响。此为自身对照,个体不同时间点上的可比性较好。只有少数情况适合病例交叉研究。首先,整个时间里个体的暴露必须是变化的,而不是恒定的;其次,暴露的诱导期和效应期都必须短暂,否则最近疾病发作可能是由遥远的过去的暴露造成。

（四）样本大小估计

1. 非匹配病例对照研究样本量估计

$$n = \frac{\left[Z_{1-\alpha/2}\sqrt{2\overline{P}(1-\overline{P})} + Z_{\beta}\sqrt{P_1(1-P_1)+P_0(1-P_0)} \right]^2}{(P_1-P_0)^2}$$

其中,$Z_{1-\alpha/2}$ 和 Z_{β} 分别为 α 和 $1-\beta$ 对应的标准正态分布临界值,可查表得出;P_1 和 P_0 分别为病例组和对照组的暴露率;$\overline{P}=(P_1+P_0)/2$。P_1 可根据 P_0 与 OR 推算,即:

$$P_1 = (OR \times P_0)/(1-P_0+OR \times P_0)$$

2. 1:1 匹配病例对照研究样本量估计

$$m = \frac{\left[Z_{1-\alpha/2}/2 + Z_{\beta}\sqrt{P(1-P)} \right]^2}{(P-0.5)^2}$$

式中,$P = OR/(1+OR) \approx RR/(1+RR)$

再按下式求需要调查的总对子数（M）:

$$M = \frac{m}{P_0(1-P_1)+P_1(1-P_0)}$$

P_0 和 P_1 分别代表源人群中对照组和病例组的估计暴露率。

3. 1:r 匹配病例对照研究样本量估计　可用以下公式计算病例数和对照数不等时病例对照研究所需的病例数（n）,对照数为 $r \times n$。

$$n = \frac{\left[Z_{1-\alpha/2}\sqrt{(1+1/r)\overline{P}(1-\overline{P})} + Z_{\beta}\sqrt{P_1(1-P_1)/r+P_0(1-P_0)} \right]^2}{(P_1-P_0)^2}$$

$$P_1 = (OR \times P_0)/(1-P_0+OR \times P_0)$$

$$\overline{P} = (P_1+rP_0)/(1+r)$$

以上样本含量估计只有相对意义,并非绝对精确的数值。因为样本含量估计是有条件的,而这种条件在重复研究中不是一成不变的。实际研究中往往需要同时探索几个因素与所研究疾病的关系,而每个因素都有其各自的 OR 及 P_0,因此,需要根据每个因素的参数估算所需样本量,然后选择最大的样本量,以便使所有的因素都能获得较高的检验效率。样本量越大,结果的精确度越好,但是样本量过大,常会影响调查工作的质量,增加负担和费用,实际工作中应当权衡利弊。

4. 影响样本量的因素　①研究因素在对照组或人群中的暴露率（P_0）;②研究因素与疾

病关联强度的估计值,即比值比(OR);③希望达到的统计学检验假设的显著性水平,即第Ⅰ类错误(假阳性)概率(α),一般取 $\alpha=0.05$;④希望达到的统计学检验假设的效能或称把握度($1-\beta$),β 为第Ⅱ类错误(即假阴性)概率,一般取 $\beta=0.1$。

（五）设计与实施要点

1. 研究对象的确定

（1）病例的选择:病例对照研究的病例是指符合研究条件的患有某种疾病的患者,病例所具有的特征能够反映目标人群中全部病例的特征。因此,病例应符合统一、明确的疾病诊断标准。

1）制订病例选择的标准:诊断标准明确的疾病,即可按国际及国内统一标准执行;有些疾病无明确诊断标准,需要制订标准;为了控制非研究因素对研究结果的干扰,可对研究对象的某些因素的暴露情况作出规定或限制,其他因素视具体研究而定。

2）病例的类型:研究所收集的病例一般包括新发病例、现患病例和死亡病例。这 3 种类型的病例各有优缺点。新发病例暴露史的回忆比较真实、可靠,不受各种预后因素的影响,且病历资料容易获得,但收集病例花费时间长,费用大,尤其是对发病率低的疾病;现患病例则可能弥补上述缺陷,收集花费时间较短,但现患病例暴露史的回忆因患病时间较长而资料欠可靠,而且很难将疾病病因和疾病后果以及存活因素区分开来,因为长期患病,疾病本身可能改变了病例的暴露特征,有可能把疾病产生的后果当作疾病发生的因素,造成这种时序解释上的困难。因此,在应用现患病例时,要尽量选择诊断时间距离调查时间间隔较短的病例。

3）病例的来源:病例的来源主要有两种。一类是从医院选择病例,即从一所或几所医院甚至某个地理区域内全部医院的住院或门诊确诊病例中选择一个时期内符合要求的连续病例。医院来源的病例可省费用,合作性好,资料容易得到,而且信息较完整、准确,但不同医院接收的患者具有不同的特征,如果仅从一所医院选择病例,代表性较差,为减少偏倚,病例应尽量选自不同水平、不同种类的医院。另一类是从社区人群中选择病例,即以某一地区某一时期内某种疾病的全部病例或其中的一个随机样本作为研究对象。可以利用疾病监测资料或居民健康档案选择合格的病例或从现况调查资料中获得,也可以选自人群队列中发生的某种疾病的患者。其优点是病例的代表性好,结果推及该人群的可信程度较高。但调查工作比较困难,且耗费人力物力较多。

（2）对照的选择:在病例对照研究中,对照的选择往往比病例的选择更复杂、更困难。

1）对照选择的原则:对照的选择要有代表性,所选择的对照应该能够代表产生病例的源人群,能代表目标人群暴露的分布情况。对照必须是以与病例相同的诊断标准确认为不患所研究疾病的人。再就是可比性,所选择的对照应在一些因素或特征上与病例保持一致。除研究因素之外,对照组中影响疾病发生的因素(即可能起混杂作用的非研究因素)与病例组相同或一致。通常年龄和性别的分布在病例组和对照组应一致或接近,即其构成的差别无显著性。选择研究对象时,如有必要,可采用限制的方法解决可比性问题,限制可分为完全限制和部分限制,完全限制是把病例和对照某个因素的暴露都限定在一个范围内。可以采用个体匹配的病例对照研究,以保证对照与病例在某些重要方面的可比性。部分限制是用匹配的方法使对照者某因素与病例一致,如病例年龄为 50 岁,可选择±5 岁的符合研究条件的人做对照。

2）对照的类型和来源：一种为人群对照，即从目标人群中选择对照，可以来自社区人群或团体人群中非该病病例或健康人。一种为医院对照，如果病例来自医院，可以同一个或多个医疗机构中同时期就诊及住院的诊断的其他疾病的患者作为对照。为避免选择偏倚，选择医院对照需遵循以下原则：对照所患的疾病与研究暴露因素和研究疾病都无关；对照应由尽可能多的病种的患者组成，以避免因过多地代表某一类患者，而该病种恰与所研究疾病具有共同的危险因素，从而影响研究结果的真实性。对照还可来自邻居、朋友、配偶及亲属，有助于控制社会经济状况和居住环境等影响，还有助于排除某些环境或遗传因素对结果的影响，用于匹配设计。

在实际工作中，可以选择多个对照，以弥补各自的不足。也应注意各种不同来源的对照可解决的问题不同，在下结论时一定要综合考虑。

3）选择对照的方法：主要采取匹配（matching）与非匹配两种方法选择对照。非匹配设计时，选择对照没有任何限制和要求。匹配（或称配比），是要求对照在某些特征或因素上与病例保持一致，保证对照与病例具有可比性，以便对两组进行比较时排除匹配因素的干扰。匹配的目的主要是提高研究效率，其次是控制混杂因素的干扰。

匹配变量必须是已知的混杂因素，或有充分的理由怀疑为混杂因素，否则不应匹配，混杂因素往往是危险因素，因为它既与疾病有联系，又与所研究的暴露有联系，它的存在可掩盖或夸大暴露与疾病的真正联系。疾病因果链上的中间变量不应匹配。在一个研究中，不应该选择很多的匹配因素，因为匹配变量越多，选择合格的对照就越困难；而且，把不起混杂作用的因素作为匹配变量进行匹配，试图使对照组与病例组在多方面都一致，结果导致所研究的因素也趋于一致，结果反而降低了研究效率。这种情况称为匹配过度（overmatching）。一般除性别、年龄外，对其他因素是否进行匹配，须持慎重态度，以防止匹配过度，且徒增费用和难度。

根据匹配的方式不同，可分为频数匹配和个体匹配两种形式。频数匹配是指对照组具有某种或某些因素或特征者所占的比例与病例组一致或相近。个体匹配是以对照与病例个体为单位进行匹配。病例与对照的比例要根据研究的具体情况而定。一般情况下，总样本量一定时，如果病例和对照的来源都较充足，病例与对照之比为 1∶1 时的统计学效率最高。但如果所研究的是罕见病或所能获得的合格病例数很少，为了达到较满意的研究效果，可以增加匹配的对照数，即采用 1∶r 匹配。随着 r 值的增加，效率逐渐增加，但增加的幅度越来越小，而工作量却显著增大，尤其是超过 1∶4 时。因此，实际应用时要权衡利弊选择匹配的比例。

2. 研究因素的确定与资料的收集　应根据研究目的，确定研究因素（或暴露）。暴露因素可以多种多样，可以是宏观因素，如社会经济地位、生活方式等，也可以是微观的，如易感基因。可通过描述性研究、不同地区和人群中进行的病例对照研究、临床观察或其他学科领域提出的研究线索帮助确定研究因素，并且尽可能采取国际或国内统一的标准对每项研究因素的暴露与否或暴露水平作出明确且具体的规定，以便交流和比较。可以从暴露的数量和暴露持续时间评价暴露水平。暴露持续时间长和/或暴露的剂量大，发生某疾病的危险会增高，因此累积的总暴露情况很重要，最好由适宜的变量加以评价。暴露的测量指标尽量选用定量或半定量指标，也可按明确的标准进行定性测量。

对于病例对照研究来说，信息的收集主要靠询问调查对象并填写问卷，包括面访、信访、电话访问、网络调查、自填问卷等方式;有时需辅以查阅档案,如疾病、死亡登记资料和医疗档案(门诊病历、住院病历)等;有时需要现场观察和实际测量某些指标,如体格检查或环境因素的测量、血液或其他生物标本的实验室检查等。应根据研究目的和实际情况,恰当选择资料收集方法。收集的资料是否准确可靠关系到研究结果和结论的真实性,因此,无论什么方法,都应实行质量控制,对调查员要进行培训,对调查工作要做好监督和检查,尽量减少调查和测量偏倚,以保证调查质量。

3. 资料的整理与分析

(1)非匹配设计资料的分析:见表 4-2-1。

表 4-2-1　非匹配病例对照研究资料归纳整理表

暴露史	病例	对照	合计
有	a	b	$a+b=m_1$
无	c	d	$c+d=m_0$
合计	$a+c=n_1$	$b+d=n_0$	$a+b+c+d=N$

1)暴露与疾病关联性分析:检验病例组某因素的暴露率或暴露比例$\left(\dfrac{a}{a+c}\right)$与对照组$\left(\dfrac{b}{b+d}\right)$之间的差异是否具有统计学意义。如果两组某因素暴露率差异有统计学意义,说明该暴露与疾病存在统计学关联。两组暴露率差异的统计学检验可用四格表的 χ^2 检验:

$$\chi^2 = \frac{(ad-bc)^2 N}{(a+b)(c+d)(a+c)(b+d)}$$

当四格表中一个格子的理论数 ≥ 1 但 <5,总例数 >40 时,则使用 χ^2 检验的连续校正公式:

$$\chi^2_{校正} = \frac{(\,|ad-bc|-N/2\,)^2 N}{(a+b)(c+d)(a+c)(b+d)}$$

2)关联强度分析:描述暴露与疾病联系强度的指标是相对危险度(RR),在队列研究中可求得。但是,一般情况下,病例对照研究中没有暴露组和非暴露组的观察人数,不能计算发病率,因此不能直接计算 RR,但可用比值比(OR)来近似估计 RR。比值比又称比数比、优势比,为病例组与对照组两组暴露比值之比。所谓比值或比数(odds)是指某事物发生的可能性与不发生的可能性之比。比值比的计算方法为:

$$OR = \left(\frac{a}{a+c} \Big/ \frac{c}{a+c}\right) \Big/ \left(\frac{b}{b+d} \Big/ \frac{d}{b+d}\right) = \frac{ad}{bc}$$

$$即:OR = \frac{ad}{bc}$$

OR 恰好是四格表中两条对角线上的四个数字的交叉乘积 ad 与 bc 之比,故 OR 又称为交叉乘积比。OR 的含义与 RR 相同,均指暴露者疾病的危险性是非暴露者的多少倍。$OR>1$ 说明暴露与疾病呈"正"关联,即暴露可增加疾病的危险性,暴露因素是疾病的危险因素;$OR<1$ 说明暴露与疾病呈"负"关联,即暴露可降低疾病的危险性,暴露因素是保护因素;$OR=1$,则表明暴露因素与疾病之间无统计学联系。

（2）1∶1配对资料的分析：见表4-2-2。

表4-2-2　1∶1配对病例对照研究资料归纳表

对照	病例		合计
	有暴露史	无暴露史	
有暴露史	a	b	$a+b$
无暴露史	c	d	$c+d$
合计	$a+c$	$b+d$	$a+b+c+d=N$

病例对照研究中，1∶1配对资料可整理成表4-2-2的形式，注意表内的数字 a、b、c、d 是病例与对照的对子数。

1）暴露与疾病关联分析：可用 McNemar χ^2 检验，公式如下：

$$\chi^2 = \frac{(b-c)^2}{(b+c)}$$

此公式适用于较大样本。当 $(b+c)<40$ 时，用以下连续性校正公式计算校正的 χ^2 值。

$$校正\chi^2 = \frac{(|b-c|-1)^2}{(b+c)}$$

2）关联强度分析：OR 计算用以下公式。

$$OR = \frac{c}{b} \quad (b \neq 0)$$

4. 常见偏倚及其控制　病例对照研究是一种回顾性的观察性研究，比较容易产生偏倚，常见的偏倚有选择偏倚、信息偏倚和混杂偏倚。这些偏倚可以通过严谨的设计和细致的分析加以识别和控制。

（1）选择偏倚（selection bias）：一项病例对照研究所选择的研究对象只是源人群的一个样本，由于选入的研究对象与未选入者在某些特征上存在差异而引起的系统误差称为选择偏倚。病例对照研究中常见的选择偏倚包括入院率偏倚、现患病例-新发病例偏倚等。

1）入院率偏倚：在以医院为基础的病例对照研究中常发生这种偏倚，即当选择医院患者作为病例和对照时，病例只是该医院或某些医院的特定病例而不是全体患者的随机样本，对照是医院的某一部分患者而不是全体目标人群的一个随机样本，由于医院的医疗条件、患者的居住地区及社会经济文化等多方面因素的影响，患者对医院以及医院对患者都有一定的选择性，特别是因为各种疾病的入院率不同可导致病例组与对照组在某些特征上的系统误差。因此，尽可能在社区人群中选择病例和对照，保证较好的代表性。如进行以医院为基础的病例对照研究，最好能在多个不同级别、不同种类的医院选择一定期间内连续观察的某种疾病的全部病例或其随机样本，在与病例相同的多个医院的多个科室、多病种的患者中选择对照，因已知与所研究的暴露因素有关的病种就诊的患者不宜作为对照，以便避免或减少入院率偏倚。

2）现患病例-新发病例偏倚：如果调查对象选自现患病例，即存活病例特别是病程较长的现患病例，得到的一些暴露信息可能只与存活有关，而未必与该病的发病有关，从而错误地估计这些因素的病因作用；另一种情况是某病的幸存者由于疾病而改变了原有的一些暴露特征(如生活习惯),当他们被调查时容易误将这些改变了的暴露特征当作疾病前的状况,从而导致这些因素与疾病的关联误差。因此,选择新发病例作为研究对象可避免或减少此类偏倚。

3)检出症候偏倚:某因素虽然不是所研究疾病的病因,但有该因素的个体容易出现某些症状或体征,并常因此而就医,从而提高了所研究疾病早期病例的检出率。如果病例对照研究中病例组包括了较多的这种早期病例,致使过高地估计了病例组的暴露程度,而产生的系统误差即为检出症候偏倚。因此,在医院收集病例时,最好包括不同来源的早、中、晚期患者,以便减少这种偏倚。

(2)信息偏倚(information bias):信息偏倚又称观察偏倚或测量偏倚,是在收集整理信息过程中由于测量暴露与结局的方法有缺陷造成的系统误差。在病例对照研究中常见的信息偏倚包括回忆偏倚、调查偏倚等。

1)回忆偏倚:回忆偏倚是由于研究对象对暴露史或既往史回忆的准确性和完整性存在系统误差而引起的偏倚。由于病例对照研究主要是调查研究对象既往的暴露情况,因此回忆偏倚是病例对照研究中最常见的信息偏倚。回忆偏倚的产生与调查时间和事件发生时间的间隔长短、事件的重要性、被调查者的构成以及询问技术有关。充分利用客观记录资料,问卷调查时重视提问方式,适当采用一些调查技巧,如选择一个与暴露史有联系的、不易被人们所忘记的重要指标进行调查来帮助研究对象联想回忆,有助于减少回忆偏倚。选择新发病例作为调查对象也可减少回忆偏倚的发生。

2)调查偏倚:调查偏倚可能来自调查者或调查对象。病例与对照的调查环境与条件不同,或者调查者对病例与对照采取不同的询问方式,或者对暴露测量方法、采用的仪器设备或试剂不统一、不准确等均可产生调查偏倚。做好调查员的培训,统一对病例和对照的提问方式和调查技术,尽可能使用量化或等级化的客观指标,由同一调查员调查病例和对照,调查环境尽量一致,可减少调查偏倚。调查员向被调查者讲清调查的目的,尽量取得他们的信任与合作,可以减少报告偏倚。此外,使用的检查仪器、试剂应精良、统一,使用前应校准,并在使用过程中要经常进行检查,以减少测量偏倚。

(3)混杂偏倚(confounding bias):当研究某个因素与某种疾病的关联时,由于某个既与疾病有关系,又与所研究的暴露因素有联系的外来因素的影响,掩盖或夸大了所研究的暴露因素与疾病的联系,造成的偏倚叫混杂偏倚。该外来因素叫混杂因素(confounding factor)。位于研究的暴露与疾病病因通路上的因素不是混杂因素。在研究设计阶段可以对研究对象采取限制、配比等方法控制混杂偏倚;在资料分析阶段,可采取分层分析或多因素分析的方法控制混杂偏倚。

三、队列研究

(一)概念

队列研究(cohort study)是将人群按是否暴露于某可疑因素及其暴露程度分为不同组,追踪其各组的结局,比较不同组之间结局频率的差异,从而判定暴露因素与结局之间有无因果关联及关联大小的一种观察性研究方法。这里观察的结局主要是与暴露因素可能有关的结局。

（二）特点

1. 观察性研究 队列研究中的暴露不是人为给予的,不是随机分配的,而是在研究之前已客观存在的,不受研究者意志决定的,这是队列研究区别于实验研究的一个重要方面。

2. 设立对照 队列研究通常会在研究设计阶段就设立对照组,当然也可以在资料分析阶段根据需要设置对照组。对照组可与暴露组来自同一人群,也可以来自不同的人群。

3. 由"因"及"果" 在队列研究中,一开始(疾病发生之前)就确立了研究对象的暴露状况,而后探求暴露因素与疾病的关系,即先确知其因,再纵向观察其果,这一点与实验研究方法是一致的。

4. 检验暴露与结局的因果联系能力较强 由于研究者掌握了研究对象的暴露状况并随访了结局的发生,且结局是发生在确切数目的暴露人群中,所以能据此准确算出结局的发生率,估计暴露人群发生某结局的危险程度,因而判断因果关系的能力较强。

（三）研究类型

队列研究依据研究对象进入队列的时间及终止观察的时间不同,分为前瞻性队列研究(prospective cohort study)、历史性队列研究(historical cohort study)和双向性队列研究(ambispective cohort study)三种(图4-2-4)。

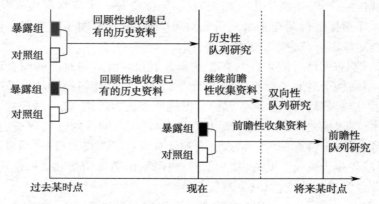

图 4-2-4 队列研究类型示意图

（四）样本大小估计

$$n = \frac{\left(Z_{1-\alpha/2} \pm \sqrt{2\,\overline{pq}} + Z_\beta \sqrt{p_0 q_0 + p_1 q_1} \right)^2}{(p_1 - p_0)^2}$$

式中 p_1 与 p_0 分别代表暴露组与对照组的预期发病率,$\overline{p}$ 为两个发病率的平均值,$q = 1-p$,$Z_{1-\alpha/2}$ 和 Z_β 为标准正态分布下的面积,可查表求得。

（五）影响样本量的因素

1. 一般人群(对照人群)中所研究疾病的发病率(p_0)

2. 暴露组与对照组人群发病率之差(d) d 值越大,所需样本量越小。如果暴露组人群发病率 p_1 不能获得,可设法取得其相对危险度(RR)的估计值,由式 $p_1 = RR \times p_0$,可求得 p_1。

3. 要求的显著性水平 即检验假设时的第 I 类错误(假阳性错误)α 值。要求假阳性错误出现的概率越小,所需样本量越大。通常取 $\alpha = 0.05$ 或 0.01,取 0.01 时所需样本量较取 0.05 时大。

4. 效力 效力(power)又称把握度(1-β),β为检验假设时出现第 Ⅱ 类错误的概率,也称假阴性率,1-β为拒绝无效假设的能力,或避免假阴性的能力。若要求效力(1-β)越大,即β值越小,则所需样本量越大。通常取β为 0.10,一般不应高于 0.20。

(六) 设计与实施要点

1. 暴露因素与研究结局的选择与确定 研究因素(暴露因素)通常是在描述性研究和病例对照研究的基础上确定的。在研究中要考虑如何选择、定义和测量暴露因素。一般应对暴露因素进行定量,除了暴露水平以外,还应考虑暴露的时间,进而估计累积暴露剂量。同时还要考虑暴露的方式,如间歇暴露或连续暴露、直接暴露或间接暴露、一次暴露或长期暴露等。暴露的测量应采用敏感、精确、简单和可靠的方法。

研究结局的确定应全面、具体、客观。结局不仅限于发病、死亡,也有健康状况和生命质量的变化;既可是定性的,也可是定量的,既可是负面的(如疾病发生),也可是正面的(如疾病康复)。

队列研究可以同时收集到多种结局资料,用以研究一因多果的关系,故在队列研究中除确定主要研究结局外,还可考虑同时收集多种可能与暴露有关的结局,提高一次研究的效率。

2. 研究对象的选择与确定 队列研究中的研究对象包括暴露组和非暴露组(对照组)两组人群。前者指暴露于某对照研究因素的人群或处于不同暴露水平的人群,后者指未暴露于该因素的人群。两组人群均应由未患所研究疾病或未发生观察结局的个体组成。

(1)暴露人群的选择:可以从职业人群选取,某些可疑的职业暴露因素与疾病或健康的关系研究,必须选择相关职业人群作为暴露人群,其收集的资料往往较为全面、真实、可靠;还可以选择某些特殊暴露人群,其是研究某些罕见的特殊暴露的唯一选择;还可以选择一般人群或有组织的人群团体作为研究对象,即选择某一区域或某些社区人群团体中的暴露于所研究因素的人群作为暴露组,一般要求所研究的暴露因素与疾病在人群中常见。

(2)对照组的选择:选择对照组的基本要求是尽可能保证其与暴露组的可比性,即对照人群除未暴露于所研究的因素外,其他各种影响因素或人群特征(年龄、性别、民族、职业、文化程度等)都应尽可能地与暴露组相同或相近。对照人群的常用形式有下列四种。

1)内对照:即先选择一组研究人群,将其中暴露于所研究因素的对象作为暴露组,其余非暴露者即为对照组。也就是说在选定的一群研究对象内部既包含了暴露组,又包含了对照组。

2)外对照:当选择职业人群或特殊暴露人群作为暴露人群时,往往不能从这些人群中选出对照,而常需在该人群之外去寻找对照组,故称之为外对照,暴露组与非暴露组来自不同的人群。

3)一般人群对照:将暴露人群与全人群的发病或死亡统计资料做比较,即以全人群作为对照,一般用于总人群中暴露者的比例很小的情形。

4)多重对照:同时用上述两种或两种以上的形式选择多组人群做对照,以减少只用一种对照所带来的偏倚,增强结果的可靠性。但多重对照无疑增加了研究的工作量。

3. 资料的收集与随访 在研究对象选定之后,必须详细收集每个研究对象在研究开始时详细的基本情况,包括暴露的资料及个体的其他信息,这些信息一方面可作为判定暴露组与非暴露组的依据,也为今后仔细分析和调整其他影响研究结局的因素提供保证。基线资料一般包括待研究的暴露因素的暴露状况,疾病与健康状况,年龄、性别、职业、文化、婚姻等个人状况,家庭环境、个人生活习惯及家族疾病史等。

随访需要收集暴露组与非暴露组有关暴露的信息、结局信息及暴露与疾病相关可能产生混杂作用的信息。所有被选定的研究对象需采用相同的方法同等地进行随访,并直至随访结束。如研究对象出现了预期的结果即达到观察终点,整个研究工作截止可以得到预期结果即为观察终止。终止时间直接决定了观察期的长短。

4. 资料的整理与分析　根据统计分析的要求和资料性质,队列研究的资料一般整理成表 4-2-3 的模式。

表 4-2-3　队列研究资料归纳整理表

组别	病例	非病例	合计	累积发病率
暴露组	a	b	$a+b=n_1$	a/n_1
对照组	c	d	$c+d=n_0$	c/n_0
合计	$a+c=m_1$	$b+d=m_0$	$a+b+c+d=t$	

5. 效应的估计　队列研究的主要效应测量指标是相对危险度(relative risk,RR)与归因危险度(attributable risk,AR),即暴露组与对照组之间的危险度比和危险度差。队列研究的最大优点就在于它可以直接计算出研究对象的结局发生率,因而也就能够直接计算出 RR 和 AR,从而可直接评价暴露的效应。

(1)相对危险度(RR):相对危险度是反映暴露与疾病关联强度大小最重要的指标,是暴露组与韭暴露组人群发病率或死亡率的比值,又称作率比(rate ratio),表明暴露组发病或死亡的危险性是对照组的若干倍,故又称作危险比(risk ratio)。

$$RR=I_e/I_0$$

I_e 和 I_0 分别表示暴露组和非暴露组的发病率或死亡率。

流行病学意义:RR 是相互比较的两组人群某事件发生频率的比值。$RR=1$,表示暴露组与非暴露组的发病率或死亡率相同,暴露与疾病的发生无关;$RR>1$,说明暴露组的发病率或死亡率高于非暴露组,提示暴露可增加疾病发生的危险性;$RR<1$,表示暴露组的发病率或死亡率低于非暴露组,说明暴露对于疾病的发生起保护作用,可减少疾病发生的危险性。

(2)归因危险度(AR):归因危险度又叫特异危险度、危险度差和超额危险度,是暴露组发病率与对照组发病率相差的绝对值,它表示危险特异地归因于暴露因素的程度。

$$AR=I_e-I_0$$

由于 $RR=I_e/I_0$,$I_e=RR \times I_0$,可推得:

$$AR=RR \times I_0-I_0=I_0(RR-1)$$

流行病学意义:AR 说明在暴露者中单纯由于暴露引起或降低该事件发生的危险性的大小,换言之,AR 可反映发病的危险性特异地归因于该暴露因素的程度。

RR 与 AR 都是表示关联强度的重要指标,彼此密切相关,但其流行病学意义却不同。RR 说明暴露者发生相应疾病的危险是非暴露者的多少倍;AR 则是指暴露人群与非暴露人群比较,所增加的疾病发生数量,如果暴露因素消除,就可减少这个数量的疾病发生。前者具有病因学的意义,后者更具有疾病预防和公共卫生学上的意义。

（3）归因危险度百分比（AR%）：又称为病因分值，是指暴露人群中的发病或死亡归因于暴露的部分占全部发病或死亡的百分比。

$$AR\% = (I_e - I_0)/I_e \times 100\%$$

或
$$AR\% = (RR-1)/RR \times 100\%$$

AR%主要与RR有关，在病例对照研究中，可用OR代替RR估算AR%。

流行病学意义：AR%反映某因素的暴露者中单纯由于该因素引起发病的危险占整个发病的比例。

（4）人群归因危险度（population attributable risk，PAR）与人群归因危险度百分比（PAR%）：人群归因危险度百分比也叫人群病因分值（population etiologic fraction，PEF），PAR是指总人群发病率中归因于暴露的部分，而PAR%是指PAR占总人群全部发病（或死亡）的百分比。

$$PAR = I_t - I_0$$
$$PAR\% = (I_t - I_0)/I_t \times 100\%$$

I_t代表全人群的率，I_0为非暴露组的率。

另外，PAR%亦可由下式计算：

$$PAR\% = \frac{P_e(RR-1)}{P_e(RR-1)+1} \times 100\%$$

P_e表示人群中有某种暴露者的比例。

6. 常见偏倚及其控制　偏倚即错误，是一种系统误差，是流行病学研究中对结果的真实性影响作用较大的问题之一，在队列研究中也可由于偏倚的存在而使研究结果不能反映暴露与疾病等结局的真实情况，可在队列研究的设计、实施和资料分析等各个环节产生。与病例对照研究相比，队列研究中产生的偏倚较少，但有些偏倚是队列研究所特有的。常见的偏倚包括选择偏倚、信息偏倚和混杂偏倚。

（1）选择偏倚：是由于研究对象的选择不当，如缺乏代表性（暴露组不能代表暴露人群，对照组不能代表非暴露人群）及暴露组与对照组没有可比性等，而导致的研究结果偏离真实的情况。常见的选择偏倚有：

1）失访偏倚：失访偏倚是队列研究中最常见的一种偏倚，是指在随访观察过程中，研究对象由于种种原因而退出研究或死于非终点疾病，因而造成对研究结果的影响。失访的主要原因为研究对象的迁移、外出、不愿合作等，进行历史性队列研究时，某些研究对象的档案缺失或记录不全，而这些档案记录资料的缺失是导致失访的主要原因。失访所产生偏倚的大小主要取决于失访率的高低、失访者的特征及暴露组与非暴露组失访情况的差异。

2）分组错误偏倚：如对暴露的定义不严格或执行不当，可导致归类错误而引起分组错误偏倚；对疾病的诊断缺乏统一标准或方法，对于某些已患所研究疾病的患者或早期患者未能及时识别，当选择研究对象时，可能便得这些人进入研究队列，而他们在暴露组和非暴露组的分布往往不一致，这样也会带来分组错误偏倚。

3）志愿者偏倚：志愿者为研究对象时，由于他们具有的某些特征或习惯，与一般人群之间存在差别，如年龄可能以青年或老年为主，从事某种特殊职业者或无业者较多，有某种特殊习惯或行为、心理倾向等，都会影响到其代表性，使研究结果推论到目标人群时受到影响而产生偏倚。

4）易感性偏倚:也称健康工人效应。当选择某种职业暴露的人群为研究对象,探讨接触该职业因素对健康的影响时,有时会发现该暴露人群的发病率或某病的死亡率与一般人群之间无差别,甚至低于一般人群。其原因可能是由于工作需要,这些职业暴露者的健康水平较一般人群高,或者是他们在长期接触这些有害物质时对其产生了耐受性,使得对某些疾病的易感性降低。如果忽视了这方面的影响,将会产生由于易感性偏倚导致的错误结论。

对选择偏倚的程度很难精确估计,也不能有效处理,因此,重在预防。预防选择偏倚首先要有一个正确的抽样方法,尽可能遵守随机化的原则,严格按规定的标准选择对象。另外,就是要尽量提高研究对象的应答率和依从性。在研究现场和研究对象的选择中就要考虑此问题,如果失访率达到 20% 以上,则本次研究的真实性值得怀疑。

(2)信息偏倚:在获取暴露、结局或其他信息时所出现的系统误差或偏差叫信息偏倚。信息偏倚又称为错分偏倚,如判断有病为无病,判断有暴露为无暴露等。主要有:

1）诊断和错误归类偏倚:在资料收集过程中,由于对疾病等研究结局的诊断标准定义不明确或掌握不当,在随访过程中不能及时发现甚至错判发病者;如果对暴露的定义不明确或不统一,在随访过程中某些原来未暴露者(或暴露者)发生转变后也会产生错误归组。这种在随访过程中发生的诊断或错误归类偏倚属于信息偏倚。

2）测量偏倚:随访观察时,由于检测仪器不准确、检验方法或技术不规范,调查员的询问技巧欠佳等,均可使所收集到的信息不能反映实际情况,对研究结果和结论造成影响。

诊断怀疑偏倚一般指由于研究者或被研究者的主观偏性而导致研究结果发生的偏差。研究者如果事先知道研究对象的暴露情况,在主观上可能会倾向于应该出现某种阳性结果的意向,会以不同的调查方式、态度对待暴露组和非暴露组,或判断结果时带有较大的主观偏性。同样,若研究对象了解了研究目的,并知道自己是暴露者,则可能对研究结局的出现作出主观判断。

信息偏倚一旦产生,往往既难发现,也难估计与处理,因此,重点是要预防。估计信息偏倚的常用办法是通过对一个随机样本进行重复的调查与检测,将两次检测的结果进行比较,以估计信息偏倚的可能与大小。

(3)混杂偏倚:是指由于某个第三变量的作用,致使研究因素与结果的联系被歪曲,这个第三变量就叫混杂变量或混杂因子。混杂因子一定是疾病的一个影响因素,又与所研究的因素有联系,它在暴露组与对照组的分布是不均衡的,任何与暴露和所研究结局均有关的各种外部变量均可能是混杂因素。在流行病学研究中,性别、年龄是最常见的混杂因素。混杂偏倚的控制方法主要有限制、匹配、分层分析和多因素分析等。

四、实验流行病学研究

(一)概念

实验流行病学是指研究者根据研究目的,按照预先确定的研究方案将研究对象随机分配到实验组和对照组,人为地施加或减少某种处理因素,然后追踪观察处理因素的作用结果,比较和分析两组人群的结局,从而判断处理因素的效果。为了确保研究结果的真实性和可靠性,研究者必须预先做好实验设计,以保证研究过程和研究结果的科学性。

(二)特点

1. 前瞻性研究,即必须直接跟踪研究对象,这些对象虽不一定从同一天开始,但必须从一个确定的起点开始跟踪。

2. 必须施加一种或多种干预处理,处理因素可以是预防某种疾病的疫苗、治疗某病的药物或干预的方法措施等。

3. 研究对象是来自一个总体的符合纳入排除标准并签署知情同意的人群,并在分组时采取严格的随机分配原则。

4. 必须有平行的实验组和对照组,保证实验开始时,两组在除干预措施以外的有关各方面近似或可比,这样实验结果的组间差别才能归之于干预处理的效应。

(三)与队列研究的异同

实验流行病学研究与队列研究都属于前瞻性研究,二者都可以针对某一可疑病因或因素进行研究,即都可以用来验证病因假设。二者都要求除研究因素(队列研究为暴露因素,实验研究为干预因素)以外,其他因素在两组要有可比性。在研究的起点,两种研究方法要求的研究对象都是"健康"(临床试验除外)的,观察在暴露因素(干预措施)作用下,研究对象中疾病的发生情况。二者主要的不同点是:

1. 实验流行病学研究对象是按随机分配原则将研究对象分为实验组和对照组,在进行实验前,两组所有特征都是相同的;队列研究其研究对象的分组不是按随机分配原则进行的,而是按研究对象是否暴露于某因素或是否具有某特征来进行分组的,两组所具有的特征一开始就不同,一组暴露于某因素,另一组未暴露于某一因素。

2. 实验流行病学研究给实验组以某种干预因素,而不给对照组以干预因素或给予安慰剂,观察并评价干预因素对疾病发生的影响,从而验证某一因素与疾病间的因果联系。队列研究是在自然的状态下,观察暴露组和非暴露组的疾病发生情况,从而验证暴露因素与疾病的因果联系。

3. 实验流行病学研究是在人为控制的现场条件下进行观察,而队列研究是在自然状态下进行观察,队列研究中影响研究结果的因素比实验流行病学研究更为复杂。因此,在验证病因假设方面,流行病学实验研究比队列研究效力更强。

(四)研究类型

在人群中开展实验性研究,对实验条件的控制不可能像实验室和动物研究那么严格,因此把它称为试验,而不是实验。根据研究目的和研究对象的不同,通常把实验流行病学研究分为临床试验、现场试验和社区试验三类。

1. 临床试验　临床试验是随机对照试验或随机临床试验(randomized controlled trial, randomized clinical trial,RCT)的简称,强调以患者个体为单位进行试验分组和施加干预措施,患者可以是住院和未住院的。通常用来对某种药物或治疗方法的效果进行检验和评价。临床试验通常具有如下特点:①以患者作为研究对象;②研究多在医院进行;③多为治疗性试验;④研究对象应尽可能在基线特征方面一致;⑤随机分配治疗措施,并尽可能做到分配方案的隐藏。对分配的治疗不依从,应当测量其程度与原因;⑥尽可能采用盲法;⑦如果对于所研究的疾病没有接受的疗法,可以应用安慰剂作为比较。

在新药的研制和开发中,临床试验进一步还可以分为四期。

Ⅰ期:通过耐受性试验与药代动力学研究,以确定新药的安全有效剂量范围及药物在人体内的吸收、代谢和排除的规律。通常在20~80个志愿者身上进行。

Ⅱ期:在一小部分特定病例中,在有对照的情况下进行严密的随机盲法临床试验,以进一步确定此药的安全性与有效性。通常不超过 200 人。

Ⅲ期:在更多数量的病例中进行,是随机化多中心临床试验。目的在于评价药物的安全性、有效性及最佳剂量。一般需要几百或几千人。

Ⅳ期(上市后监测):进一步观察疗效,监测副作用。

上述Ⅰ~Ⅲ期一般在药物上市前完成,因此又统称为上市前临床试验。因为上市前临床试验存在许多局限性,如观察对象样本量有限,观察时间短,病种单一,多数情况下排除老人、孕妇和儿童,因此一些罕见的不良反应、迟发反应和发生在某些特殊人群的不良反应难以发现。此外,药物在临床实际使用的效果也需要进一步研究,所以新药上市后仍需开展监测和药物流行病学研究,此即Ⅳ期,又叫上市后临床试验。

2. 现场试验　现场试验也叫人群预防试验,是以尚未患病的人作为研究对象。与临床试验一样,现场试验中接受处理或某种预防措施的基本单位是个体,而不是亚人群。现场试验通常具有如下特点:①研究对象通常为非患者;②研究地点为社区、学校、工厂等现场;③多为预防性试验;④通常需要较多的研究对象;⑤需以个体为单位随机分配;⑥对分配的措施的不依从,应当测量其程度与原因;⑦尽可能应用盲法。

从上述的特点可见,现场试验与临床试验相比,需要较多的研究对象和较高的花费,因此多用于极常见和极严重疾病的预防研究。

3. 社区实验　社区试验也叫社区干预项目,是以人群作为整体进行试验观察,常用于对某种预防措施或方法进行考核或评价。整体可以是一个社区,或某一人群的各个亚人群,如某学校的班级、某工厂的车间或某城市的街道等。如食盐中统一加碘,让整个研究地区的人群食用,来预防地方性甲状腺肿就属于此类研究。

社区试验的特点如下:①研究场所为社区;②以社区人群或某类人群组/亚组为单位分配干预措施;③常用于对某种预防措施或方法进行考核或评价;④一般采用整群随机分配措施的方法保证比较组之间应尽可能具有可比性;⑤如果研究只包含两个社区,则要求干预社区与对照社区间基线特征有类似的分布。

社区干预项目近年来日益受到重视,主要是伴随疾病模式的转变,人们越来越意识到疾病预防的全人群策略更为经济有效,改善社区的自然或人文社会环境比自愿者的行为改变更加有效,社区干预也更接近人们的自然生活状况,因此也更易推广实施。

(五)样本大小估计

1. 计数资料

$$N=\frac{\left[Z_{1-\alpha/2}\sqrt{2\overline{P}(1-\overline{P})}+Z_{\beta}\sqrt{P_1+(1-P_1)+P_0(1-P_0)}\right]^2}{(P_1-P_0)^2}$$

P_1 为对照组发生率;P_0 为实验组发生率;$\overline{P}=(P_1+P_0)/2$;$Z_{1-\alpha/2}$ 为 α 水平相应的标准正态差;Z_{β} 为 $1-\beta$ 水平相应的标准正态差;N 为计算所得一个组的样本大小。

2. 计量资料

$$N=\frac{2(Z_{1-\alpha/2}+Z_{\beta})^2\sigma^2}{d^2}$$

σ 为估计的标准差;d 为两组均值之差;$Z_{1-\alpha/2}$、Z_{β} 和 N 所示意义同上述计数资料的计算公式。

以上公式适用于 $N \geqslant 30$ 时。

3. 影响样本量大小的主要因素

(1)干预因素实施前后研究人群中疾病的发生率:干预前人群的发病率越高,所需样本量越小;干预后效果越好,即发病率越低,所需样本量越小。反之就要大些。

(2)显著性水平:检验假设时的第Ⅰ类错误 α 值,即出现假阳性错误的概率,要求的显著性水平越高,所需样本量越大。

(3)把握度,即 $1-\beta$,为拒绝无效假设的能力或避免假阴性的能力。把握度定得越高,所需的样本量越大。

(4)单侧检验或双侧检验:单侧检验比双侧检验所需样本量小。如果肯定实验组的效果好于对照组或只检验当实验组效果优于对照组时,就用单侧检验;当不能肯定实验组和对照组哪一组效果好时,即可能实验组优于对照组或对照组优于实验组时,则用双侧检验。

(5)研究对象分组数量:分组数量越多,则所需样本量越大。

(六)设计与实施要点

1. 明确研究目的 实验流行病学主要用于评估干预措施的效果,在进行研究设计时首先要根据临床需要和系统的文献复习,提出明确具体的研究问题。研究问题应根据 PICO 的框架进行构建,即对实际临床或公共卫生决策中所涉及的患者(patient)或人群(population)、干预(intervention)、对照(control)、结局(outcome)四个方面分别进行明确的定义。设计要围绕研究的目的进行,通过严格可行的设计,并按设计要求严格实施,最终达到预期的目的。一次现场实验最好解决一个目的,目的不明确或太多,各项措施就不集中,力量分散,反而影响实验结果。

2. 确定试验现场 根据不同实验目的选择具备一定条件的试验现场。现场试验和社区试验在选择试验现场时通常应考虑以下几个方面。

(1)试验现场人口相对稳定,流动性小,并要有足够的数量。

(2)试验研究的疾病在该地区有较高而稳定的发病率,以期在试验结束时,能有足够的发病人数达到有效的统计分析。

(3)评价疫苗的免疫学效果时,应选择近期内未发生该疾病流行的地区。

(4)试验地区有较好的医疗卫生条件,卫生防疫保健机构比较健全,登记报告制度较完善,医疗机构及诊断水平较好等。

(5)试验地区(单位)领导重视,群众愿意接受,有较好的协作配合的条件等。

3. 选择研究对象 根据研究目的的不同,受试人群(即研究对象)选择的标准也不同,应制订出严格的入选和排除标准,避免某些外来因素的影响。选择研究对象的主要原则有以下几点。

(1)选择对干预措施有效的人群:一方面,如在现场试验中,对某疫苗的预防效果进行评价,应选择某病的易感人群为研究对象,要防止将患者或非易感者选入。在临床试验中,选择病例要有统一的、公认的诊断标准,而且最好利用客观的诊断指标,避免把未患病者选入而影响研究的真实效果。另一方面,要注意研究对象的代表性,样本应具备总体的某些基本特征,如性别、年龄、疾病类型、病情轻重及有无合并症等,其比例要能代表总体;还要注意轻型病例固然能取得较好的药物治疗效果,但有自然康复的趋向,且即使设立了严格的对照组,并得到阳性结果,也仅说明对轻型患者有效,还不能说明对各类患者都有效。

（2）选择预期发病率较高的人群：如评价疫苗的预防效果,应选择在疾病高发区人群中进行。药物疗效试验亦多选择高危人群。

（3）选择干预对其无害的人群：若干预对其有害,不应选作研究对象。因此,在新药临床试验时,往往将老年人、儿童、孕妇除外,因为这些人对药物易产生不良反应。

（4）选择能将试验坚持到底的人群：预计在试验过程中就有可能被剔除者不应作为研究对象。

（5）选择依从性好的人群：所谓依从性是指研究对象能服从试验设计安排并能密切配合到底。

4. 随机化分组与分组隐匿　在实验研究中,随机化是一项极为重要的原则,即将研究对象随机分配到实验组和对照组,使每个研究对象都有同等的机会被分配到各组去,以平衡实验组和对照组各种已知和未知的混杂因素从而提高两组的可比性,避免造成偏倚。

（1）随机化分组的方法

1）简单随机分组：研究对象以个体为单位用掷硬币（正、反两面分别指定为实验组和对照组）、抽签、随机数字表等方法进行分组。假如要把 10 个患者随机分为 A、B 两组,并希望两组人数相等。具体做法是首先将患者按入选顺序编号;然后查阅随机数字表或利用随机数字生成器,取得与需分配的患者数相等的随机数字,例如这些数字依次是 61、28、98、94、61、47、03、10、67、80;将这些数字按照预先制订好的排列顺序,依次分给患者;进一步按奇偶数将这 10 个随机数字分成两组,奇数对应的患者（编号 1、5、6、7、9）分入 A 组,偶数对应的患者（编号 2、3、4、8、10）分入 B 组,由此完成简单随机分组的过程。

2）区组随机分组：当研究对象人数较少,而影响实验结果的因素又较多,简单随机分组不易使两组具有较好的可比性时,可以采用区组随机化法进行分组。其基本方法是将条件相近的一组受试对象（如年龄、性别、病情相近）作为一个区组,每一区组内的研究对象（通常 4~6 例）数量相等,然后应用单纯随机分配方法将每个区组内的研究对象进行分组。该法的优点是在分组过程中,任何时刻治疗组与对照组病例数保持相对一致,并可根据试验要求设计不同的区组。该法适用于样本量小的研究。

3）分层随机分组：简单随机分组有时无法保证影响预后的重要因素在组间可比,这时就需要考虑分层随机分组。基本方法是按研究对象特征,即可能产生混杂作用的某些重要因素（如年龄、性别、病程、病情等）先进行分层,然后在每一层内进行简单随机分组,最后再合并成实验组和对照组。例如,某种疾病男性和女性的预后有较大差别,当评价一种干预措施的效果时,如果采用简单随机分组,两组男女比例可能不同,这样一来,试验结束时即使两组结局不同,也无法完全归因于干预措施的作用。这种情况下,可以先按性别分层,再在各层内随机分组,从而保证两组在性别分布上完全一致。

4）整群随机分组：按社区或团体分配,即以一个家庭、一个学校、一个医院、一个村庄或居民区等为单位随机分组。这种方法比较方便,但必须保证两组资料的可比性。

（2）分组隐匿：为了防止征募患者的研究者和患者在分组前知道随机分组的方案,一种防止随机分组方案提前解密的方法叫随机分组治疗方案的隐匿,或简称分组隐匿,采用分组隐匿的随机分组叫隐匿随机分组。简单的分组隐匿可以采用信封法,就是将每个分组方案装入一个不透光的信封,信封外写上编码,密封好交给研究者。待有对象进入研究后,将调查对象逐一编号,再打开相应编号的信封,按照信封中的分配方案进行分组,并采取相应的干预措施。当然,也可以采用中央随机化语音交互系统实现分组隐匿。

没有分组隐匿的随机分组是有缺陷的,不能起到预防选择偏倚的作用。研究表明,与采用隐匿分组的随机临床试验比较,没有采用隐匿分组的随机对照试验会高估疗效达40%。随机分组联合分组隐匿,才是真正意义上的随机分组,否则,随机分组很可能成为随意分组。因此,进行随机分组时,必须特别注意以下4个原则:①随机数字的分配必须在确定纳入一个患者后才能进行;②随机分配方案必须隐匿;③一个患者随机数字的分配必须一次完成,一旦确定绝对不能更换;④一个患者的分组时间应尽可能接近其治疗开始的时间。

5. 设立对照

(1)设立对照的必要性:在研究干预措施的效果时,直接观察到的往往是多种因素的效应交织在一起的综合作用,合理的对照能成功地将干预措施的真实效应客观地、充分地暴露或识别出来,使研究者有可能作出正确评价。通常干预实验的效应受以下几方面因素的影响。

1)不能预知的结局:若疾病的临床病程非常容易预测,如狂犬病患者几乎百分之百死亡,如果某种疗法可以治愈该病,则不需要对照便可以下结论。但是,大部分治疗决策所面对的临床结局都不那么容易预测。由于个体生物学差异的客观存在,往往导致同一种疾病在不同个体中表现出来的疾病特征不一致,也就是疾病的发生、发展和结局的自然史不一致。不同病型或病情的患者,对治疗的反应可能也不同,如接受同一种有效药物治疗的一组患者的疗效好,可能与该组患者中轻型病例占的比例大有关。对于一些自然史不清楚的疾病,其"疗效"也许是疾病发展的自然结果,不设立可比的对照组,则很难与治疗措施的真实疗效区分开来。如某单位应用一种中草药治疗慢性胃炎,经随访12个月,发现60例慢性胃炎患者控制率高达55%,但由于没有对照组,对其疗效难以下结论。

2)向均数回归:这是临床上经常见到的一种现象,即一些极端的临床症状或体征,有向均数回归的现象。例如,血压水平处于特别高的5%的人,即使不治疗,过一段时间再测量血压时,可能也会降低一些。

3)霍桑效应:在实验研究(干预研究)中,被研究者由于知道自己成为特殊被关注的对象后,所出现的改变自己行为或状态的一种倾向,与他们接受的干预措施的特异性作用无关,是患者渴望取悦他们的医师,让医师感到其医疗活动是成功的。这是患者的一种心理、生理效应,对疗效产生正向效应的影响。当然,有时因厌恶某位医生或不信任某医院也会产生负向效应。

4)安慰剂效应:某些疾病患者由于依赖医药而表现的一种正向心理效应。因此,当以主观症状的改善情况作为疗效评价指标时,其"效应"中可能包括安慰剂效应。安慰剂是一种无论在外观、颜色、味觉、嗅觉上均与积极治疗的药品无从辨别的物品,但没有特定已知的治疗成分。常用的安慰剂有甜药片或注射生理盐水等。目前已知的安慰剂可使三分之一的患者增强信心、减轻病情、减少不适症状(如术后疼痛、呕吐或瘙痒等),此现象称为安慰剂效应。

5)潜在的未知因素的影响:人类的知识总是有局限的,很可能还有一些影响干预效应的因素,但目前尚未被大家所认识。

(2)对照类型:鉴于上述情况,为了避免偏倚,在设置实验组和对照组时,要求除了实验组接受的干预措施外,两组在其他方面都必须是相似的,具有可比性。设立对照的方式主要有以下几种。

1)标准疗法对照(有效对照):是临床试验中最常用的一种对照方式,是以常规或现行的最好疗法(药物或手术)做对照。适用于已知有肯定疗效的治疗方法的疾病。

2)安慰剂对照:在所研究的疾病尚无有效的治疗药物或使用安慰剂后对研究对象的病情无影响时才使用。

3)平行对照:在实验过程中将研究对象随机分为 A 和 B 两组,分别给予干预措施和对照措施,中间不更换干预措施。

4)交叉对照:即在实验过程中将研究对象随机分为 A 和 B 两组,在第一阶段,A 组人群给予干预措施,B 组人群为对照组,经一段时间的干预后,两组对换,B 组接受干预措施,而 A 组成为对照。这样一来,每个研究对象均兼作实验组和对照组成员,干预措施的效果可以汇总个体内的差异而得出。由于个体内的变异通常小于个体间的差异,因此,要达到相同的精确度,交叉对照设计所需要的样本量小于平行对照。但这种对照必须有一个前提,即第一阶段的干预一定不能对第二阶段的干预效应有影响,这在许多试验中难以保证;而且由于每个对象要经历两段时期,需要的时间就比较长,反而易造成研究对象的退出;数据的分析也比较复杂,因此,这种对照的应用受到一定限制。

5)自身对照:即试验前后以同一人群作对比,如评价某预防措施的效果,在试验前,需要规定一个足够的观察期限,然后将预防措施实施前后的人群疾病的发病或患病水平进行对比。

6)此外,尚有历史对照、空白对照等非均衡对照,由于这种对照缺乏严格的可比性,除某种特殊情况外,一般不宜采用。

6. 盲法的应用 实验流行病学研究中也容易出现选择偏倚和信息偏倚。这些偏倚可以来自研究对象和研究者本人,可产生于设计阶段,也可来自资料收集或分析阶段。为避免偏倚可采用盲法(blinding 或 masking),根据盲法程度过去经常分为单盲(single blind)、双盲(double blind)和三盲(triple blind)。单盲指研究对象不知道自己是实验组还是对照组。双盲指研究对象和研究实施人员都不了解试验分组情况,而是由研究设计者来安排和控制全部试验。三盲指不但研究实施者和研究对象不了解分组情况,负责资料收集和分析的人员也不了解分组情况,从而较好地避免了偏倚。

7. 确定结局变量及其测量方法 实验流行病学研究的效应是以结局变量来衡量的,在研究设计时就要明确主要结局和次要结局的具体测量指标。主要结局指标最好选择能够预测(疾病)临床结局的主要终点,比如脑卒中临床试验的主要终点是致残率、死亡率,这样可以更好地评价干预措施的效果。但主要终点的获得通常需要更长的观察时间、更大的样本量和更多的耗费,故临床研究也会考虑一些替代/次要终点。结局变量的选择要视研究目的和研究阶段而定,主要结局指标 1~2 个,次要结局指标可以多一些,尤其要包括安全性评价的指标。但样本量的估算要以主要结局指标为准。选择结局变量时还要规定测量的方法和判断的标准,否则将导致测量偏倚,造成结果的误差。

8. 确定试验观察期限 根据试验目的、干预时间和效应(结局事件)出现的周期等,规定研究对象开始观察、终止观察的日期。一般而言,传染病观察期限较短,慢性病观察期限较长。如评价疫苗预防某传染病的效果,可从接受干预措施日为开始观察时间,以该传染病的最长潜伏期为最短观察期限,如果为了观察保护时间的长短,可根据实际情况延长观察期限。对肿瘤、心血管疾病等慢性病的干预效果则须观察较长时间,甚至可长达数十年。原则上观察期限不宜过长,以能出结果的最短时间为限。

9. 资料的整理及分析 实验流行病学研究资料的整理和分析与其他研究资料的处理一样,首先对研究资料进行核对、整理,然后对资料的基本情况进行统计学描述和分析,进一步计算各组结局指标并进行统计学分析。在资料的整理和分析过程中还要注意防止偏倚的发生。

(1)资料的整理:资料整理是资料分析的首要步骤,要依据研究目的和设计对研究资料的完整性、规范性和真实性进行核实,并进一步录入、归类,使其系统化、条理化,便于进一步分析。研究对象在随机分组前或后离开试验所带来的影响是不同的。

1)排除:排除是指在随机分组前研究对象因各种原因没有被纳入。排除对研究结果的内部真实性不会产生影响,但可能影响研究结果的外推,被排除的研究对象愈多,结果推的面愈小。因此,从评估潜在的受试者到真正随机分组研究对象的过程中,被排除者及其排除原因的资料需要整理。为了观察并筛选出真正符合纳入标准的受试对象,研究者可在研究设计中加入试运行期。该方法是指在随机分组之前,通过短期的试验了解研究对象的合作、依从、不能耐受的不良反应等情况,从而排除不符合标准或可能无法坚持试验的研究对象,如对干预措施有禁忌者、无法追踪者、可能失访者、拒绝参加试验者。并在随后的试验中只选取能够参加试验者进行随机分组。

2)退出:退出指研究对象在随机分配后从实验组或对照组退出。这不仅会造成原定的样本量不足,使研究功效(或把握度)降低,且易产生选择偏倚。退出的原因可能有以下几种。

不合格的研究对象:在资料整理时,一般要把不合格的研究对象剔除,包括不符合纳入标准者、一次也没有接受干预措施或没有任何数据者。但须注意的是在试验研究时,研究者对实验组往往观察仔细,因此实验组中的不合格者比较容易发现,结果造成因不合格而被剔除的人数多于对照组。另外,研究者对某些研究对象的反应的观察与判断可能有倾向性,如对效果差者可能特别注意,造成更易于从中发现其不符合标准并将其剔除,而留在组内的往往是效果较好的研究对象,由此而得出的结论往往比实际的效果要好。为了防止因对研究对象的剔除造成偏倚,有的学者主张在随机分配后发现不符合标准者,可根据入选标准将研究对象分为"合格者"和"不合格者"两个亚组分别进行分析,如果两者结果不一致,则在下结论时应慎重。另外,对不合格者也可以保留在原组采用意向治疗分析。

不依从的研究对象:是指研究对象在随机分组后,不遵守试验所规定的要求。实验组成员不遵守干预规程,相当于退出或脱落实验组;对照组成员不遵守对照规程而私下接受干预规程,相当于加入实验组。研究对象不遵守试验规程的原因一般有以下几种:试验或对照措施有副作用;研究对象对试验不感兴趣;研究对象的情况发生改变,如病情加重等。为了防止和减少不依从者的出现,对研究对象要进行宣传教育,讲清试验目的、意义和依从性的重要性;要注意设计的合理性,试验期限不宜过长;要简化干预措施等以便取得研究对象的支持与合作。对不依从者不能剔除,应采用意向治疗分析。此外,还要调查不依从的原因与程度,并详细记录。不依从率的高低与不依从的原因应当是资料分析的重要内容之一。

失访:是指研究对象因迁移或与本病无关的其他疾病死亡等而造成失访。在实验流行病学研究中应尽量设法减少失访,一般要求失访率不超过 10%。在试验中出现失访时,尽量用电话、通信或专门访视进行调查。调查失访的原因,详细记录失访发生的时间。资料分析时须对失访者的特征进行分析,还可采用生存分析的方法,充分利用资料。

(2)资料的分析

1)意向治疗分析:意向治疗分析(intent-to-treat analysis)也称实用试验或者项目效应分析。在随机对照试验中,将符合试验纳入标准的患者(试验对象)随机分配到试验组和对照组(常规治疗组),试验结束后,对两组结局发生率进行分析时,不管试验对象是否完成试验或者是否真正接受了治疗计划,他们都将保留在原组。意向治疗分析的目的是避免选择偏倚,使各组之间仍保持随机化时的可比状态。

随机对照试验的基本目标是获得试验的效力和效应试验的效力,反映的是在一种理想状态下的治疗效果,即参加试验者真正接受并完成了该种治疗计划。试验效应则是指在一般的状态下,试验治疗的实际效果。由于各种原因,试验对象可能会不依从、停止治疗或接受了另一组的治疗措施。意向治疗分析就是在不改变随机分组状态的情况下,评价试验治疗的实际效果。

如果试验中失访、不依从者很少,或者各组之间的失访和不依从者的比例相当,意向治疗分析可得到试验效力的有效信息。比例不相当,意向治疗分析则不能完全评价试验的效力,如果试验的药物或治疗方法确实有效,意向治疗分析可能会低估药物或治疗方法的疗效,而依从者分析和治疗者分析将高估这种疗效。因此,当评价试验的效力时,可同时使用上述三种分析方法,以获得更全面的信息。

2)评价指标:试验效果评价指标的选择应视试验目的而定。但基本原则是:不仅用定性指标并尽可能用客观的定量指标;测定方法有较高的真实性(效度)和可靠性(信度);要易于观察和测量,且易为受试者所接受。具体指标如下:

①评价治疗措施效果的主要指标

有效率:$\text{有效率} = \dfrac{\text{治疗有效例数}}{\text{治疗的总例数}} \times 100\%$(治疗有效例数包括治愈人数和好转人数)

治愈率:$\text{治愈率} = \dfrac{\text{治愈人数}}{\text{治疗人数}} \times 100\%$

N 年生存率:$N\text{年生存率} = \dfrac{N\text{年存活的病例数}}{\text{随访满}N\text{年的病例数}} \times 100\%$

这是直接法计算生存率的公式。当观察期较长,观察对象加入观察的时间不一致,观察期间因其他原因死亡或失访,为了充分合理利用研究的资料信息,可用寿命表法进行分析。

②评价预防措施效果的主要指标

保护率:$\text{保护率} = \dfrac{\text{对照组发病(或死亡)率} - \text{实验组发病(或死亡)率}}{\text{对照组发病(或死亡)率}} \times 100\%$

效果指数:$\text{效果指数} = \dfrac{\text{对照组发病(或死亡)率}}{\text{实验组发病(或死亡)率}} \times 100\%$

此外,治疗措施效果的考核还可用病死率、病程长短、病情轻重及病后携带病原状态、后遗症发生率、复发率等指标评价;预防措施效果考核可用抗体阳转率、抗体滴度几何平均数、病情轻重变化等指标评价;考核病因预防可用疾病发病率、感染率等指标评价。

10. 实验流行病学研究的优缺点和应注意的问题

（1）主要优点：①研究者根据试验目的，预先制订试验设计，能够对选择的研究对象、干预因素和结果的分析判断进行标准化；②按照随机化的方法，将研究对象分为实验组和对照组，做到了各组具有相似的基本特征，提高了可比性，减少了混杂偏倚；③试验为前瞻性研究，在整个试验过程中，通过随访将每个研究对象的反应和结局自始至终观察到底，实验组和对照组同步进行比较，最终能作出肯定性的结论。

（2）存在缺点：①整个试验设计和实施条件要求高、控制严、难度较大，在实际工作中有时难以做到；②受干预措施适用范围的约束，所选择的研究对象代表性不够，以致会不同程度地影响试验结果推论到总体；③研究人群数量较大，试验计划实施要求严格，随访时间长，因此依从性不易做得很好，影响试验效应的评价。

（3）应注意的问题

1）类实验：一个完全的实验流行病学研究必须具备随机、对照、干预、前瞻四个基本特征，如果一项实验研究缺少其中一个或几个特征，这种实验就叫类实验，或自然实验。根据类实验是否设立对照组可分为两类。

不设平行对照组：其对比是通过下列两种方式进行的。一是自身前后对照，即同一受试者在接受干预措施前后比较。例如观察某种药物降血压的效果，可比较高血压患者服用该药物前后的血压水平。二是与已知的不给该项干预措施的结果比较。例如，已知我国携带HBsAg 的母亲发生乙型肝炎病毒母婴传播的概率平均为 40%～50%，在现阶段欲观察乙型肝炎疫苗阻断母婴传播的效果，不一定要设对照组。

设对照组：虽然设立了平行对照组，但研究对象的分组不是随机的。如在社区试验中，并不是总能获得随机对照的，如果只能对整个居民区人群实行预防，随机分组就不可能进行，可选择具有可比性的另一个社区人群作为对照组。如某疫苗预防效果的评价，甲校为实验组注射某种疫苗，乙校为对照组不注射疫苗，然后对比两组血清学和流行病学观察指标的差异，最后对某疫苗的预防效果进行评价。类实验常用于研究对象数量大、范围广而实际情况不允许对研究对象作随机分组的情况。

2）伦理道德问题：实验流行病学研究以人作为对象开展研究是一项十分严肃谨慎的工作，为了确保研究对象的人身安全，防止在试验中自觉或不自觉地发生不道德行为，必须在试验中遵循伦理道德。在开始人群试验前，必要时应先做动物实验，初步验证此种实验方法合理、效果良好、无危害性。特别是设置对照时，必须以不损害受试者身心健康为前提。在一般情况下，研究者应将试验目的、方法、预期效果以及危险告知受试者及其家属，征得他们的同意，此即知情同意。

3）预试验：在正式试验前，应先在小范围做一次少量人群的预试验，其目的是检验试验设计的科学性和可行性，以免由于设计不周盲目开展试验而造成人力、物力和财力的浪费。以往的经验证明预试验也必须像正式试验一样地认真进行才具有科学的意义，如果随便选择一个地方和人群做试验，不具备试验设计方案中的基本条件，是不可行的。反之，若给预试验以多种特殊条件，使之得天独厚，以证明试验设计的正确可行，则更是错误的。只有在避免了各种主观因素干扰，经过认真的预试验后，如果取得成功，才能按设计方案进行正式的大规模试验。

第三节　流行病学与疾病控制

一、传染病流行病学

传染病流行病学（infectious disease epidemiology）是研究人群中传染病发生、发展和分布的规律，以及制定预防、控制和消灭传染病的对策与措施的学科。

（一）传染病的传染过程及感染谱

传染过程是指病原体进入机体后，与机体相互作用的过程，即传染病发生、发展直至结束的整个过程。宿主接触病原体后，可以呈现为不同程度的反应，包括未发生感染、隐性感染、轻型感染、中型感染、重型感染和病死等。所以传染过程不一定都导致传染病。

感染谱是指宿主机体对病原体传染过程反应轻重程度的频率。不同的传染病有不同的感染谱，可概括为 3 类。

1. 以隐性感染为主　此类传染病隐性感染者所占比例很大，临床上表现出典型症状和体征者占极少部分，重症和致死性病例罕见。许多传染病以隐性感染为主，如结核、脊髓灰质炎等。

2. 以显性感染为主　此类传染过程绝大部分呈显性感染，有明显症状和体征，小部分为隐性感染，极少数有严重症状或导致死亡，如麻疹、水痘等。

3. 大部分感染者以死亡为结局　此类传染病绝大部分感染者呈现严重临床症状，多数以死亡为结局，如狂犬病等。

显性感染为主的传染病凭临床表现即可诊断，便于疫情报告和传染源隔离；隐性感染者为主的传染病需要借助实验室方法才能发现，难以准确报告疫情和执行传染源隔离。

（二）传染病流行过程及疫源地

流行过程是指传染病在人群中发生、蔓延的过程，即病原体从感染者体内排出，经过一定的传播途径，侵入易感者机体而形成新的感染，并不断发生、发展的过程。传染病在人群中发生流行的过程需要 3 个基本条件，也称 3 个环节，即传染源、传播途径和易感人群。只有这 3 个环节同时存在，并相互联系才能形成传染病的流行过程。除 3 个环节外，传染病的流行强度还受自然因素和社会因素的制约。

1. 传染源　是指体内有病原体生长、繁殖，并能排出病原体的人和动物，包括患者、病原携带者和受感染动物。

（1）患者：传染病患者体内存在大量的病原体，其某些症状又有利于病原体向外扩散，如呼吸道传染病的咳嗽、肠道传染病的腹泻等均可排出大量病原体，是重要的传染源。有些传染病如麻疹、水痘等无病原携带者，患者是唯一的传染源。

传染病的病程一般分为潜伏期、临床症状期和恢复期。①潜伏期：病原体侵入机体至最早出现临床症状的一段时间。②临床症状期：是指出现该病的特异性症状和体征的时期。此期患者体内病原体数量多，又存在利于病原体排出的症状。所以此期患者作为传染源的意义最大。③恢复期：是指患者的临床症状消失，机体遭受的各种损害逐渐恢复到正常状态的时期，一般不再起传染源作用，但有些传染病患者在恢复期仍可排除病原体，如乙型肝炎、痢疾、伤寒、白喉等。

患者排除病原体的整个时期称为传染期。传染期是决定传染病患者隔离期限的重要依据。传染期在一定程度上影响疾病特征。传染期短的疾病,续发病例成簇发生,持续时间较短;传染期长的疾病,续发病例陆续出现,持续时间较长。

根据临床表现常将患者分为典型和不典型两类。典型患者是重要的传染源。不典型或轻型患者,由于症状、体征不典型,不易被发现,又因病情较轻,不需卧床,出入公共场所,不易引起人们的警惕和防范。因此,这些人作为传染源的意义不可忽视。

(2)病原携带者:是指没有任何临床症状而能排出病原体的人。带菌者、带病毒者和带虫者统称为病原携带者。按其携带状态和临床分期分为 3 类。①潜伏期病原携带者:指在潜伏期内排出病原体的人,如麻疹、白喉、痢疾、霍乱等;②恢复期病原携带者:指在临床症状消失后,仍能排除病原体的人,如伤寒、霍乱、白喉、乙型肝炎等;③无症状病原携带者:指未曾患过传染病,但却能排出病原体的人,这类携带者在整个感染过程中无症状,只能由实验室检查证实。

病原携带者作为传染源的意义取决于其排出病原体的数量、持续时间以及携带者的职业、卫生习惯、生活环境、社会活动范围等。在饮食服务行业、供水企业、托幼机构等单位的病原携带者对人群的威胁非常严重。

(3)受感染的动物:人类罹患以动物为传染源的疾病,统称为动物性传染病,又称人兽共患病。这类传染病绝大多数能在家畜、家禽或野生动物中自然传播,如狂犬病、鼠疫、人型结核等。

2. 传播途径

(1)经空气传播:是呼吸系统传染病的主要传播途径,包括飞沫、飞沫核与尘埃 3 种。①飞沫传播是指患者喷出含有病原体的飞沫直接被他人吸入而引起感染;②飞沫核传播是指飞沫在空气中失去水分后由剩下的蛋白质和病原体形成飞沫核,飞沫核可以气溶胶的形式飘浮到远处,在空气中存留时间较长,耐干燥的病原如白喉杆菌、结核分枝杆菌可以此方式传播;③尘埃传播是指含有病原体的较大飞沫或分泌物落在地面上,干燥后随尘埃重新飞扬悬浮于空气中,易感者吸入后即可感染,对外界抵抗力较强的病原体,如结核分枝杆菌和炭疽杆菌芽孢,均可以此方式传播。

经空气传播的传染病的流行特征:传播广泛,发病率高;冬春季节高发;儿童和老年人多见;在未经免疫预防的人群中,发病可呈现周期性升高;居住用几何人口密度大的地区高发。

(2)经水传播:包括经饮用水传播和接触疫水传播两种方式,一般肠道传染病经此途径传播。

经饮用水传播的传染病的流行特征:①病例分布与供水范围一致,有饮用同一水源史;②除哺乳婴儿外,无职业、年龄及性别的差异;③如水源经常受污染,则病例长期不断;④停用污染源或采取消毒、净化措施后,暴发或流行即可平息。

经疫水传播传染病的流行特征:①患者有接触疫水史;②发病有地区、季节、职业分布特点;③大量易感人群进去疫区,可引起暴发或流行;④加强个人防护、对疫水采取措施等可控制疾病的发生。

(3)经食物传播:主要为肠道传染病、某些寄生虫病、少数呼吸系统疾病的传播方式。当食物本身含有病原体或受病原体污染时,可引起传染病的传播。

经食物传播传染病的流行特征:①患者有进食同一食物史,不食者不发病;②一次大量污染可致暴发;③患者一般潜伏期较短,临床症状较重;④当停止供应污染食物后,暴发即可很快平息。

(4)经接触传播:包括直接接触传播和间接接触传播。直接接触传播是指没有外界因素参与,传染源直接与易感者接触所致的传播,如性病、狂犬病等。间接接触传播是指易感者接触了被传染源污染的物品所造成的传播,亦称日常生活接触传播,如肠道传染病等。

(5)虫媒传播:是以节肢动物为传播媒介而致的感染。

(6)经土壤传播:是指易感人群接触被病原体污染的土壤所致的传播。

(7)医源性传播:是指在医疗、预防工作中,由于未能严格执行规章制度和操作规程,而人为地造成某些传染病的传播。

(8)垂直传播:是指病原体由母体传给子代的传播,也称为母婴传播。包括经胎盘传播、上行性传播和分娩引起的传播3种方式。

3. 人群易感性 是指人群作为一个整体对传染病的易感程度。人群易感性的高低取决于总人口中易感人口所占的比例。当免疫人口增加时,可大大降低传染病的发病率。因为具有免疫力的人除了免于发病外,还对易感者起到屏障和保护作用。当人群中免疫人口达到足够比例时,传染病的流行即可终止。影响人群易感性升高的主要因素有新生儿增加、易感人口迁入、免疫人口免疫力自然消退、免疫人口死亡。影响人群易感性降低的主要因素有计划免疫、传染病流行、隐性感染。

4. 疫源地 是指传染源及其排出的病原体向周围所能波及的范围,即可能发生新病例或新感染的区域。一般将范围较小的或单个传染源所构成的疫源地称为疫点,如有患者的住户或其附近几户。较大范围的疫源地或若干疫源地连成片时称为疫区,如一个或几个村、居委会或街道。

疫源地的形成条件:有传染源、传播途径和易感人群的存在。其范围大小主要取决于传染源的活动范围、传播途径的特点和周围人群的免疫状态。

疫源地的消灭必须具备3个条件:传染源被移走(如隔离、死亡)或不再排出病原体;传染源散播在外环境中的病原体被彻底消灭;所有易感接触者经过该病最长潜伏期未出现新病例或被证明未受到感染。

(三)传染病流行过程的影响因素

1. 自然因素 包括地理、气候、土壤、动植物等。

2. 社会因素 包括人类的一切活动,比如生活和营养条件、居住环境、医疗卫生状况、卫生习惯、文化水平、风俗习惯、宗教信仰、社会动荡等。

(四)传染病的预防和控制

1. 防制策略

(1)预防为主:我国多年来的传染病预防策略可概括为预防为主、群策群力、因地制宜、发展三级预防保健网,采取综合性防制措施。预防为主是我国卫生工作的基本方针。

(2)加强传染病的监测:传染病监测包括传染病发病、死亡,病原体型别、特性,媒介昆虫和动物宿主种类、分布和病原携带状况,人群免疫水平及人口资料等。

(3)传染病的全球化控制:制定传染病的全球化控制策略意义重大,已经在历史上曾经发生过的鼠疫、霍乱、天花和流行性感冒中显现出良好成效。

2. 防制措施

（1）经常性的预防措施：改善卫生条件、健康教育、预防接种、国境卫生检疫、传染病报告等。

（2）针对传染源的措施

1）对患者的措施：早发现、早诊断、早报告、早隔离、早治疗。

2）对病原携带者的措施：做好登记并进行管理，指导他们养成良好的卫生习惯；定期随访，经 2~3 次病原检查为阴性时，方可解除管理；久治不愈的伤寒或病毒性肝炎的病原携带者不得再从事有传播他人危险的职业；艾滋病、乙型和丙型病毒性肝炎、疟疾的病原携带者严禁做献血员。

3）对接触者的措施：指曾接触传染源而有可能受感染者均应接受检疫。检疫期限从最后接触之日起至相当于该病的最长潜伏期。对甲类传染病的接触者应进行留验，即隔离观察。对乙类和丙类传染病接触者应实施医学观察，即在正常工作、学习的情况下，接受体检、病原学检查和必要的卫生处理。对潜伏期较长的传染病，如脊髓灰质炎、麻疹、白喉等，对接触者进行预防接种。对某些有特效预防药物的传染病，必要时可采用药物预防。

4）对动物传染源的措施：对人类危害大且无经济价值的动物应予以消灭，如灭鼠；危害性较大的病畜或野生动物，应予以捕杀、焚烧、深埋，如患狂犬病的狗、患疯牛病和炭疽病的家畜；危害不大且有经济价值的病畜，应予以隔离治疗。此外，还应做好家禽、家畜和宠物的预防接种和检疫工作。

（3）针对传播途径的措施：主要是切断传播途径。各种传染病的传播途径不同，故采用的措施也不同。对肠道传染病，主要是对污染物品和环境消毒、饮水消毒和培养个人良好卫生习惯；呼吸道传染病主要采用通风、戴口罩和空气消毒等措施；虫媒传染病采用杀虫的办法；消毒和杀虫是切断传播途径的有效措施。

（4）针对易感人群的措施

1）免疫预防：包括主动免疫和被动免疫，是控制和消灭传染病的重要手段之一。

2）药物预防：对某些有特效防治药物的传染病，可以采用药物预防。如用磺胺类药物预防流行性脑脊髓膜炎。

3）个人防护：在某些传染病流行季节，对易感者采取一定的防护措施，戴口罩、手套、鞋套、护腿、安全套等可起到个人防护作用。

（5）传染病暴发、流行时的紧急措施：①限制或停止集市、集会、影剧院演出或其他人群聚集活动；②停工、停业、停课；③临时征用房屋、交通工具；④封闭或封存被传染病病原体污染的公共饮用水源。

二、疾病的分布

疾病的分布是指疾病的人群现象，是描述疾病事件（发病、患病、死亡等）在什么时间、什么地区（空间）、哪些人群（人间）中发生及发生多少的现象，在流行病学中简称"三间分布"。

正确描述疾病的分布，有助于认识疾病的群体现象、分布规律及其影响因素，从而为临床诊断和治疗决策提供依据，为进一步探讨病因提供线索，合理制定疾病防制、保健策略和措施提供科学依据。

（一）研究疾病分布常用的测量指标

1. 发病指标

（1）发病率：是指一定时期内、特定人群中某病新病例出现的频率。一般以年为时间单位。发病率的分子为新发病例数，分母是同期暴露人口数。

（2）罹患率：与发病率一样是测量新发病例频率的指标。分子也为新发病例数，不同之处是罹患率一般多用于衡量小范围、短时间的发病频率，以月、周、日或一个流行期为时间单位，多用于描述食物中毒、职业中毒及传染病的暴发流行。

（3）患病率：也称为现患率或流行率，是指在特定时间内，一定人群中某病新旧病例数所占的比例。

（4）感染率：是指在受检查的人群中某病现有的感染人数所占的比例，通常用百分率表示。

感染率与患病率相似，患病率的分子是指病例，而感染率的分子是指感染者。人感染某些传染病，可能不出现任何临床症状，但可通过病原学、血清学及皮肤试验等检测方法获知是否感染。感染率常用于隐性感染的传染病和寄生虫病等的调查中。

（5）续发率：也称家庭二代发病率，指在一定观察期内某种传染病在家庭易感接触者中二代病例出现的百分率。家庭中第一例病例为"原发病例"，不计算在续发率的分子和分母内。自原发病例出现后，在该病最短潜伏期至最长潜伏期之间发生的病例为"续发病例"，即"二代病例"。续发率常用于家庭、集体单位或幼儿园等发生传染病时的流行病学调查。

2. 死亡指标

（1）死亡率：是指某人群在一定期间内死于所有原因的人数在该人群中所占的比例。是测量人群死亡危险最常用的指标。其分子为死亡人数，分母为该人群年平均人口数。常以年为单位计算。

（2）病死率：是一定期间内，患某病的全部患者中因该病而死亡的比例。通常用于病程短的急性病。

（3）生存率：是指患某种疾病的人（或接受某种治疗措施的患者）经 n 年的随访，到随访结束时仍存活的病例数占观察病例总数的比例。常用于评价某些慢性病的远期疗效。

（二）疾病的流行强度

疾病的流行强度是指在一定时期内，某地区某人群中某病发病率的变化及其病例间的联系程度。常用散发、暴发及流行等表示。

1. 散发　是指发病率呈历年的一般水平，病例在人群中散在发生，无明显的联系。散发适用于较大范围（如区、县以上）人群的某病流行强度。确定散发时多与此前 3 年该病的发病率比较，如当年的发病率未明显超过历年一般发病率水平，则为散发。

2. 暴发　是指在一个局部地区或集体单位中，短时间内突然出现很多临床症状相似的患者。暴发常通过共同的传播途径或共同的传染源引起，如集体食堂的食物中毒、托幼机构的麻疹暴发等。

3. 流行　是指某病在某地区的发病率显著超过该病历年的散发发病率水平。有时某病的流行在短期内可跨越省界波及全国甚至超出国界、州界，形成大流行。如 2003 年 SARS 的流行。

（三）疾病的分布形式

1. 地区分布　不同地区疾病的分布不同,这与周围的环境条件有关,它反映出致病因子在这些地区作用的差别。

(1)疾病在国家间和国家内的分布:有些疾病只发生在世界某些地区,如黄热病仅局限于非洲和南美洲,与埃及伊蚊的分布一致。有些疾病的发生呈全球分布,但不同国家的分布不一,各有特点。如霍乱多见于印度;乙肝以亚洲(如中国)感染率较高;有一些恶性肿瘤分布表现出国家间差异较大的特点。

疾病在国家内同样存在不同程度的差异,一方面,某些疾病的分布在一个国家内有严格的地区性,如我国血吸虫病仅限于长江以南地区,与钉螺分布一致。另一方面,一些疾病的地区分布范围较广,但在不同地区其发生有较大差异,如鼻咽癌在我国主要分布于华南地区,以广东省为高发区。

(2)疾病的城乡分布:许多疾病在地区分布上有明显的城乡差别,这与城乡间的各种环境因素、人们生活习惯等密切相关。随着城乡经济的发展,城市化进程的不断加快及交通建设和乡镇工业的发展,以往疾病所表现出的城乡发病差别正在日益缩小。

(3)地方性疾病:疾病的地方性是指由于自然环境和社会因素的影响,常在某一地区呈现发病率增高或只在某地区存在的现象。判断地方性疾病的依据:该病在当地居住的各类人群中的发病率均高,并可随年龄的增长而上升;在其他地区居住的相似人群中,该病的发病率均低,甚至不发病;外来的健康人,到达当地一定时间后可能发病,其发病率和当地居民相似;迁出该地区的居民,该病发病率下降,患者症状减轻或呈自愈趋向;当地对该病易感的动物发生类似疾病。

2. 时间分布　无论传染病还是慢性病,其流行均有随时间推移而不断变化的特点。疾病时间分布的变化主要有短期波动、季节性、周期性和长期趋势4种形式。

(1)短期波动:又称暴发或时点流行,是指在一个集体或固定人群中,短时间内某病发病数突然增多的现象。疾病的暴发常因许多人接触同一致病因素而引起。由于不同疾病其潜伏期存在差别,表现为发病可有先后之分,先发病者为短潜伏期患者,后发病者为长潜伏期患者,大多数病例发生日期往往在该病的最短和最长潜伏期之间。流行的高峰相当于该病的平均潜伏期,因此可以从发病高峰推算暴露日期,从而找到短期波动的原因。一般情况下,传染病的发病曲线都是迅速上升,然后下降,形似钟形,呈对数正态分布。发病达高峰的速度快慢和流行期限的长短与该病的传染性大小、潜伏期长短、流行开始时人群中易感者比例及人群密度等有关。

(2)季节性:就是疾病在一定季节内发病频率升高的现象。主要有严格的季节性、季节性升高、无季节性3种情况。严格的季节性,是指一些疾病的发生严格地限制在一年四季的特殊季节里,而在其他季节不发生。季节性升高,是指疾病在一年四季中均可发生,但在不同的月份,疾病的发生频率可表现出较大的差异,比如呼吸道传染病在秋冬季发病率较高,而肠道传染病在夏秋季发病率较高。无季节性,是指疾病的发生无明显季节性升高的现象,表现为一年四季均可发病,比如艾滋病、乙型病毒性肝炎等。影响疾病季节性分布的因素很多,有气象因素、媒介昆虫、野生动物以及风俗习惯、生产卫生条件、生活水平等。

(3)周期性:是指疾病依规律性的时间间隔发生流行。在无有效疫苗使用之前,大多数呼吸道传染病均可表现出周期性流行的特点。如甲型流感每隔3~4年有一次小流行,每隔

10~15年出现一次世界性大流行。

(4)长期趋势:又称为长期变异,是指在一个相当长的时间内,疾病的发病率、死亡率、临床表现、病原体种类及宿主等随着人类生活条件的改变、医疗技术的进步及自然条件的变化而发生显著变化。

3. 人群分布　疾病的发病率常随人群的不同特征如年龄、性别、职业、种族、民族及婚姻状况等不同而有差异。许多疾病的发病率、死亡率和病死率与这些特征或特征的变化有关。

(1)年龄分布:年龄与疾病之间关联比其他因素都强。几乎每一种疾病的发病率或死亡率均与年龄有关。

(2)性别分布:描述疾病在不同性别人群中的分布规律,一般是指比较男女间发病率和死亡率。疾病分布表现出的性别差异主要是由于接触致病因素的机会不同以及遗传、生理解剖、内分泌等因素不同。

(3)职业分布:从事不同职业的人群,其疾病的分布可能有所不同。在研究职业与疾病关系时应考虑职业接触机会的多少、劳动条件的好坏、不同职业人群所处的社会经济地位和文化卫生水平、劳动强度和精神紧张程度等。

(4)种族和民族分布:许多疾病的分布常表现出种族和民族上的差异,主要原因是不同种族和民族间遗传、地理环境、国家、宗教、生活习惯、卫生水平及文化素质有所不同。

(5)婚姻和家庭状况:婚姻状况的不同可影响疾病的分布特征。家庭是社会组成的基本单位,家庭成员有着共同的生活习惯、遗传特性及生活上的密切接触,一些传染病很容易造成家庭成员间的传播。

(6)社会阶层:是与人们的工薪收入、职业、文化教育程度、生活状况等有关的一个概念。

(7)行为:不同行为人群其疾病的分布特征可表现出明显差异,主要表现为具有不良行为的人群,如吸烟、酗酒、吸毒、不正当性行为、静坐生活方式等,可增加一些疾病的发病危险性,如高血压、冠心病、糖尿病、疲劳综合征、艾滋病等。

4. 疾病的地区、时间和人群分布的综合描述　在实际的流行病学研究中,通常是综合描述和分析疾病的三间分布特点,以获得更丰富的信息。举一个典型的例子:移民流行病学。移民流行病学是通过比较移民人群、移居地当地人群和原居住地人群的某病发病率和死亡率差异,分析该病的发生与遗传因素和环境因素的关系。其研究目的是分析疾病病因中,环境因素与遗传因素的作用大小。其研究的原则:①若某病在移民中的发病率或死亡率与原居住地人群的发病率或死亡率不同,而接近于移居地当地人群的率,则该病主要受环境因素影响;②若某病在移民中的发病率或死亡率与原居住地人群的发病率或死亡率相近,而不同于移居地当地人群的率,则该病主要受遗传因素影响。在具体应用时还需考虑移民人群生活条件、生活习惯的改变程度及原居住地与移居地的社会、经济、文化及医疗卫生水平的差异等。

三、疾病的监测

(一)定义和目的

疾病监测是指长期、连续、系统地收集疾病的动态分布及其影响因素的资料,经过分析将信息上报和反馈,传达给应当知道的人,以便及时采取干预措施并评价其效果。疾病监测的目的主要是了解疾病发生特征,确定公共卫生问题、确定危险因素和高危人群、采取干预措施和评价干预效果等。

（二）分类

根据疾病监测范围,可以分为疾病监测、行为危险因素监测和其他卫生问题监测3类。疾病监测又可分为传染病监测和非传染性疾病监测。传染病监测是疾病监测的最主要内容。

（三）监测的程序和方法

1. 监测的程序　开展疾病监测首先要建立监测组织和监测系统。

监测组织是专门的机构,是负责设计、制定、管理和评估全球或国家疾病监测系统的机构。世界卫生组织是负责全球疾病监测的机构,中国疾病预防控制中心是负责管理全国疾病监测系统的机构。

监测系统是在监测组织机构管理下的有组织、有计划地执行监测工作的操作系统。可分为以人群为基础、以实验室为基础、以医院为基础、以高危人群为对象的哨点监测系统4大类。

疾病监测的基本过程:

（1）收集资料:包括人口学资料、疾病发病或死亡资料、实验室检测资料、危险因素调查资料（吸烟、职业暴露有毒有害因素等）、各种干预措施记录资料（如食盐加碘等）、专题调查资料（如暴发调查等）、其他有关资料。

（2）分析资料:包括资料核实、资料分析、结果解释。

（3）反馈信息:包括横向和纵向两个方向。横向反馈包括反馈给有关医疗机构、科研单位及社区居民。纵向反馈包括向上反馈给卫生行政部门,向下反馈给下级监测机构。

（4）利用信息:为制定预防控制疾病的策略和措施提供依据。

2. 监测的方法

（1）常规报告:指国家和地方的常规报告系统,如我国的法定传染病报告系统。

（2）哨点监测:是指为了达到特定目的,在经过选择的人群中设立哨点,用标准、统一的方法开展的监测。它具有耗资低、效率高、报告质量有保证的特点。比如美国的"流感"监测,是在全国选取260个诊所和医生,按照统一要求每周报告就诊人数和流感样病例数。

（3）主动监测和被动监测:主动监测是指根据特殊需要,由上级单位进行专题调查或要求下级单位严格按照规定收集资料的监测。被动监测是指由下级单位常规上报监测资料和数据,而上级单位被动接受的一种监测方法。主动监测的质量明显优于被动监测。

（4）症状监测:是指系统、持续地收集、分析临床明确诊断前能够指示疾病暴发相关资料并作出合理解释,以便据此开展公共卫生调查。症状监测收集资料包括实验室送检、急诊科主诉、救护车反应记录、处方及非处方药物销售、学校缺课或工厂缺勤、急诊记录的其他体征与症状信息等。

（四）传染病监测系统

世界卫生组织规定的国际监测传染病为流行性感冒、脊髓灰质炎、疟疾、流行性斑疹伤寒和回归热,共5种。我国根据国情增加了登革热,共6种国际监测传染病。《中华人民共和国传染病防治法》（修订草案征求意见稿）将法定报告传染病分为甲、乙、丙3类,共40种。

1. 网络直报系统　传染病网络直报是综合利用计算机技术、网络技术和通信技术,构建一个信息平台,实现了传染病个案从基层到国家的实时报告、动态监测和实时统计,提高了传染病报告的及时性和准确性。

2. 症状监测系统　①流感样病例监测系统;②不明原因肺炎监测系统;③发热出疹性疾病监测系统;④感染性腹泻监测系统。

(五) 非传染病疾病监测系统

1. 慢性病监测系统。

2. 死因监测系统。

3. 伤害监测系统。

(六) 现代技术在疾病监测中的应用

地理信息系统、3S 技术、互联网信息辅助系统等高科技的应用,大大提高了公共卫生监测的效率。

四、探讨疾病病因与影响流行的因素

(一) 病因的定义与病因模型

20 世纪 80 年代,美国约翰霍普金斯大学流行病学教授 Lilienfeld 从流行病学角度定义病因:病因就是那些能使人群发病概率增加的因素,当其中某个或多个因素不存在时,人群该病的发病概率就会下降。流行病学一般将病因称为危险因素,就是使疾病发生概率升高的因素,包括化学、物理、生物、精神心理以及遗传等。

病因模型是用简洁的概念关系模式图来表达病因与疾病间的关系。目前有三类代表性的模型。

1. 三角模型　亦称流行病学三角。该模型认为疾病的发生是宿主、环境、动因三要素共同作用的结果。正常情况下,三者通过相互作用保持动态平衡,人们呈健康状态。一旦三者中的一个因素发生变化,且超过了该三角平衡所能维持的最高限度时,平衡即被破坏,人们将发生疾病。

2. 轮状模型　该模型强调宿主与环境的密切关系。将环境进一步分为生物、理化和社会环境,机体生活在环境之中,而病因存在于机体和环境之中。

3. 病因网模型　多病原学说认为疾病的发生是各种因素共同作用的结果。这些病因相互存在联系,按时间先后连接起来构成病因链。多个病因链相互连接起来形成病因网。其优点是表达清晰具体,系统性强,能很好阐述复杂的因果关系。

(二) 病因的分类

根据来源,病因可分为宿主因素和环境因素两类。

宿主因素包括遗传因素、免疫状况、年龄和性别、种族、性格、气质和精神心理状态、行为因素等。

环境因素包括生物、化学、物理和社会环境因素。

(三) 病因研究方法

1. 描述流行病学　探讨疾病发生的影响因素。

2. 逻辑推理　建立初步的病因假设。

3. 分析性研究、实验性研究　进行检验和验证。

（四）因果推断的逻辑方法

1. 假设演绎法　整个推论过程为:假设演绎地推出具体的证据,然后用观察或实验检验这个证据,如果证据成立,则假设亦成立。从逻辑学上看,反推是归纳的。

2. Mill 准则　①求同法:是指在不同事件中寻求其共同点;②求异法:是指在相似的事件之间寻求不同点;③共变法:是指某因素出现的频率和强度发生变化,某病发生的频率与强度也随之变化,则该因素很可能是该病的病因,二者间往往呈剂量-反应关系;④类推法:是指所研究的某种疾病的病因和分布特征与另一种病因已知的疾病分布特征相似,那么可以推测这两种疾病的病因可能相同;⑤排除法:是指通过对假设的排除而建立假设的方法。

（五）因果关系的推断

1. 因果关联的判断进程　暴露 E 与疾病 D(提出假设)→有统计学关联否?(排除偶然即随机误差)→有偏倚否?(排除虚假或间接关联即选择偏倚、信息偏倚或混杂偏倚)→有时间先后否?(前因后果)

2. 因果关联　是指一定的原因产生相应的结果。因与果在空间上总是相伴存在,在时间上总是先后相随。因果关联有以下几种联系方式:单因单果、单因多果、多因单果、多因多果。

3. 因果关联的推断标准

(1)关联的强度:是两事件发生频率的相对比。常用指标相对危险度(RR)或比值比(OR)表示。关联的强度越大,则研究因素与某种疾病的因果关系可能性就越大。例如,吸烟与肺癌的 RR 值为 13.7,而吸烟与冠心病的 RR 值为 2,因此提示吸烟与肺癌的因果关联的可能性比吸烟与冠心病的因果关联的可能性大。

(2)关联的时间顺序:因果关联中,有因才有果,"因"一定先于"果"。吸烟发生在肺癌之前,潜伏期几年至数十年。

(3)关联的特异性:是指病因与疾病有严格的对应关系,即某种因素只能引起某种特定的疾病,某种疾病只能由某因素引起。如果某病与多种因素有关,或某因素与多种疾病有关,就不能称为特异性。

(4)关联的可重复性:是指在不同人群、不同地区、不同时间由不同的研究者用不同的方法进行研究均可获得相同的结果。例如,吸烟与肺癌的联系已经有许多国家的不同学者在不同时间用不同方法重复研究数百次,结果一致性很好。

(5)剂量-反应关系:随着某因素暴露剂量的增加,人群中发生某病的频率随之增加、因果联系的强度增大,则认为该因素与该疾病间存在剂量-反应关系。研究结果发现吸烟量越大、时间越长,肺癌的发病率、死亡率越高,两者具有明显的剂量-反应关系。

(6)因素与疾病分布的一致性:是指研究的因素与研究的疾病二者的分布相符合。例如,研究发现肺癌死亡率的增加与烟叶和纸烟的消费量之间呈明显的相关关系,提示肺癌与吸烟之间存在因果联系。

(7)关联的生物学合理性:是应该符合疾病的自然史和生物学原理,即用现代医学知识可以对其作出合理解释。例如,香烟的烟雾和焦油中的化学物质如苯并芘、砷等都是较强的化学致癌物,可引起支气管上皮细胞鳞状化及癌变。

(8)实验证据:观察性研究的结果如能得到实验证据的证实,则说服力大大提高。

(9)相似性:是指如果已知某化学物有致病作用,当发现另一种类似的化学物与某疾病有联系时,则两者因果关系成立的可能性也较大。

在因果关联的判断中,必须满足关联的时间顺序,其他上述标准满足得越多,因果关联的可能性越大。

第四节　现场流行病学

一、现场流行病学的定义

现场流行病学主要以突发公共卫生事件的解决为目的,采用现代流行病学和其他学科的理论和方法,及时作出科学的调查结论,并采取有效的控制措施。美国疾病预防控制中心资深学者 Michael B. Gregg 在其组织编写的《现场流行病学》一书中提出现场流行病学通常包含以下几个特征要素:①问题发生的时限难以预料;②必须立即对该问题作出反应;③流行病学工作者必须亲赴现场解决问题;④由于须采取及时的控制措施,研究设计和方法受到紧急情况的制约,可能导致调查深度受限。

现场流行病学通常与研究型流行病学(academic epidemiology)相对应,后者是指在公共卫生学院或科研机构中,以理论和方法为主要研究内容的流行病学。现场流行病学所要解决的问题一般不是常规性疾病和健康问题,而是突如其来、且对社会和公众产生重要影响的公共卫生事件,这类事件本身或其具体的发生时间具有不确定性。因此,现场流行病学与研究型流行病学区别的关键就在于所要解决或研究的问题不同。此外,现场流行病学还要求:调查的启动一定是果断迅速,调查的方式一定是亲临现场,调查的目的一定是解决问题。

二、现场流行病学调查步骤

现场流行病学调查方法通常概括为 10 个步骤,简称"现场调查十步骤"。

1. 现场调查的准备　当需要启动现场调查时,除了常规性准备工作(如制订预案、演练和储备应急物品等)之外,还要考虑沟通、协调、合作和组织等管理学理论及方法。

2. 确定问题的存在　判定突发公共卫生事件是否存在及其危害程度不是一件易事,这不仅有赖于已有监测系统是否建立、是否运转良好,还取决于应急主动监测系统是否可以给出及时而准确的结果反馈,现场流行病学更加注重或者依赖后者的成功与否。

3. 核实诊断　就是确定事件是由何种疾病所导致的,其基本原则是临床表现、实验室结果和流行学证据三方面资料的综合利用。

4. 病例定义和病例搜索　确定病例定义是现场流行病学调查的基本步骤,又是关键点和难点,按照病例定义的敏感性高低,一般分为疑似病例、临床诊断病例和确诊病例,病例搜索包括确定暴露人群和病例数、计算罹患率以及开展个案调查等。

5. 三间分布分析　时间、地区和人群("三间")分布的理论和方法,是现场流行病学最重要的内容,其首要目的是明确高危人群,形成突发公共卫生事件发生的初步线索或假设。

6. 形成假设　根据调查取得的三间分布资料,对突发公共卫生事件发生的原因作出初步解释。

7. 验证假设　采用分析流行病学方法,如病例对照研究和回顾性队列研究方法,同时收集有关事实,对形成的假设展开进一步调查。

8. 进一步调查及实验室证据的搜集　进一步调查的目的主要是让现场调查更加准确、更加完善,进一步提高病例定义的特异度和灵敏度,精确地掌握高危人群,更加系统地揭示疫情或事件发生的机制,同时进一步观察所采取的控制措施的效果。判定突发公共卫生事件的病原体、暴露因子、传播机制等,特异性实验室检测结果必不可少,现场流行病学工作者需要与实验室工作人员建立密切的协作关系,加强二者的理解和沟通,这对于快速、准确地处置突发事件至关重要。

9. 采取控制措施　通常也被称作"现场干预",突发公共卫生事件本身的性质决定了现场调查与采取措施相辅相成,但有时又是互相矛盾的。当缺乏有关传染源、病因、事件的潜在影响等确切的资料时,采取勉强的控制措施,可能会引起事件相关方的质疑,但如果推迟控制措施的采取时间,可能会引发事件的蔓延。如何找到合适的平衡点,既能保护公众健康又能减轻社会经济损失,是现场流行病学工作者持续学习的缘由与目标。

10. 展示调查结果　这是现场流行病学工作者的重要任务之一,主要包括调查结果的报告、反馈、发布、交流和发表等。此外,现场调查结果的展示过程也是对突发公共卫生事件再分析的过程。

三、现场调查方法与技术

(一)现场调查方法

常用的调查形式主要包括集体讨论法、深度访谈法,这属于定性调查;还包括定量调查,主要依据固定格式的调查表,问题的顺序都是事先安排好的,询问的过程也是直接的,主要形式有面访,如入户访问、街头访问、固定地点调查、电话调查等。

(二)调查表和调查员

1. 调查表　一份规范的调查表包括:封面信(前言)、问题、答案、编码和调查指导(填表说明)几个部分。

(1)调查表设计原则:目标明确,有的放矢;尽可能使用标准问题;尊重被访者的尊严和隐私;预调查;电子化。

(2)调查问题的设计与书写要求:文字简单明了,易为被访者理解;避免问题具有诱导性;问题的排列遵循同类组合、先易后难、先次后主、先一般后特殊、先大后小、先封闭后开放的原则;敏感问题的设计采用调查对象转移法、调查角色假定法、敏感问题靠后等方法;调查问题的种类可根据研究目的与作用分成分析和备查两类,也可根据所列问题提供答案的方式,将问题分为开放式问题、封闭式问题、半封闭式问题。

(3)问题答案的设计与书写:尽量采用客观的、定量的指标,易于填写,问题答案的设置应全面,但不应太多。

(4)封面信(前言):是为了向被调查者介绍研究工作,恳求他们支持并快速准确予以回复,取得被调查者信任和合作的一个重要环节。包括以下内容:介绍组织该调查的负责机构;说明调查对象的合作对这个调查的重要性;强调该调查的保密性;感谢被调查人的合作。封面信应简明扼要,每一句话都为了一个明确的目的。

(5)编码:是指用一个数字代表一个答案选项,这是整理资料的重要环节,以便进一步处理和分析。封闭式问题答案容易编码,便于用计算机做统计分析;开放式问题往往不能用统计方法分析,如确需编码和统计分析,往往需要事先条理化、概念化,但这容易丢失部分信息。编码可以有预编码和后编码两种方式,在建立调查表时即可建立编码,称预编码;也可在调查表已收回后根据具体情况才进行编码,即后编码,提倡尽量使用后编码。

(6)调查指导(填表说明):是指对填写调查表内容的具体指导或说明,即对如何回答问题或选择答案作出明确的说明。对问题的概念和名词给予通俗易懂的解释,对其含义、范围予以说明。总之,对调查表中需要予以说明的地方必须明确界定。

(7)调查问卷的信度和效度:问卷调查是通过询问(面对面、电话或邮寄)的方式,了解调查对象的属性、具备的知识,对某些问题的态度以及行为的一种工具。和其他工具一样,对它的真实性和可靠性(即效度和信度)也需要进行验证。

信度即测量工具的可靠性,它是指采用相同测量工具(如问卷)对同一对象进行重复测量时,所得结果相一致的程度。

效度即测量工具的有效度或准确度,它是指测量结果与试图到达的目标之间的接近程度,是测量工具(如问卷)真实性的检验。

好的测量工具首先必须具备很好的信度,如果信度不高,根本就无法获得好的效度。尽管高信度是高效度的基础,但信度高并不能保证高效度。

2. 调查员

(1)调查员的角色:在现场调查中提高问卷的回收率;调查员能够对被访者仔细追问"我不知道"或"我没意见"等答案;对容易混淆的问卷项目,调查员能够提供指导,澄清相关问题的理解;调查员在现场同时可以观察受访者。

(2)调查员守则:外观得体,举止友善大方;熟悉调查问卷和问卷说明书;谨遵问卷中的遣词造句;准确地记录答案;深入追问受访者。

(3)协调与管理:调查员培训;问卷调查督导。

(三)访谈技术

1. 常用的访谈技术

(1)访谈提问:访谈一般以简单、随和的问题开始。访谈问题的排列应遵循一定顺序,如时间顺序;先一般后特殊,先封闭后开放;归纳组合等方法。

(2)提示:如果被访者对提出的问题不作答或长期保持沉默,访问者需要给予中性提示,再次承诺对其提供信息绝对保密。

(3)澄清:开展调查时应准备一个需要澄清问题的指导。当被访者请求澄清时,被访者应以同样的方式澄清。

(4)面对面访谈:是一个互动过程,访谈者和被访者相互影响,并对访谈结果产生影响。给被访者良好的第一印象;发问清晰、委婉、从容;保持中立;耐心倾听;具备良好的控场能力。

(5)记录:分为当场记录和事后记录两种。①当场记录是征得被访者同意的情况下,边访谈边记录,这种记录方式记录的资料比较完整,但有时因忙于记录而忽略了被访者的非语言信息,甚至引起被访者的反感。可两名访谈者合作,一个访谈,一个记录,或使用录音设备,事后整理。②事后记录是访谈结束后,访谈员根据记忆进行记录,但资料完整性在很大程度上依赖访谈者的记忆和偏好,容易导致调查员偏倚。

(6)结束访谈:正确把握结束访谈时机;被访者谈兴正浓时,可以转移视线、查看钟表等暗示他不要继续谈下去,或适时插话结束访谈;被访者感到疲乏厌倦、没有谈兴时,应尽快结束访谈。

结束时要记住感谢被访者所付出的时间。保持专业性和愉快的情绪,提供联系办法以便被访者对访谈提出任何疑问。在结束访谈前,快速检查一遍访谈的问题和记录,确保所有问题都已回答。

2. 电话调查访谈技术

(1)电话自我介绍:标准的自我介绍,告诉被访者我是谁、我在做什么、我要怎么做。如能继续告诉对方此项访问是为了帮助解决什么问题,或给他带来什么好处,被访者就能更好地配合。

(2)选择合格被访者:一般根据不同项目要求使用甄别问卷、配额抽样等。只有按照项目的要求找到合适的被访者,才能进行访问。

(3)规范电话询问:通常要求调查员做到清晰完整地按照问卷题目的原话读出"问题+题目中包含的解释";能让被访者理解提问内容,不可误导被访者,不可过度解释;重读下划线的关键词;较复杂的问题,适当地完整重复问题;读题时留出适当的时间让被访者理解;提问过程中留意被访者反应;过渡句完整读出,以引导被访者集中注意力;发音清晰,音量和速度合适。

(4)正确处理被访者的回答:追问的方法遵循将问题重复、重复被访者的回答;利用停顿或沉默等待被访者进一步思考问题的答案。

四、突发公共卫生事件应急现场调查方法

(一)突发公共卫生事件概述

1. 突发公共卫生事件的概念　突发公共卫生事件是指突然发生,造成或可能造成社会公众健康严重损害的重大传染病疫情、群体性不明原因疾病、重大食物和职业中毒以及其他严重影响公众健康的事件。

2. 突发公共卫生事件的特征　①突发性;②公共性;③严重性;④紧迫性;⑤复杂性;⑥综合性;⑦国际性。

3. 突发公共卫生事件的分类　根据事件的表现形式可分为两类:①在一定时间、一定范围、一定人群中,当病例数累计达到规定预警值时所形成的事件,如传染病、食物或职业中毒、预防接种反应等。②在一定时间、一定范围,当环境及其他危害因素达到规定预警值时所形成的事件,病例为事后发生,也可能无病例,如传染病菌种或毒株丢失、化学物泄漏事件等。

根据事件的成因和性质可分为八类:①重大传染病疫情;②群体不明原因疾病;③群体性预防接种反应和群体性药物反应;④重大食物中毒和职业中毒事件;⑤重大环境污染事故;⑥"三恐"事件,即:生物、化学、核辐射恐怖事件;⑦自然灾害;⑧其他影响公众健康的事件。

4. 突发公共卫生事件的分级　根据突发公共卫生事件的性质、危害程度、涉及范围,可将突发公共卫生事件划分为特别重大(Ⅰ级)、重大(Ⅱ级)、较大(Ⅲ级)和一般(Ⅳ级),依次用红色、橙色、黄色和蓝色预警。

5. 突发公共卫生事件应急预案的启动和预警发布　突发公共卫生事件发生时,事发地

的县级、市(地)级、省级人民政府及其有关部门按照分级响应的原则,启动响应的应急预案,作出相应级别应急反应。同时要遵循突发公共卫生事件发生发展的客观规律,结合实际情况和预防控制工作的需要,及时调整预警和反应级别,以有效控制事件,减少危害和影响。

事发地之外的地方各级人民政府卫生行政部门接到突发公共卫生事件情况通报后,要及时通知响应的医疗卫生机构,组织做好应急处理所需的人员和物资准备,采取必要的预防控制措施。

(二)应急现场调查目的、思路与原则

1. 应急现场调查目的 ①控制疾病进一步发展,终止暴发或流行;②预防流行再次发生;③查明原因或寻找病因线索及危险因素。

2. 应急现场调查思路 ①核实事实确定性质;②查"三间"分布;③把握全局,注意细节;④根据事实分析问题;⑤救治、调查、控制并举;⑥寻找病因与查清传播途径并重。

3. 应急现场调查原则 ①预防控制优先;②实事求是;③现场调查和实验室相结合。

(三)应急现场调查方法

1. 疾病暴发调查 暴发是指在某局部地区或集体单位中,短时间内突然出现很多临床症状相似的患者,在采取有效控制措施后,病例迅速减少。

针对暴发的流行病学调查称为暴发调查,其根本目的是尽快查明病因,以便及时采取针对性的措施,控制疫情的进一步发展。

现场调查的十大基本步骤与任务如下。①确定暴发存在:核实暴发信息,排除可能的人为原因;②组织准备:人员安排,物资准备;③制订病例定义:根据目的建立病例定义,确定各种病例;④病例搜索、核实病例:严格按照病例定义,核实诊断并计算病例数;⑤描述疾病的三间分布:描述疾病在不同时间、地点、人群中的分布特征,注意分层交叉分析;⑥建立假设并验证假设:根据临床、实验室和流行病学特征,提出并验证假设;⑦相关卫生学调查:调查现场环境状况,实际情况是否支持假设;⑧采取控制措施:根据疾病的暴发特征,确定应采取的预防和控制措施;⑨确定暴发终止:根据不同类型疾病暴发的特征,确定暴发终止;⑩撰写总结报告:记录暴发经过、调查步骤和结果,总结经验并提出相关建议。

2. 紧急状况调查

(1)导致紧急状况的条件包括:①人群中存在引入和传播某种重要疾病的危险。②有理由认为将会发生大量病例或受难者,可能引起严重的伤残或死亡。③由于该病的存在有引起社会和/或经济混乱的危险。④由于专业人员、组织经验、物资或设备等原因,致使行政当局不能妥善处理的情况。⑤存在国际传播的危险。

(2)紧急状况的发现与确立:①常规流行病学监测发现。②主动监测发现。选择有必要进行主动监测的疾病的标准包括:有重大的公共卫生意义、在当地呈地方性或与另一国家的某一疫点有密切联系、一种新病(如新冠肺炎)的出现或有出现的危险,而该病在当地传播的潜在危险性不明、某些人群组对该病没有免疫或免疫水平很低、当地有大量潜在的昆虫、动物传播媒介和储存宿主的群落、异常的生态(森林砍伐、洪水、地震等)环境有利于某病的传播。③国际通报获得。当流行发生时,WHO成员国必须向WHO迅速报告,WHO通过出版流行病学周报将各国的疾病流行情况反馈到各成员国。

通过分析以上各种信息,预测疾病的流行程度、可能的危害大小,结合本地卫生机构处理疾病流行的能力,判断紧急状况是否已经发生或将要发生。依据导致紧急状况六大条件,满足的条件越多,成为紧急状况的可能性越大。

（3）预防控制措施

1）一般情况下的疾病预防:以监测为重点,采取针对传染病三环节(传染源、传播途径、易感人群)的综合性措施。①疾病监测:传染病监测、非传染病监测、环境监测及病原学监测。②针对传染源的措施:加强病原携带者的筛查与管理;治疗、隔离和管理零星病例。③针对传播途径的措施:针对外环境中可能存在病原体的实体采取措施。④针对易感人群的措施:预防接种,一般情况下以自动免疫为主;个体防护,一切防病原暴露的措施;健康教育,疫区重点人群、重点职业进行健康教育。

2）重大灾害条件下的疾病预防:建立、健全灾区疫情监测系统,制定应急预案,灾期的传染病报告一日一报;实施应急预防接种;特殊化学品危险物的处理及预防;搞好环境卫生,抓好饮食卫生,迅速解决饮水卫生问题;做好心理咨询与治疗。

3）疾病流行的控制:对患者实施"五早"措施,即早发现、早诊断、早报告、早隔离、早治疗;对密切接触者应急预防接种、药物预防、医学观察隔离治疗等;针对动物传染源如果有重大经济价值的动物,隔离治疗;一般动物可采用杀死、焚烧等措施,禁止有病动物的外运;对可疑传染疾病的水或食物等,则应封存、销毁食物及采取净化水源的措施;对污染的外环境随时消毒和终末消毒、杀虫、灭鼠等。

五、现场调查报告的撰写

（一）调查报告的分类

1. 根据调查事件发展过程分类　发生报告、进程报告、阶段报告、结案报告。

2. 根据调查报告适用对象和撰写目的分类　行政报告、业务总结、医学论文、新闻通稿、简报。

3. 根据调查报告涉及的内容分类　暴发疫情调查报告、不明原因疾病调查报告、中毒事件报告、环境污染事件报告、疾病监测评价报告、卫生需求调查报告、疾病负担评价调查报告。

（二）调查报告的写作程序

1. 资料收集整理准备　对资料需要进行认真的整理并初步分析研究,去伪存真,提炼取舍,然后对资料进行归类。

2. 酝酿准备　即写作的前期准备,作者应根据收集、掌握的调查资料,完成相关数据的统计分析及有关图表的绘制工作,为报告撰写准备好原材料,同时查阅、收集参考文献,进行构思,形成写作的大体思路。

3. 实施写作　可以先打腹稿或拟定调查报告的写作提纲,然后一气呵成;也可以思考成熟一段书写一段,然后再连贯成篇。

4. 修改定稿　初稿完成后,应从全文通篇考虑,前后对照,反复默诵,认真推敲;同时注意对报告的主题、材料、结构、语言文字和标点符号进行检查,检查文中资料引用、分析是否准确、论点和概念是否明确、语言是否流畅、逻辑是否完善,然后做进一步的修改,直至最终定稿。

（三）调查报告的写作要求

现场调查报告写作的基本要求:规范性、时效性、真实性、科学性、实用性和创新性。

写作应该遵循的原则:无固定格式、强调实用性、强调真实性、主体部分写作以时间为序、参照医学论文写作的有关要求。

1. 格式及各部分的写作

(1)题目:主要是用简练的语言准确表达现场调查事件的时间、地点和主要原因,根据需要时间和地点有时可省略。如果暂时不能确定事件的性质或者为不明原因疾病,可以考虑冠以"关于某地某症状体征聚集性病例的调查报告",不提倡使用"关于某地不明原因疾病(事件)的调查报告",尤其是在缺乏科学证据的情况下要慎用。

(2)提要:提要不是调查报告的必要组成部分。它是将本次调查的卫生事件的概貌、调查结果及主要结论、意义等用十分精练、准确的文字介绍,能使读者在较短的时间里确切地了解报告的主要内容和结果。

(3)前言:简述发现事件的信息来源(包括接报与上报情况)、事件发生的经过、开展本次调查的性质(受基层邀请、领导委托或事件本身需要等)、简单描述现场工作的经过、主要做了哪些工作(包括听取基层汇报、核实诊断、现场调查内容等)、地点和日期。前言一般200字左右。

(4)正文:是调查报告的主体,包括事件的背景、事件的经过、处理过程及效果评价、建议。

事件的背景主要介绍卫生事件的背景资料,包括社会因素和自然因素,反映了事物产生的客观基础。

介绍了背景之后,要按时间顺序描述卫生事件的经过,一般分为三个部分:临床特点、流行特点、病因或流行因素推测。

处理过程及效果评价主要是描述各种技术措施的落实过程情况,如采取措施的时间、范围和对象等;应选择过程性指标进行描述,如疫苗接种率、传染源的隔离率等;防制措施实施后,应对其效果作出评价,反过来也是验证调查分析是否正确;如果效果不佳或发生继发病例,应说明原因以及提出需要修正的控制措施;要分开描述已采取的防制措施和即将采取的防制措施。

建议要综合各方面的情况,根据调查结果、流行因素分析及措施落实情况、事件的复杂程度,分析预测该事件的可能发展趋势,提出下一步工作建议,包括进一步调查研究的建议及尚需解决问题的对策与方法。

(5)小结:小结不是调查报告的必要组成部分,如果已经写了提要,则不用写小结。小结一般有3种形式:概括全文,综合说明调查报告的主要观点,深化文章的主题;在对资料进行深入细致分析的基础上根据正文形成结论;针对发现的问题提出建议或可行性方案。

(6)落款:包括署名和日期。

2. 写作注意事项

(1)题目与调查报告的内容相一致,防止文不对题。

(2)注意相关背景部分的描述,避免重点背景交代不清或无关背景夹杂其中。

(3)列举材料要充分,要全面介绍流行病学调查结果,不要仅列举对结论有利的材料。

(4)建议要具体,要具有较强的可操作性。

六、控制措施与评估

应根据疾病的传染源和传播途径以及疾病的特征确定控制和预防措施。预防控制的主要措施包括消除传染源、减少与暴露因素的接触、防止进一步暴露和保护易感及高危人群，最终达到控制、终止暴发或流行的目的。

现场流行病学调查的终点不是突发公共卫生事件的平息，而是根据事件调查处理结果，建立相应的监测系统或者对已有监测系统作出必要的优化调整，使其适应新的需要，才算突发公共卫生事件应对结束。现场调查的每一步需要考虑的问题有以下几点。

1. 通过评估疾病的严重性、可疑病原体的特性、可能的易感者数和暴露程度以及暴发的可能原因，获取可利用的信息，界定公共卫生问题的范围。

2. 确定暴发的可能原因是否持续存在，是否因为潜在性持续存在的原因和暴露，影响据此提出的干预措施；考虑是否有经验性的干预措施可以利用，以降低或消除持续存在的暴露危害和疾病。

3. 对于每一项可能的干预措施，当缺乏可以利用的相关信息时，在调查阶段就应该对干预措施实施的费用和效益进行评估。

4. 所有合理地经验性干预措施都应该被采用。

5. 在任何时候，对采用的和未被采用的干预措施都应该与社区中的相关人群进行沟通，包括被暴露或受波及的人群，以及其他需要知情的人群。

6. 连续不断地利用现场调查获得的最新信息对干预措施进行调整，对干预措施的效果进行评估。

（苏　通　赵文娜）

第 五 章

消毒基本知识

消毒是研究和环境微生物进行斗争的科学。是采用物理、化学或生物学的方法,消除各种外环境中可引起人和动物生病的少数有害微生物,控制造成经济损失的其他微生物,从而达到阻断传染病的传播、防止医院感染、减少微生物对食物和物品的损坏、促进工农业生产的目的。因此,消毒学可以定义为:研究杀灭、去除和抑制外环境中病原微生物和其他有害微生物的理论、药物、器械与方法的科学。根据杀灭微生物的程度,消毒学可分为灭菌、消毒、防腐与保藏四个方面。在医学中,消毒是对传播媒介上的微生物,特别是病原微生物进行杀灭或清除,使达无害化处理的总称。达到无菌程度的消毒又称灭菌;防止食品等无生命有机物腐败的消毒又称防腐与保藏。

第一节　消毒有关概念和专业名词

一、消毒与灭菌

消毒与灭菌虽然指杀灭或清除传播媒介上的微生物,但却代表两个不同的概念。消毒是指杀灭或清除病原微生物,使之达到无害化。灭菌是指将所有微生物,不论是病原微生物或是其他微生物,全部杀灭或清除。消毒的保证水平为 10^{-3},指 1 000 件物品经消毒处理后仅能有 1 件上有微生物存活;灭菌的保证水平为 10^{-6},指 100 万件物品经消毒处理后仅能有 1 件上有微生物存活。因此,消毒处理不一定都能达到灭菌要求,而灭菌一定可达到消毒目的。杀灭人体内的微生物,应属于化学治疗范畴,一般不作为消毒措施。

二、消毒剂与灭菌剂

用于消毒的药物称为消毒剂。消毒剂不一定要求能杀灭所有的微生物,例如石炭酸、新洁尔灭等能杀灭细菌繁殖体但不能杀灭芽孢。用于灭菌的药物称为灭菌剂。灭菌剂必须具有能杀灭一切微生物的能力。由于细菌芽孢的抵抗力最强,所以一般都以能否杀灭芽孢作为灭菌剂的标准。环氧乙烷、过氧乙酸一类药物,既能杀灭各种繁殖体型的微生物,又能杀灭细菌芽孢,都是很好的灭菌剂。当然,灭菌剂也可作为消毒剂来使用。

三、抗菌剂与抑菌剂

抗菌剂指能够在一定时间内,使某些微生物(细菌、真菌、酵母菌、藻类及病毒等)的生长或繁殖保持在必要水平以下的化学物质。抗菌剂是具有抑菌和杀菌性能的物质或产品。抑菌剂就是能抑制细菌生长的物质。抑菌剂可能无法杀死细菌,但它可以抑制细菌的生长,阻止细菌滋生过多、危害健康。

四、杀灭作用、抑制作用与抗微生物作用

处理微生物,使之彻底死亡,成为杀灭作用。如仅使之停止生长与繁殖,一旦作用因素去除仍可复苏,则称为抑制作用。杀灭与抑制作用,统称为抗微生物作用。有的消毒剂在浓度较高或作用时间较长时,对微生物有杀灭作用,而浓度较低或作用时间短暂,仅具有抑制作用;有的则对细菌繁殖体有杀灭作用,而对芽孢却仅能起抑制作用。疾病防控消毒中,要求的是"灭"病原微生物,不是"抑制"病原微生物。因此,在选择消毒剂以及决定使用浓度或作用时间时,必须加以注意。

五、预防性消毒与疫源地消毒

疾病防控工作中的消毒,可分为预防性消毒与疫源地消毒。预防性消毒是指在未发现传染源的情况下,对有可能被病原微生物污染的物品、场所和人体等进行的消毒。例如,公共场所消毒、运输工具消毒、餐具消毒、饮水消毒、饭前便后洗手、粪便污水无害化处理和皮毛原料的消毒等,都属于预防性消毒。这些措施应作为制度,不论是否确知被病原微生物污染,都应经常进行。疫源地消毒是指有传染源(患者、带菌者、患者的排泄物、污染的物品及环境空气等)的情况下进行的消毒。传染病医院对患者分泌物、排泄物、污染物品和病室等进行的消毒,以及疾病预防控制中心对病家进行的消毒都属于这一类措施。

六、随时消毒与终末消毒

疫源地消毒可分为随时消毒和终末消毒。随时消毒是指在传染源存在的情况下为及时杀灭或清除由传染源排出的病原微生物而随时进行的消毒。终末消毒则是指在传染源因住院隔离、病愈或死亡后,对原所在场所进行的最后一次彻底的消毒。及时进行终末消毒,杀灭或清除传染源遗留下来的病原微生物,是消灭疫源地的一个重要措施。

第二节　消毒的方法及选择

一、消毒的方法

(一)物理消毒法

利用物理因子作用于病原微生物,将之杀灭或清除,叫作物理消毒法。物理因子按其在消毒中的作用,可分为以下五类。

1. 具有灭菌作用　主要有热力、电离辐射、微波、红外线与激光等,可以达到灭菌水平。

2. 具有消毒作用　如紫外线与超声波等。往往可杀灭大量微生物,但达到灭菌要求较难。

3. 具有自然净化作用　如冷却、冰冻、干燥等。它们杀灭微生物能力有限,多在自然净化中发挥作用。

4. 具有除菌作用 如机械清除、通风与过滤除菌等。此类措施虽不能杀灭微生物,但可将它们从传播媒介上去除,同样可起消毒或灭菌作用。

5. 具有辅助作用 如真空、压力等,本身不能杀灭微生物,但可为杀灭、清除或抑制微生物创造有利条件。

目前,我国消毒工作中,应用比较普遍的物理消毒方法是加热处理、紫外线照射与过滤除菌,特别是各式各样的加热处理消毒方法。

(二)化学消毒法

利用化学药物杀灭病原微生物的方法,叫作化学消毒法。从使用时的物理状态来分,化学消毒剂有液体、固体与气体三大类。

根据杀菌作用强弱,化学消毒剂可分为:①高效消毒剂,能杀灭各种细菌、真菌和病毒,包括细菌芽孢。其中可使物品达到灭菌要求的高效消毒剂,又称灭菌剂。使用化学药物进行灭菌,一般不需加热,故与其他不需加热处理的灭菌措施(如电离辐射)合称为冷灭菌。这类消毒剂包括过氧化物类消毒剂:过氧化氢、过氧乙酸、臭氧、二氧化氯;醛类消毒剂:甲醛、戊二醛、乙二醛;烷基化类消毒剂:环氧乙烷、乙型丙内酯;含氯消毒剂:漂白粉、次氯酸钠、次氯酸钙、二氯异氰尿酸钠、三氯异氰尿酸等。②中效消毒剂,能杀灭细菌繁殖体、结核分枝杆菌、真菌和病毒,但不能杀灭细菌芽孢。这类消毒剂有碘类消毒剂:如碘伏、碘酊;醇类消毒剂:乙醇、异丙醇等。③低效消毒剂,只能杀灭部分细菌繁殖体、真菌和病毒,不能杀死结核分枝杆菌、细菌芽孢及抗力较强的真菌和病毒,如酚类消毒剂、季铵盐类消毒剂、双胍类消毒剂。

只能抑制微生物的生长而不能将之杀灭的药物称为抑菌剂。仅依靠抑菌作用,不能防止传染病散播。有的药物杀菌作用属于低效组,但抑菌作用却可以很强,例如季铵盐类消毒剂。

任何单一化学消毒剂都存在一定不足。为提高现有消毒剂的杀菌效果与改进其不佳性能,常用两种或两种以上化合物组成复方消毒剂。复方消毒剂可由消毒主要成分与下列药物中的一种或几种构成:①提高杀菌效果的成分,协同消毒剂、表面活性剂、激发剂、增效剂、酸碱调节剂;②改进其他性能的成分,稳定剂、去垢剂、防锈剂、雾化剂、黏附剂。通过化学成分配伍并组成复方消毒剂,可达到下列一项或几项目的:①提高杀菌效果;②增强消毒剂稳定性;③增加去垢作用;④防止对物品腐蚀;⑤增进溶解作用。

不同化学消毒剂的杀菌机制不同,主要有下列几种作用:①使菌体蛋白质变性或凝固,例如氧化剂、醛类、醇类等消毒剂均可通过使菌体蛋白质变性而导致细菌死亡;②干扰、破坏细菌的酶系统,例如某些氧化剂可与细菌蛋白酶中的巯基结合使酶失去活性;③损伤细菌细胞膜,酚类、表面活性剂、脂溶剂等,能改变细胞膜结构,使胞外液体内渗,致使细菌裂解死亡。

(三)生物消毒法

利用一些生物及其产生的物质来杀灭或清除病原微生物的方法叫作生物消毒法。在自然界有的微生物在新陈代谢过程中,往往形成不利于其他微生物存活的物质或环境,并将其杀灭。例如,传统的污水净化可通过缺氧条件下厌氧微生物的生长来阻碍需氧微生物的存活;粪便、垃圾的发酵堆肥,可利用嗜热细菌繁殖时产生的热杀灭病原微生物。除抗生素外,目前还发现大量的生物及其产物具有杀菌、消毒作用,如各种噬菌体对细菌的裂解作用、天然植物提取液(松树油、桉树油、麝香草油、柠檬果等)、抑菌肽、杀菌蛋白、溶菌酶、核酸酶等。

二、消毒方法的选择

为使消毒工作能顺利进行并取得较好的效果,必须根据不同情况,选择适宜的方法。一般在选择方法时,应考虑下面几个问题。

(一)病原微生物的种类

疾病防控消毒工作中遇到的病原微生物种类很多,它们对各种消毒处理的耐受性不同。细菌芽孢对大多数消毒处理的耐受力比其他类型微生物强得多,只有使用较强的热力与辐射处理或灭菌剂处理才能取得较好的效果,所以一般都以它们作为最难消毒的代表。结核分枝杆菌、真菌孢子、肠道病毒与肉毒杆菌毒素等,它们对有的消毒措施比较敏感,对有的则具较强的耐受力。例如,结核分枝杆菌对热力消毒很敏感,而对某些消毒剂的耐受力却较其他细菌繁殖体强得多;真菌孢子对紫外线抗力很强,但却较易被电离辐射所杀灭;肠道病毒对过氧乙酸的耐受力与细菌繁殖体近似,但季铵盐类消毒剂对之却无效;肉毒杆菌毒素较易被碱所破坏,但对酸的耐受力较一般细菌繁殖体要强得多。这一类对各种消毒措施耐受力相差较大的微生物,情况比较复杂,在选择方法与使用剂量上,应予以重视,至于其他细菌繁殖体与病毒,以及螺旋体、支原体、立克次体与衣原体等,它们对消毒处理的耐受力最差,一般常用方法都可得到较好的效果。

(二)处理对象的性质

同样的消毒方法对不同性质的物品,效果往往不一样。例如,对垂直墙面的消毒,油漆的光滑表面,药物不易停留,使用冲洗或药物擦拭的方法效果较好;粉制的粗糙表面,较易濡湿,以喷雾处理为好。使用环氧乙烷气体熏蒸消毒时,对易于吸收药物的布类、纸类,效果较好;对于不吸收环氧乙烷的表面,如金属等,则需要时间较长。

此外,还应考虑对处理对象的损害问题。例如,高压蒸汽灭菌皮毛制品、环氧乙烷熏蒸制品、高浓度过氧乙酸或含氯消毒剂浸泡棉织品、用煤酚皂溶液多次长时间浸泡乳胶手套等,都可使处理对象遭到不同程度的损坏。对于食品、餐具等,应注意不要使用有毒或具有恶臭的消毒剂处理。

(三)消毒现场的特点

一方面应考虑当地所具备的条件,另一方面应考虑当地环境对消毒效果的影响。例如,野外地面消毒中,在水源丰富而方便的地区,喷洒消毒药液效果较好;但在缺水地区,则只能选用直接喷洒消毒药粉的方法。室内表面消毒,房屋密闭性好的,可使用熏蒸消毒法;密闭性差的只能使用液体消毒剂处理。对空气的消毒,通风条件较好而外界空气又清洁的地区,可以利用自然换气法;通风不良,污染空气长期滞留的建筑物内,则必须使用药物熏蒸或喷洒方法处理。又如,对空气的化学消毒,室内无人时,可使用刺激性较强的消毒剂处理,当室内有人时,只能选用一类刺激性较弱的消毒剂进行熏蒸。

使用消毒方法的安全问题也是需要考虑的因素之一。例如,在人口稠密的市区内,不宜大量使用具有刺激性的气体消毒剂,否则对周围居民健康影响大。在距火源很近(50m以内)的场所,不宜大量使用环氧乙烷气体消毒,否则易引起燃烧爆炸事故。对大量污水、粪便的化学处理需考虑是否会引起公害。

(四) 疾病防控的要求

不同情况下,疾病传播的机会不同,在防控的要求上也不一样。例如,传染病流行中,对发病严重的疫区应集中使用较好的药物与器械,而对于发病较少或外围地区,则可采取较为简易的消毒方法,进行一般的清洁卫生处理即可。对于传染病医院,因患者集中,污染严重,消毒量大且次数频繁,宜选用固定的设备与高效的方法;对于病家的随时消毒,因工作量较小,又多是依靠群众自己进行,应选用较为简便并易于推广的方法。对于水的消毒,日常用水经洁净后用常规氯化法消毒即可;而饮用水,在洁净后最好加以煮沸。一般人的粪便可使用堆肥法处理,而肠道传染病患者的粪便则必须先使用药物消毒后再排到下水道。

对大批物品进行灭菌时,应根据污染程度和所要求的灭菌度来选择处理的方法与剂量。

在确定消毒方法时,除上述几个方面外,还应结合当时当地的人力、物力等问题加以全面考虑,才能作出较好的安排。

第三节　影响消毒效果的主要因素

在消毒过程中,不论是物理法、化学法或是生物法,它们的效果都受很多因素的影响。掌握并利用这些因素,可以提高消毒效果;反之,处理不当则会导致消毒的失败。影响消毒效果的主要因素有以下几项。

一、处理剂量

作为消毒处理的剂量,包含两个因素,一是强度,二是时间。强度在热力消毒中是指温度,在紫外线消毒中是指照射强度,在电离辐射消毒中是指剂量率,在化学消毒中是指药物浓度。时间是指所使用处理方法对微生物作用的时间。一般强度越高,微生物越易死亡;时间越长,微生物遭到杀灭的概率也越大。

强度与时间之间,互相是有关联的,这种关系可用速度常数或浓度系数来表示。强度的减弱可用延长时间来补偿,但是当强度减到一定限度后,即使再延长时间也无杀灭作用。例如,热力消毒对于细菌繁殖体,使用的最低限,一般为56~60℃,再低则作用迟缓,失去使用意义,到40℃左右即完全失去杀灭作用。又如,消毒药物的浓度降低至一定程度后,可能只有抑制作用或完全失去抗菌作用,即使延长时间亦不能再达到杀灭微生物的目的。同样,微生物的死亡和消毒作用的穿透都需要一定时间,任何消毒作用都不是瞬间能完成的。所以,时间的缩短也有一个极限。例如,目前使用的压力蒸汽灭菌方法,一般需要时间15min以上(121℃),最快的处理亦不得少于4min(预真空压力蒸汽灭菌器,132℃)。化学消毒,长的需要数小时以上(甲醛或环氧乙烷熏蒸),短的也要作用数分钟。

消毒处理的剂量是杀灭微生物所需的基本条件。在实际消毒中,必须明确处理所需的强度与时间,并在操作中充分保证,否则难以达到预期效果。

二、微生物污染程度

微生物污染程度越严重,消毒就越困难,原因是:①需要的作用时间延长;②消耗的药物(或能量)增加;③微生物彼此重叠,加强了机械保护作用;④耐力强的个体随之增多。例如,甲醛(8%)、异丙醇(67%)与六氯酚(0.5%)混合消毒液浸泡染有枯草杆菌芽孢的刀片时,当每片刀片染有 10 万个芽孢时需作用 3h,染有 1 000 个芽孢时需作用 2h,染有 10 个芽孢时只需 30min。对于污染严重的对象,消毒处理的剂量要相应加大。在消毒的实际工作中,规定的剂量一般都能使污染比较严重的物品(每毫升洗液含菌量在 10 万个左右)达到消毒要求,并还留有一定的安全系数。除非污染特别严重,否则按规定的剂量处理即可。

三、温度

除热力消毒完全依靠温度作用来杀灭微生物外,其他消毒方法,亦都受温度变化的影响。一般来说,无论在物理消毒或化学消毒中,温度越高效果越好,但也有少数例外。如电离辐射灭菌中,较高温度有时反而加强了细菌芽孢的耐受力,但超过 80℃后,耐受力又减弱。臭氧消毒,对无色杆菌所需剂量,在 20℃时反较 0℃时多 1 倍以上;对于真菌则要多 100 倍左右。

温度变化对消毒效果影响的程度随使用方法、药物以及微生物种类不同而异,一般可用温度系数表示。有的情况下,消毒处理本身就需要一定温度才行,因此当温度降到极限以下,即无法进行处理。例如,环氧乙烷气体熏蒸,低于 10.7℃时,药物本身即不能挥发成气体。紫外线照射,灯管本身输出的强度亦随温度降低而减弱,有的灯管在 4℃时输出的强度只有 27℃时的 20%~35%。

四、湿度

空气的相对湿度对熏蒸消毒影响显著。使用环氧乙烷或甲醛消毒都有一个最适相对湿度,过高或过低都会降低杀灭微生物的效果。直接喷洒消毒剂干粉处理地面时,需要有较高的相对湿度使药物潮解才能充分发挥作用;而紫外线照射,相对湿度增高,影响其穿透,反而不利于消毒处理。

五、酸碱度

酸碱度的变化可严重影响消毒剂的作用。例如,季铵盐类化合物在碱性溶液中作用较大,pH 为 3 时杀灭微生物所需剂量要较 pH 为 8 时大 10 倍左右;酚类则在酸性溶液中效果较好,三氯苯酚在 pH 为 6 时,对伤寒杆菌的石炭酸系数为 10,而在 pH 为 10 时则降为 1。又如 2%戊二醛水溶液作用于细菌芽孢,当 pH 由 3 提高为 8 时,杀灭作用逐步增强。但是次氯酸盐溶液,当 pH 由 3 升至 8 时,杀菌作用反被削弱。

此外,pH 降低(<5)后,可削弱微生物对热的耐受力。因此,对酸性食品(如酸菜、水果)热力灭菌所需的温度较碱性食品(如肉类)低。

六、化学拮抗物质

自然情况下,微生物常与很多其他物质混在一起,这些物质往往会影响消毒处理的效果。例如,蛋白质、油脂类有机物包围在微生物外面可妨碍各种消毒因素的穿透。在化学消毒中,有机物本身便可通过化学反应消耗一部分消毒剂。受有机物影响较大的有次氯酸盐、季铵盐类消毒剂、乙醇等。条件允许时,将污染物品清洗后进行消毒、灭菌,效果更好。

此外,对于化学消毒,还可有其他拮抗物质。例如,季铵盐类消毒剂的作用可被肥皂或阴离子洗涤剂中和;次氯酸盐的作用可被硫代硫酸盐中和;过氧乙酸的作用可被还原剂中和。这些现象在消毒处理中都应避免发生。

七、穿透条件

物品被消毒时,消毒因素必须接触到微生物本身才能起杀灭作用。不同因素,穿透能力不同。例如,干热穿透能力就比湿热差,甲醛蒸汽穿透能力比环氧乙烷差。电离辐射可穿透多种物质而作用到隐藏于物品深处的微生物,而紫外线只能作用于物体表面或浅层液体中的微生物。消毒中所需的穿透时间,往往比杀灭微生物时所需的时间长得多,最长的可达十几小时至数十小时,例如用环氧乙烷消毒大量成捆的皮毛。

消毒时,除要保证有足够的穿透时间外,还需为消毒作用的穿透创造条件。例如,热力消毒时,物品不宜包扎太大、太紧;甲醛熏蒸时,应将衣物散开挂起;化学消毒粪便、痰液时,应将药物与之搅拌均匀等。

八、表面张力

消毒液表面张力的降低有利于药物接触微生物而促进杀灭作用的进行。为增进消毒效果,一方面可选用表面张力低的溶剂配制消毒液,如用乙醇配制的碘酊就比用水配制的碘液表面张力低;另一方面可在消毒液中加入表面活性剂以降低溶液的表面张力,如含氯消毒剂中加入少许表面活性剂,氯代二甲苯酚溶液中加入少许饱和脂肪酸肥皂,杀灭作用都有所提高。在加入表面活性剂时应注意选择,防止与消毒剂本身产生拮抗作用。此外,温度提高亦具有降低药液表面张力的作用。

第四节　常用消毒器械

一、消毒器械的种类

1. 用于医疗器械、用品灭菌的灭菌器械。
2. 用于医疗器械、用品消毒的消毒器械。
3. 用于餐(饮)具消毒的消毒器械。
4. 用于空气消毒的消毒器械。
5. 用于水消毒的消毒器械。
6. 用于物体表面消毒的消毒器械。

二、消毒器械的选择

1. 室外地面、道路、广场等大面积喷洒:喷洒车。
2. 室外大型物体表面、车辆表面:消毒车等喷枪喷刷。
3. 室外局部表面或地面:常量喷雾器喷雾。
4. 室内密闭环境物体表面:气溶胶喷雾器喷雾。

无论选择何种消毒器械,都应具有较好的防腐蚀功能。

第五节　常用物理消毒方法

一、干烤灭菌

于干烤箱内通过远红外线或普通电加热器产生较高温度进行的灭菌。

（一）适用范围

主要适用于耐高温物品的消毒与灭菌,是玻璃、陶瓷及金属制品、油剂及粉剂等物品的主要灭菌方法。

（二）性能特点

干烤灭菌效果可靠,可杀灭各种微生物,但要求温度较高、所需时间较长,通常160℃,2h;170℃,1h;180℃,30min。

（三）使用注意事项

1. 灭菌时,待灭菌物品须洗净干燥,以免物品表面污物碳化。

2. 由于其穿透性较差,应尽量采用较小的包装,装量不要过多(不要超过柜室容积的2/3),且物品间应留有间隙,粉剂的厚度不得超过1.3cm。

3. 灭菌后,应让温度自然下降到40℃以下再打开灭菌器,以防爆炸或烫伤。

二、煮沸消毒

（一）适用范围

主要用于不怕湿、不怕热非细菌芽孢污染物品的消毒处理。

（二）性能特点

可有效杀灭细菌繁殖体、真菌和部分病毒,但对细菌芽孢的杀灭效果较差。消毒时间通常是沸腾后维持15～30min。如水中加有1%～2%小苏打或0.5%肥皂,可提高水的温度,有去污及增强杀菌效能的作用。

（三）使用注意事项

1. 由于消毒效果不够可靠,不能用于要求灭菌的物品,如手术器械、注射器等的灭菌处理。

2. 整个过程应保持连续煮沸。

3. 被消毒物品应全部浸入水中。

三、压力蒸汽灭菌

依据其排出冷空气的方式不同,可分为下排气压力蒸汽灭菌、快速压力蒸汽灭菌和预真空压力蒸汽灭菌三种。

（一）下排气压力蒸汽灭菌

1. 灭菌原理　重力置换原理,利用蒸汽在灭菌器内从上而下将冷空气由下排气口挤出,使灭菌器内完全为饱和蒸汽,蒸汽接触物品后释放出潜伏热使物品达到灭菌。

2. 性能特点　压力蒸汽灭菌可杀灭各种微生物,灭菌效果可靠,适合于耐湿、耐热物品的灭菌。是目前医院中最常用、有效的灭菌方法之一。

当柜室内饱和蒸汽压力为 102.9kPa，温度达 121℃，通常维持 20~30min 可达到灭菌要求。用于裸露器械灭菌时，可适当缩短作用时间。如包裹较大或盛装容器不利蒸汽穿透时，应适当延长作用时间。

3. 使用注意事项

（1）冷空气排出程度：影响下排气压力蒸汽灭菌效果的最主要因素是灭菌器中冷空气排出程度，在柜室内冷空气完全排尽时，设定压力下饱和蒸汽可达到相应的温度。如冷空气没有完全排出，则达不到相应的温度（表 5-5-1），从而影响灭菌效果。

表 5-5-1　灭菌器中冷空气排出程度与温度的关系

柜室内压力/kPa	柜室内不同程度空气排出量对应的柜内温度/℃		
	排出 100%	排出 50%	未排出
34.2	109	94	72
68.6	115	105	92
102.9	121	112	100
138.2	126	118	109

（2）盛装容器：盛装容器对蒸汽的穿透有很明显的影响，透气性好，蒸汽穿透所需时间短，灭菌所需时间短。透气性差，蒸汽穿透所需时间长（表 5-5-2），灭菌所需时间长。

表 5-5-2　盛装容器对热穿透的影响

容器	柜室内不同位置所需穿透时间/min	
	上层	下层
金属盒	10	43
打孔盒	10	10
铁丝筐	7	7

（3）包装的大小、物品的装放等对灭菌效果均有不同程度的影响，在灭菌时均应注意。

（二）快速压力蒸汽灭菌

1. 灭菌原理　通过提高灭菌器柜室内蒸汽压力，从而提高灭菌温度，缩短作用时间，以达到对物品进行快速灭菌的目的。

2. 性能特点　灭菌周期短，灭菌效果可靠，常用于耐湿、耐热器械的快速灭菌。通常使用的蒸汽压力为 205.8kPa，灭菌温度为 132℃，灭菌时间 3~4min。

3. 注意事项

（1）因灭菌后物品较潮湿，不宜储存使用。

（2）该灭菌方法应在专用快速灭菌器中进行，不能用普通下排气压力蒸汽灭菌器代替。

（3）不适于液体类物品及较大敷料包等的灭菌。

（三）预真空压力蒸汽灭菌

1. 灭菌原理　利用机械抽真空的方法把灭菌器柜室内抽成真空，再输入饱和蒸汽使其达到较高的蒸汽压,以在较短时间内杀灭物品上的微生物。

2. 性能特点　该方法灭菌温度较高,时间短,效果可靠,影响因素也较少,克服了下排气压力蒸汽灭菌法冷空气不易排尽的缺点,且对包装及盛装容器的要求也较低,是较理想的灭菌方法。

预真空压力蒸汽灭菌同样仅适合耐湿、耐热物品的灭菌。灭菌时蒸汽压力为 205.8kPa,温度达 132℃,灭菌时间 4~6min。

3. 注意事项

(1)定期对灭菌器机械性能进行检查。

(2)用 B-D 试纸定期检测灭菌器空气排出效果。

(3)不适合液体类物品的灭菌。

(四) 压力蒸汽灭菌效果检测

1. 化学指示剂检测

(1)性能特点:化学指示剂应能指示灭菌温度和灭菌作用时间,灭菌结束后能立即获得测定结果,检测时指示剂应放在待检包内。

(2)结果判断:灭菌合格,每次检测灭菌器内各点的指示剂均达到标准颜色。如有一点的指示剂达不到合格颜色,即使其余各点均达到合格颜色,也应认为该次灭菌不合格。

2. 指示胶带检测

(1)性能特点:指示胶带不能指示灭菌温度和作用时间,不能指示灭菌效果。检测时只贴在待检包外。

(2)结果判断:经压力蒸汽灭菌处理后颜色发生变化,仅指示该物品已经过压力蒸汽灭菌处理。

3. B-D(布维-狄克、Bowie-Dick)试验

(1)作用原理:利用热敏染料做成的化学指示图,当温度达到 132~134℃,持续 3~4min,指示图可由浅黄色变成黑色。如果物品中有空气气团,局部在规定时间达不到预定温度,指示图仍为浅黄色。

(2)使用方法:指示图放在标准试验包中央,检测包置灭菌器底层柜门与排气口处,空载情况下,134℃作用 3.5min 或 126℃作用 12min。

(3)结果判定:检测合格,指示图由浅黄色变成黑色。如指示图中心仍呈浅黄色为检测不合格,则说明灭菌器负压系统出现故障或操作过程出现技术问题。

4. 生物指示剂

(1)生物指示剂的抗力要求:以嗜热脂肪芽孢杆菌 ATCC 7953(或 SSIK31)染于载体上,回收菌量应达到 $5\times10^5 \sim 5\times10^6$ CFU/单位,在(121.0 ± 0.5)℃饱和蒸汽条件下,D 值为 1.3~1.9min,存活时间≥3.9min,杀灭时间≤19min。

(2)测试方法:将生物指示剂放于标准试验包中心或通气贮物盒内的试管中(手提式压力蒸汽灭菌器检测),放排气口上方或灭菌器底部(手提式压力蒸汽灭菌器),灭菌后取出,接种恢复培养基,55~60℃培养 7d(自含式按说明书)。

(3)结果判断:灭菌合格,每次检测灭菌器内各点的指示剂均无菌生长。如有 1 个生物指示剂有菌生长,则认为该次灭菌不合格。

四、紫外线消毒

(一)性能特点

杀菌用的紫外线波长为 250~270nm,一般以 253.7nm 作为杀菌紫外线波长的代表。该波长的紫外线可杀灭细菌繁殖体、分枝杆菌、病毒等,较大剂量时可杀灭细菌芽孢,真菌孢子对其抗力最强。常用于空气、物体表面及水等的消毒。

(二)紫外线灯的种类

目前国内使用的紫外线灯有以下 4 种。①普通紫外线灯(有臭氧),30W 新灯管,辐射强度应≥90μW/cm²,使用中如辐射强度<70μW/cm² 应更换;②高强度紫外线灯,30W 新灯管,辐射强度应≥180μW/cm²;③低臭氧紫外线灯,臭氧产量应<1mg/h;④高臭氧紫外线灯,臭氧产量≥25mg/h。

(三)使用方法

1. 表面消毒时,对细菌繁殖体的照射剂量为 10 000μW·s/cm²,对细菌芽孢的照射剂量为 100 000μW·s/cm²,可根据污染情况计算出照射时间。

2. 空气消毒时,室内安装灯管的数量(以 30W 普通灯管为例),平均每立方米不少于 1.5W,照射时间不少于 30min。

3. 水消毒时,水的厚度应<2cm,根据消毒效果确定水的流速。

(四)使用注意事项

1. 在使用过程中,应保持紫外线灯表面的清洁,一般每 2 周用乙醇棉球擦拭 1 次。

2. 紫外线的穿透性弱,消毒的表面必须充分暴露。

3. 紫外线对皮肤、眼有一定的伤害,产生的臭氧有毒性,使用时注意个人防护。

(五)消毒效果检测

1. 紫外线灯管辐照度值的测定　用计量检定部门检定合格且在有效期内的紫外线辐照计进行检测。

2. 生物检测法

(1)指标菌:表面消毒(枯草杆菌黑色变种芽孢 ATCC 9372、大肠杆菌 8099);饮水消毒(大肠杆菌 8099、F2 噬菌体);空气消毒(白色葡萄球菌 8032)。

(2)表面消毒用菌片:用玻片或铝箔片作载体,染菌量 $5.0×10^5 ~ 5.0×10^6$ CFU/片。

(3)菌片必须现做现用。

3. 化学指示卡检测　可间接检测紫外线灯管的照射强度。

五、微波消毒

微波是一种频率高、波长短的电磁波,目前消毒常用的频率为 915MHz 与 2 450MHz。其原理主要为热效应与非热效应。热效应即随微波频率的快速变化,待消毒物品的极性分子的极性也快速变化,这种变化使分子内产热导致微生物死亡。微波可以杀灭各种微生物,包括细菌繁殖体、真菌、病毒和细菌芽孢等。适合于能吸收微波较多的物品的消毒,如水、肉类和含水分较多的物品等。吸收微波较少的物品如金属、塑料、陶瓷等原则上不适合用微波消毒,如要消毒需用湿布包裹后再用微波处理。怕湿、热的物品不能用微波消毒。

微波的消毒效果与微波炉的输出功率和暴露时间有关,功率大、暴露时间长、杀菌效果好。较小的物品可用家用微波炉进行消毒。使用时应严格掌握使用范围和使用条件。由于微波对人体有害,使用较大功率的微波设备进行消毒时应注意个人防护。

六、电离辐射灭菌

电离辐射灭菌指利用丙种(γ)射线或高能量电子束(阴极射线)进行的灭菌,是一种适用于忌热物品的常温灭菌方法。电离辐射对各种微生物都有杀灭作用。一般来说,病毒对电离辐射的抗力最强,其次是细菌芽孢。真菌和细菌繁殖体抗力最弱,在细菌中革兰氏阴性菌比革兰氏阳性菌对电离辐射更为敏感。但也有少数对电离辐射抗力特别强的细菌繁殖体,如耐辐射小球菌、嗜辐射小球菌等。

1. 特点

(1)灭菌时不会使物品温度升高,尤其适用于不耐热物品的消毒。

(2)穿透力强,可穿透到被灭菌物品的各个部位,且不受物品包装、形状的影响。因此可将物品密封包装后进行灭菌,便于长期保存。

(3)对物品损坏小,除某些塑料、活细胞及制剂外,大多数医药用品都可用其灭菌。

2. 使用时的注意事项

(1)用于电离辐射灭菌效果评价的指标菌是短小芽孢杆菌(*Bacillus pumilus* E601)。

(2)电离辐射可使食物变色、变味,蔬菜、水果香味丧失,营养成分破坏。

(3)人对电离辐射比较敏感,人吸收剂量达 $1\sim2Gy$($100\sim200rad$)时,即可引起轻度急性放射病。

七、过滤除菌

利用物理阻留的方法去除介质中的微生物称过滤除菌。通常只滤除介质中的微生物而不能将其杀灭。

(一)液体过滤除菌

1. 特点　不加热,不使用化学消毒剂,不仅可滤除活菌,也可滤除死亡的菌体。

2. 除菌原理

(1)毛细管阻留:滤材中无数微孔参差不齐、重叠排列成曲折狭窄的通道,液体通过时微生物被机械阻挡在通道中。

(2)筛孔阻留:微生物颗粒大于滤材上的微孔,由此被阻留在滤材的表面。

(3)静电阻留:微生物多带负电,滤材多带正电,由此而被吸附。

素磁与硅藻土滤器以毛细管阻留效应为主;石棉纤维滤材以毛细管与静电阻留效应为主;纤维素酯滤膜以筛孔阻留效应为主。

3. 影响滤材滤效的因素

(1)滤孔的大小。

(2)滤床的深浅。

(3)纤维带电的强弱。

4. 不同滤材过滤时常用压力　石棉滤材过滤所用压力一般在 $29\sim49kPa$;孔径小的滤膜,压力较高,最高可达 $686kPa$;其他滤器使用压力多在 $98\sim147kPa$。

（二）空气过滤除菌

1. 除菌原理

（1）随流阻挡：空气中的颗粒随气流运动直接碰撞于纤维上被阻流。

（2）重力沉降：当空气通过滤材时，空气中的颗粒由于重力沉降而黏附于纤维之上。

（3）惯性碰撞：当气流通过曲折的纤维间隙时，空气中颗粒因惯性作用不能随气流绕过而撞于纤维之上。

（4）扩散黏留：空气中的颗粒在气流中不断进行布朗运动而黏附于纤维之上。

（5）静电吸附：纤维带有静电时，可将空气中的微粒吸附其上。

2. 各种滤材的滤效　见表5-5-3。

表 5-5-3　各种滤材的滤效

滤材级别	微生物阻留率/%
粗滤材	10~60
中效滤材	60~90
高效滤材	90~99.9
超高效滤材	>99.9

3. 建筑物中过滤除菌的通风方式

（1）湍流式通风：通风时空气由进风口（安装滤器）一侧进入，由另一侧出风口排出。这通风方式对室内微生物清除不彻底，相当于每小时换气 6~20 次。多用于净化要求不高的场所。

（2）层流式通风：通风时空气由一侧（安装滤器）全面地以同等速度流向另一侧（或由上向下）。这种通风方式对室内微生物清除效果较好，相当于每小时换气 600~700 次。多用于净化要求较高的场所如超净工作台、层流实验室、层流病房等。

八、等离子体灭菌

气体物质在高频电磁场的作用下高度电离形成包含有电子、荷电的分子和原子、基态和激发态的分子和原子以及紫外线、γ 射线、β 粒子等。这些活性基团、高能紫外光子极易与微生物体内蛋白质和核酸物质发生反应，使其破坏；以及高速粒子的击穿效应，导致微生物死亡。

等离子体可杀灭各种微生物，杀菌速度快，效果可靠。穿透力强，对消毒产品无腐蚀性，无残留毒性，适用于不耐热、不耐湿物品及医疗器械等的灭菌。

第六节　常用化学消毒剂

消毒剂溶液浓度一般是指其有效成分的浓度。通常含氯消毒剂溶液浓度为有效氯浓度，碘伏溶液浓度为有效碘浓度，煤酚皂溶液浓度是指溶液中甲酚的浓度。其他消毒剂溶液为其本身化学成分的浓度。

1. 消毒剂溶液浓度　常用质量/体积分数浓度表示，单位为 mg/L，是指每升消毒剂含有效成分的毫克数;也可以"%"为单位,指 100ml 消毒剂溶液中含有效成分的克数。乙醇、丙二醇等液体消毒剂配制的消毒剂溶液,其浓度常用体积分数表示,以"%"为单位,例如体积分数 20% 的乙醇溶液是指 100ml 溶液中含 20ml 乙醇。

2. 固体消毒剂有效成分 以质量分数(g/kg)或百分含量(%)表示。例如,白色晶粉状二氯异氰尿酸钠复方消毒剂,有效氯含量 4.0%;也可以说,白色晶粉状二氯异氰尿酸钠复方消毒剂含有效氯 40.0g/kg。

3. 气体中消毒剂含量 一般以 g/m³ 为单位表示,指每立方米容积气体中消毒剂的克数。

一、含氯消毒剂

含氯消毒剂是指溶于水后可产生具有杀菌活性次氯酸的消毒剂。常用的含氯消毒剂有液氯、次氯酸钠、漂白粉、三合二、漂粉精、氯化磷酸三钠、二氯异氰尿酸钠、三氯异氰尿酸等。

(一) 含氯消毒剂的一般特点

1. 消毒剂的稳定性 含氯消毒剂水溶液不稳定,易分解,遇热、遇酸、光照及有机物存在等因素可使分解加速。水剂应于阴凉处避光、密闭保存。粉剂的稳定性较好,含氯消毒剂一般以粉剂形式贮存,应密封、防潮、置于阴凉处。所需溶液应现配现用。

2. 杀菌作用 含氯消毒剂属高效消毒剂,对细菌繁殖体、病毒、真菌及细菌芽孢都有灭活作用,并可破坏细菌毒素、乙型肝炎表面抗原。

含氯消毒剂的杀菌作用多与有效氯含量成正比。因此其使用剂量一般按有效氯含量计算。有效氯是指消毒剂的氧化能力相当于多少氯的氧化能力。

3. 杀菌影响因素

(1)溶液 pH:pH 对氯在溶液中的杀菌作用影响很大。次氯酸的形成与 pH 有关,pH 越低次氯酸形成越多,消毒效果越好。pH 升高,一部分次氯酸水解,形成氢与次氯酸根离子而失去杀菌作用。

(2)浓度:在 pH、温度、有机物等不变的情况下,有效氯浓度增加,杀菌作用增强。

(3)温度:温度升高可加强杀菌作用。但一般不能对次氯酸盐溶液加热,否则会使其分解,反而降低杀菌效果。

(4)有机物:有机物的存在可消耗有效氯而影响杀菌作用,低浓度溶液受有机物的影响更明显。相对来说,有机物对二氯异氰尿酸钠杀菌能力的影响比对次氯酸盐的影响小。

(5)碘、溴、醇及铜、银离子等金属离子可增强氯的杀菌作用。

(6)配伍成分的影响:商品复方含氯消毒剂配方中常加入稳定剂,以延长贮藏期。稳定剂使有效氯释放速度减慢,而减弱杀菌作用。复方消毒剂其他配伍成分对消毒效果也有一定影响。因此,有效氯含量相同的不同配方消毒液,作用同样时间,可产生不同的消毒效果。

4. 毒性与腐蚀性 含氯消毒剂无致突变作用,无蓄积毒性或低蓄积毒性。其毒性通常为使用过程中释放出的氯气产生的急性毒性作用。氯气对人的呼吸道、皮肤黏膜和肺等其他器官伤害作用很大,可使皮肤干燥、眼睛流泪。氯浓度较高或接触时间较长时,常能引起呼吸道深部病变、细支气管炎、肺炎及肺水肿;吸入高浓度氯,可很快造成死亡,即所谓"内击性死亡"。液氯可引起皮肤冻伤。次氯酸盐类的溶液或干粉溅入眼内可导致烧伤。含氯消毒剂对金属有腐蚀作用;对织物有腐蚀与漂白作用。

5. 适用范围　适用于餐(饮)具、水、畜舍、疫源地、环境等的消毒。

6. 实际应用　根据有效氯含量,将含氯消毒剂配制成所需浓度溶液,可通过浸泡、擦拭、喷洒等方法消毒。也可应用消毒剂干粉直接消毒。

(1)浸泡法:将待消毒的物品放入装有消毒剂溶液的容器中,加盖。对细菌繁殖体污染物品的消毒,用含有效氯 200mg/L 的消毒液浸泡 10min 以上;对肝炎病毒、结核分枝杆菌和细菌芽孢污染物品的消毒,用含有效氯 2 000mg/L 的消毒液浸泡 30min 以上。

(2)擦拭法:对大件物品或其他不能用浸泡法消毒的物品用擦拭法消毒。所用药液浓度和作用时间与浸泡法相同。

(3)喷洒法:对一般污染物品表面,用 1 000mg/L 的消毒液均匀喷洒(墙面,200ml/m²;水泥地面,350ml/m²;土质地面,1 000ml/m²),作用 30min 以上;对乙型肝炎病毒和结核分枝杆菌污染的表面的消毒,用含有效氯 2 000mg/L 的消毒液均匀喷洒(用量同前),作用 60min 以上。对含人类免疫缺陷病毒或乙型肝炎病毒的血液溢出物,用含有效氯 2 000mg/L 的消毒液进行喷洒消毒。

(4)干粉消毒法:可直接将含氯消毒剂干粉加入排泄物中对排泄物进行消毒,消毒剂用量约为排泄物的 1/5,略加搅拌后,作用 2~6h。医院污水消毒,用干粉按有效氯 50mg/L 用量加入污水中,搅拌均匀,作用 2h 后排放。

7. 注意事项

(1)含氯消毒剂不稳定,应避光、防潮、密封保存;消毒液配制前应测定有效氯浓度;所需溶液应现配现用。

(2)未加防锈剂的含氯消毒剂对金属有腐蚀性,不应消毒金属器械;加防锈剂消毒金属器械后,应用无菌蒸馏水冲洗干净,擦干后使用。

(3)配制漂白粉等粉剂时,应戴口罩、橡胶手套。

(4)对织物有腐蚀和漂白作用,不应用于有色织物的消毒。

(5)餐具消毒后,应及时用清水冲洗。

(6)消毒时,若存在大量有机物,应提高使用浓度或延长作用时间。

(7)用于污水消毒时,应根据污水中还原物质含量适当增加浓度。

(二)液氯

1. 理化性质　氯气,分子式 Cl_2,分子量为 70.906,含量≥99.5%。常态下为黄绿色气体,但一般都冷压为液体装在钢瓶中贮存备用,故又称液氯。液氯为微黄色透明液体,15℃时比重为 1.42,较水重约 1.5 倍,常压下沸点为−34.5℃。液氯排到空气中,立即变为气体。氯气比同温度的空气重约 2.5 倍,在 0℃和 25℃时氯气在水中的溶解度为 1.46g 和 0.46g。氯气通入水中可得氯水,每升水可含氯 7g。

液氯和氯气是极活泼的氧化剂,性质极不稳定。液氯能与多数金属化合,并能与多种有机物和无机物反应。

2. 实际应用　目前液氯或氯气主要用于自来水及污水的消毒。

(1)自来水厂的水消毒:水源水经沉淀、混凝、过滤后,将液氯通过转子加氯机加入水中与水充分混合,进行消毒。加氯量通常为 1~4mg/L,作用 30min 后,水可出厂。出厂水余氯应保持在 0.3~0.5mg/L。

(2)医院污水消毒:将液氯钢瓶中的液氯减压后通过缓冲器通到氯水桶中,成为 0.3%

的氯水。配制的 0.3% 氯水应与医院污水定量池相通,当定量池污水排放时,氯水同时定量投放。通过调节氯水投放量,使污水排放口的余氯含量达到规定的医院污水排放标准。

（三）次氯酸钠

1. 理化性质　次氯酸钠别名高效漂白粉,分子式 NaClO,分子量为 74.44。纯品次氯酸钠为白色粉末,通常为灰绿色结晶,有很强的氯刺激气味,在空气中不稳定。

工业上将氯气通入氢氧化钠溶液中,制成白色或淡黄色次氯酸钠乳状液,含有效氯 10%~12%,pH 为 10~12。这种乳状液性质较稳定,贮存半年,有效氯丧失 0.5%~1%。能与水相混溶,随稀释度增加,溶液 pH 可降至 7~9。其稀释液不稳定,有效氯降低很快,遇光、遇热分解加速。

通过电解食盐水的方法也可制得次氯酸钠溶液,所得溶液有效氯含量与食盐水浓度有关,一般在 1%~5%,溶液不稳定。

2. 实际应用　次氯酸钠可用于环境、水、疫源地、餐(饮)具以及医疗器械等的消毒,是目前我国应用最为广泛的次氯酸盐类消毒剂。消毒用次氯酸钠主要有三种剂型。

(1)次氯酸钠乳状液:由氯气通入氢氧化钠溶液中制得,含有效氯 10%~12%,pH 为 10~12,遮光、密闭可长期保存。消毒前,用蒸馏水稀释至使用浓度。

(2)电解食盐水产生的次氯酸钠溶液:浓度在 1%~5% 之间,pH 为 8.5 左右。溶液不稳定,通常现场生产现场使用。

(3)复方次氯酸钠消毒剂:次氯酸盐常与其他成分配伍制成复方消毒剂进行消毒。目前国内有商品复方次氯酸钠消毒剂,以次氯酸钠为主要消毒成分,配以稳定剂、缓蚀剂及其他成分而成。此类产品一般有效氯含量<5%,稳定性好,通常可贮存 1 年以上,腐蚀性小,使用更方便。有时配方中加有表面活性剂,兼具去污功能。

（四）漂白粉、漂粉精、三合二

漂白粉、漂粉精、三合二的有效成分均为次氯酸钙,这三种消毒剂的杀菌特点与使用方法基本相同。

1. 物理化学性质

(1)漂白粉:将氯气通入石灰中而制成的混合物称为漂白粉,又称含氯石灰或氯化石灰。主要成分为次氯酸钙 $[Ca(OCl)_2]$,占 32%~36%,另含有氯化钙(29%)、氧化钙(10%~18%)、氢氧化钙(15%)及水(10%)。

漂白粉为白色粉末,有氯臭,含有效氯 25%~32%。其稳定性差,可逐渐吸收空气中的水分和二氧化碳而分解,一般条件下保存,有效氯每月减少 1%~3%,遇日光、热、潮湿等,分解加快。当有效氯低于 15% 时则不能使用。

漂白粉能溶于水,溶液浑浊并有大量沉渣。水溶液呈碱性,pH 随浓度增加而增高。对物品有漂白和腐蚀作用。

(2)三合二:将生石灰(CaO)加水制成石灰乳,过滤后,通入氯气,当溶液中有效氯达到一定程度时,过滤、干燥、磨细即得三合二。其主要成分为三次氯酸钙合二氢氧化钙,分子式为 $3Ca(OCl)_2 \cdot Ca(OH)_2 \cdot 2H_2O$。

三合二为白色粉末,有效氯含量在 56%~60%,有氯气味。稳定性比漂白粉好,但也可吸收空气中的水分而潮解。溶于水,溶液有杂质沉淀,但沉渣少于漂白粉。水溶液呈碱性,pH 随浓度增加而增高。对物品有腐蚀与漂白作用。

（3）漂粉精：将氯化石灰乳经过结晶分离，再溶解喷雾干燥即制成漂粉精，主要成分为次氯酸钙，因此亦称次氯酸钙。

漂粉精为白色粉末，有氯臭，易溶于水，有少量沉渣。漂粉精含杂质少，有效氯含量 80%～85%。性质比较稳定，受潮不易分解。溶液呈碱性，pH 随浓度增加而升高。对物品有较强的腐蚀与漂白作用。

2. 杀菌影响因素

（1）浓度与作用时间：一般来说，有效氯浓度越高，作用时间越长，杀菌效果越好。但有时此类药物浓度增加，溶液 pH 亦随之上升，反需延长作用时间才能达到杀菌目的。

（2）酸碱度：次氯酸的形成与 pH 有关，pH 越低，次氯酸形成越多，消毒效果越好。pH 升高，一部分次氯酸水解，形成氢与次氯酸根离子，而失去作用。

3. 实际应用 适用范围与次氯酸钠相同，常用其水溶液和干粉进行消毒。

（1）溶液消毒：可用其水溶液进行喷洒、浸泡、擦拭来消毒。漂白粉、三合二溶解性较差，溶液中往往有大量沉渣，呈乳状液。通常需沉淀后用其上清液，但消毒污水、粪便等可直接用其乳状液进行消毒。

（2）干粉消毒：对排泄物、污水和环境，可直接应用干粉进行消毒。

（五）氯化磷酸三钠

1. 物理化学性质 氯化磷酸三钠又称氯化磷酸钠，是次氯酸钠溶液与磷酸盐在 80℃ 温度下反应形成的一种化学性质稳定的结晶，其分子式为 $Na_3PO_4 \cdot 1/4NaOCl \cdot 12H_2O$，分子量 398.5。有轻微氯味，有效氯含量 3%～5%。在室温下贮存，易吸潮而结块。易溶于水，其水溶液呈碱性，1% 水溶液 pH 为 11.7。

2. 毒性 该药毒性低，小鼠口服急性 LD_{50} 为 7750mg/kg。应用浓度（1%原药）无致突作用，有弱蓄积毒性。实际使用浓度（0.5%～3%）下，对皮肤有轻微刺激作用。

3. 实际应用 氯化磷酸三钠除具有杀菌作用外，还有良好的去污作用。适宜用作消毒前的清洁处理，一般使用浓度为 1%。也可用于餐具和食品工业器具的洗涤消毒，或作为滤器与自动洗碗机中的消毒剂。还可用作消毒洗衣粉、消毒去污粉和液体肥皂、消毒肥皂的原料，以及金属表面的清洗，水的净化处理，卫生间、抽水马桶的消毒去臭。

（六）二氯异氰尿酸钠

二氯异氰尿酸钠与氯胺 T、三氯异氰尿酸为有机氯消毒剂，属氯胺类化合物。此类化合物在水溶液中只有一部分水解为次氯酸，其余的氯仍与氨基结合。水解程度与其杀菌作用有关，水解程度越高，产生的次氯酸越多，杀菌效果越好。

氯胺类消毒剂中，二氯异氰尿酸钠在我国应用最多、最普遍。二氯异氰尿酸钠又称优氯净，性质稳定，有较好的漂白与杀菌作用。

1. 理化性状 二氯异氰尿酸钠为白色晶粉，有效氯含量 60%～64%，有浓厚的氯味。溶于水，25℃ 时，溶解度可达 25%，溶液为弱酸性。其 1%水溶液 pH 为 5.8～6.0，浓度增高，pH 变化很小。

二氯异氰尿酸钠粉剂性质比较稳定，即使在高热、潮湿地区贮存，有效氯含量下降亦较少。若因吸潮，有效氯含量相对下降，将其烤干，又可回升。其水溶液稳定性差，在 18～24℃ 下存放 1 周，有效氯可下降 20%；温度为 30～33℃ 时，存放 12d，有效氯下降 78%。

2. 对微生物的杀灭作用 二氯异氰尿酸钠对细菌繁殖体、真菌、病毒以及细菌芽孢都有杀灭作用,其杀菌能力较其他氯胺类化合物强。与次氯酸盐类消毒剂相比,在低浓度下,二氯异氰尿酸钠杀菌作用较慢;在高浓度下,因其溶液可保持弱酸性,杀菌效果可优于次氯酸盐类。

3. 毒性　二氯异氰尿酸钠对小白鼠急性经口半数致死量(LD$_{50}$)为838mg/kg,对大白鼠为604mg/kg,属低毒消毒剂。无蓄积毒性及诱变作用。

4. 实际应用　二氯异氰尿酸钠粉剂性质稳定,通常以粉剂形式进行贮存。干粉可直接消毒排泄物、呕吐物或血液溢出物。用二氯异氰尿酸钠水溶液可对物品浸泡、喷洒、擦拭进行表面消毒,也可喷雾进行室内空气消毒。

二氯异氰尿酸钠常用于配制复方消毒剂。商品复方消毒剂有粉剂、片剂和液体消毒剂三种剂型。

(1)粉剂:粉剂多为去污剂的复方消毒剂。通常是将粉状二氯异氰尿酸钠(其他含氯消毒剂,如漂粉精或氯化磷酸三钠也可)直接与一定比例去污剂混合,形成粉状洗消剂。去污剂多为阴离子表面活性剂,一般不影响消毒剂的稳定性。为增强稳定性,也可加入碳酸氢钠、硅酸钠等碱性物质作稳定剂。洗消剂配方中还可加入助洗剂以加强洗涤效果。

(2)片剂:因粉剂在配制溶液时称量不方便,可将粉剂加入一定量水和黏合剂压制成片剂。

(3)液体复方消毒剂:为提高消毒液的稳定性,液体含氯消毒剂一般加有稳定剂。用于消毒金属医疗器械的消毒剂配方中常加有缓蚀剂,如亚硝酸钠、碳酸氢钠或苯甲酸钠等。稳定剂及缓蚀剂等配伍成分对消毒效果有一定影响作用。

(七) 三氯异氰尿酸

三氯异氰尿酸为白色晶粉,有氯刺激气味,有效氯含量为87%~89.7%。性质稳定,耐贮存。在水中溶解度为2%,水溶液稳定性差。其杀菌效果及使用范围与二氯异氰尿酸钠相近。

二、过氧化物类消毒剂

过氧化物类消毒剂是一类具有强大氧化能力的消毒剂,对微生物的杀灭主要依靠强氧化作用,包括过氧化氢、过氧乙酸、臭氧和二氧化氯。这类消毒剂的最大优点为具有广谱、高效、快速的杀微生物作用,能够作为灭菌剂应用;在消毒物品之后一般分解为无毒成分,无残留毒性。主要缺点是性质不稳定、易分解;对消毒物品有一定腐蚀作用或有其他损害作用。近来,过氧乙酸、过氧化氢、二氧化氯都研制出了稳定溶液,并且通过缓蚀剂的使用,其腐蚀性问题也得到解决。

(一) 过氧化氢

1. 物理化学性质　过氧化氢又名双氧水,分子式 H_2O_2,分子量34.015。工业上,过氧化氢浓度为30%、50%或90%,为无色透明液体,属强氧化剂。纯过氧化氢极稳定,用去离子水并加稳定剂可制成稳定的不同浓度溶液,30%H_2O_2放阴冷处,1年丧失不大于2.5%。过氧化氢稀释溶液不稳定,分解为 H_2O 和 O_2,分解后无残留毒性。金属离子、碱、光、热等因素可促使其分解,而苯甲酸、乳酸等酸性物质可作为稳定剂。

2. 对微生物的杀灭作用　过氧化氢属于高效消毒剂,杀菌作用强,杀菌谱广,可杀灭细菌繁殖体、细菌芽孢、真菌、病毒以及原虫滋养体和包囊。

3. 杀菌影响因素

（1）pH：过氧化氢在酸性条件下杀菌效果可明显增强。乳酸、苯甲酸等不仅能增加过氧化氢的稳定性，也能促进其杀菌作用。

（2）温度：温度升高可使过氧化氢杀菌作用增强。室温下，过氧化氢只有缓慢杀芽孢作用，温度增高其对芽孢的杀灭作用明显增强。

（3）有机物：有机物可降低过氧化氢的杀菌作用，但高浓度溶液受有机物影响较小。

（4）碘化钾、戊二醛、紫外线、超声波、银离子（Ag^+）、铜离子（Cu^{2+}）、二价铁离子（Fe^{2+}）等理化因子与过氧化氢有协同杀菌作用。

4. 毒性及对物品的损害作用　过氧化氢对小鼠急性经口毒性，$LD_{50}>10\ 000mg/kg$，属实际无毒类消毒剂。对皮肤黏膜有轻度刺激性，浓溶液可引起皮肤黏膜烧伤。吸入过多可使人中毒，空气中最高允许浓度为 $1.4mg/m^3$。对金属、织物有腐蚀作用，对天然纤维织物有轻度漂白和褪色作用。

5. 适用范围　过氧化氢可用于消毒丙烯酸制成的外科埋植物，内镜及其他医疗器械，隐形眼镜，不耐热塑料、餐具、饮水、服装等。也可用其气雾剂消毒室内空气，还可用于口腔含漱和外科清洗伤口。

6. 实际应用　对物品消毒可用 $3\%\sim7.5\%H_2O_2$ 溶液浸泡或擦拭，作用 $5\sim30min$。$3\%\sim10\%H_2O_2$ 溶液可喷雾消毒室内空气或喷洒物体进行表面消毒。作为灭菌剂，可用 $10\%\sim25\%H_2O_2$ 溶液，作用 $30\sim60min$。

7. 注意事项

（1）过氧化氢应贮存于通风阴凉处，用前应测定有效含量。

（2）稀释液不稳定，临用前配制。

（3）配制溶液时，忌与还原剂、碱、碘化物、高锰酸钾等强氧化剂相混合。

（4）使用浓溶液时，谨防溅入眼内或皮肤黏膜上，一旦溅上，马上用清水冲洗。

（5）消毒被血液、脓液等污染的物品时，需延长作用时间。

（二）过氧乙酸

1. 物理化学性质　过氧乙酸又名过醋酸，分子式 $C_2H_4O_3$，分子量 76.05。无色透明液体，呈弱酸性，易挥发，有刺激性气味，可溶于水或乙醇等有机溶剂。为强氧化剂，腐蚀性强，有漂白作用。性质不稳定，易分解，遇热、强碱、有机物或重金属离子等分解加速。

过氧乙酸的合成原料为冰醋酸、硫酸、过氧化氢。被硫酸处理过的冰醋酸与过氧化氢混合后，过氧化氢中的一个氢被冰醋酸中的乙酰基置换，形成过氧乙酸。过氧乙酸不稳定，降解产物为冰醋酸和过氧化氢。因此，过氧乙酸为混合水溶液，除含主要成分过氧乙酸，另含过氧化氢、冰醋酸、硫酸等。市售过氧乙酸浓度一般为 20%。

2. 对微生物的杀灭作用　过氧乙酸属高效消毒剂，过氧乙酸的气体和溶液都具有很强的杀菌能力。能杀灭细菌繁殖体、分枝杆菌、细菌芽孢、真菌、藻类及病毒，也可以破坏细菌毒素。其杀菌作用比过氧化氢强，杀芽孢作用迅速。

3. 杀菌影响因素

（1）浓度与作用时间：其杀菌作用随浓度的增加与作用时间的延长而加强。浓度减半，消毒时间需增加为原来的 $2\sim5$ 倍。

（2）温度：随温度升高杀菌作用增强。在 $10\sim30℃$，每相差 $10℃$，杀菌作用相差 $1.2\sim$

5 倍。

（3）湿度：过氧乙酸熏蒸消毒时，湿度越高，消毒效果越好。湿度低于 20% 时，杀菌作用很弱。

（4）有机物：有机物可降低过氧乙酸的杀菌作用，杀灭有 20% 血清保护的细菌繁殖体所需过氧乙酸浓度需增加 4~15 倍，而对细菌芽孢需增加 2~3 倍。

4. 毒性及腐蚀性　2% 过氧乙酸水溶液属低毒消毒剂；用 0.2% 过氧乙酸水溶液喂养小白鼠，过氧乙酸总量达 500mg/kg 时，无死亡发生。0.2% 溶液对皮肤无刺激，但长期接触可使皮肤粗糙。对碳钢、黄铜、铝等金属有腐蚀作用，可使织物漂白或褪色。

5. 适用范围　可用于食品工业器具，医疗器械及其他医疗用品的消毒。玻璃、塑料、搪瓷、不锈钢、化纤等耐腐蚀物品一般均可用过氧乙酸消毒。也可用于消毒地面、污水、淤泥等。低浓度过氧乙酸溶液及其气雾剂可用于消毒橡胶制品、棉纺织品、水果蔬菜及皮肤等。

6. 实际应用　过氧乙酸可通过浸泡、喷洒、喷雾、擦拭的方式对物品进行消毒。对细菌繁殖体污染物品的消毒，用 0.1%（1 000mg/L）过氧乙酸溶液浸泡 15min；对肝炎病毒和结核分枝杆菌污染物品的消毒，用 0.5%（5 000mg/L）过氧乙酸溶液浸泡 30min；对细菌芽孢污染物品的消毒，用 1%（10 000mg/L）过氧乙酸溶液浸泡 30min 灭菌。市售过氧乙酸为加有稳定剂的过氧乙酸水溶液，浓度一般为 20%，消毒前稀释至使用浓度。另一种剂型为二元包装型，过氧乙酸稳定性较差，但合成过氧乙酸所用的冰醋酸、硫酸与过氧化氢等原料却比较稳定。因此，将加有催化剂硫酸的冰醋酸装于一瓶，将过氧化氢装于另一瓶，两瓶配套出售。临用前，将两瓶液体混匀，静置 24h 以上，即可产生预定浓度的过氧乙酸。

7. 使用注意事项

（1）因过氧乙酸溶液不稳定，应贮存于通风阴凉处，用前先测定有效含量；用蒸馏水或去离子水新鲜配制稀释液，稀释液常温下保存不宜超过 2d。

（2）过氧乙酸对金属有腐蚀性，配制消毒液的容器最好用塑料制品；配制过氧乙酸时忌与碱或有机物混合，以免产生剧烈分解，甚至发生爆炸。

（3）高浓度药液具有强腐蚀性和刺激性，使用时谨防溅到眼内和皮肤上。如不慎溅及，应立即用水冲洗。

（4）金属器材与天然纺织品经浸泡消毒后，应尽快用清水将药物冲洗干净。熏蒸消毒后，应将有关物品刷净或用湿布将药物擦净。

（三）二氧化氯

1. 物理化学性质　二氧化氯分子式为 ClO_2，分子量 67.45，常温下为气体，有强烈刺激性。二氧化氯溶于水，可制成不稳定的液体。其液体和气体对温度、压力和光均较敏感。二氧化氯在冷水溶液中以较稳定的亚氯酸盐和氯酸盐形式存在。

二氧化氯消毒多在现场合成后，即刻应用。稳定性二氧化氯是指加有稳定剂的合剂，二氧化氯以亚氯酸盐的形式存在，稳定剂通常为碳酸钠、过氧碳酸钠、硼酸钠、过硼酸钠等。市售稳定性二氧化氯通常采用二元型包装，即亚氯酸盐与激活剂（柠檬酸、盐酸等）分开包装。使用前两成分混合后，亚氯酸盐经酸化激活释放出活性二氧化氯。有液体与粉剂两种剂型。

2. 对微生物的杀灭作用　二氧化氯为高效消毒剂，具有广谱、高效、速效杀菌作用。对细菌繁殖体、细菌芽孢、真菌、病毒都具有杀灭作用。

3. 杀菌影响因素

(1)浓度和作用时间的影响:二氧化氯的杀菌作用随浓度的增加及作用时间的延长而增加。

(2)pH 的影响:稳定性二氧化氯的活化与 pH 有关,pH 越低,其活化率越高,杀菌能力亦越强。

(3)有机物:有机物可减弱二氧化氯的杀菌作用。

4. 毒性及腐蚀性 二氧化氯对大白鼠经口 LD_{50} 为 2.5mg/kg,经呼吸道 LD_{50}>5.7mg/kg;亚氯酸盐经静脉注射 LD_{50} 为 112.8mg/kg;原液浓度为 548mg/L 二氧化氯溶液,对小鼠经口急性毒性实验,LD_{50}>10 000mg/kg,属实际无毒类物质。对兔眼无刺激作用。二氧化氯对金属有一定腐蚀作用,对织物有腐蚀和漂白作用。

5. 适用范围 二氧化氯可用于饮用水及污水、环境表面、食品加工设备、医疗器械与实验用品等的消毒与灭菌。

6. 实际应用

(1)饮水消毒:用二氧化氯消毒水时,对水的初级处理,二氧化氯用量为 1.8~3.0mg/L,最多不超过 5mg/L。对水的最后处理,二氧化氯一般用量为 0.30~0.45mg/L,作用时间为 30min。消毒后的水中,二氧化氯残留量应为 0.2mg/L,最少为 0.005mg/L。

(2)物体或环境表面消毒:对物体和环境表面消毒,可用浸泡、擦拭或喷洒等方法。对细菌繁殖体污染的物品消毒,用 100mg/L 二氧化氯溶液浸泡或擦拭,作用 30min;对肝炎病毒和结核分枝杆菌污染物品的消毒,用 500mg/L 二氧化氯溶液浸泡或擦拭,作用 30min;对细菌芽孢污染物品的消毒,用 1 000mg/L 二氧化氯溶液浸泡或擦拭,作用 30min。对一般污染的表面,用 500mg/L 二氧化氯溶液均匀喷洒,作用 30min;对肝炎病毒和结核分枝杆菌污染的表面,用 1 000mg/L 二氧化氯溶液均匀喷洒,作用 60min。

7. 使用注意事项

(1)二氧化氯活化溶液不稳定,应现配现用。

(2)配制溶液时,忌与碱或有机物相混合。

(3)二氧化氯对金属制品有腐蚀性,金属制品消毒后,应迅速用清水清洗干净。

(四)臭氧

1. 物理化学性质 臭氧又名超氧,分子式 O_3,分子量 48.00。常温下为淡蓝色气体,味臭,密度为 1.658。有爆炸性,为已知最强的氧化剂。臭氧气体经冷压处理可呈液态,其液体密度为 1.71,沸点为 -112.3 ℃,臭氧在水中的溶解度高于氧,但因分压较低,故在平时使用温度与压力下,只能得到每升数毫克的溶液。

臭氧极不稳定,常温下可自行分解成氧,分解后无残留毒性。其在水中的半衰期与温度有关,温度升高,分解加速。通过各种原理的臭氧发生器产生臭氧。臭氧不能装瓶贮备,一般现场生产,现场消毒。

2. 对微生物的杀灭作用 臭氧是一种高效、广谱杀菌剂,可杀灭细菌繁殖体、细菌芽孢、病毒、真菌,对原虫及其卵囊也有很好的杀灭作用,还可破坏细菌毒素、乙型肝炎表面抗原等。臭氧对微生物的杀灭主要依靠其强氧化作用。

3. 杀菌影响因素 臭氧对微生物的杀灭主要受浓度、温度、有机物以及湿度等的影响,而与作用时间关系较小,一般臭氧对微生物达不到灭活剂量时,不能通过延长作用时间来补偿。

（1）浓度：浓度是决定臭氧消毒效果的重要因素，臭氧对微生物的杀灭程度与臭氧浓度高低相关而与接触时间关系不大。对于病毒和细菌芽孢，当臭氧浓度达不到灭活剂量时，延长时间也不能提高杀灭率。

（2）湿度：当臭氧消毒空气或熏蒸消毒时，相对湿度较高，杀菌效果较好。

（3）有机物：可显著减弱臭氧对微生物的杀灭作用。应用臭氧消毒，可因有机物对微生物的保护作用而达不到消毒效果。

（4）温度：随温度增加，臭氧的杀菌作用增强。但温度增高，会使臭氧在水中的溶解度降低。因此实际消毒过程中，温度升高反而会影响消毒效果。

4. 毒性及腐蚀性　人对空气中臭氧的可嗅知浓度为 $0.02 \sim 0.04 mg/m^3$。动物实验表明，臭氧毒性的起点浓度为 $0.3 mg/m^3$。吸入臭氧后，可引起呼吸加速、变浅、胸闷等症状，进而脉搏加速、头痛，严重时可发生肺气肿，以致死亡。我国规定大气中臭氧最高允许浓度为 $0.2 mg/m^3$。

臭氧为强氧化剂，对多种物品有损坏作用。可使橡胶类制品变脆、变硬，加速老化；使铜片出现绿色锈斑；使织物漂白、褪色等。

5. 适用范围　可用于水消毒，包括饮用水、污水以及医院诊疗用水的消毒；空气消毒；物品表面消毒，如饮食用具、理发工具、食品加工工具、衣物、医院化验单等物品；也可用于医疗器械的一般消毒。

6. 实际应用

（1）消毒饮水：一般加臭氧量 $0.5 \sim 1.5 mg/L$，水中余臭氧浓度保持 $0.1 \sim 0.5 mg/L$，维持 $5 \sim 10 min$，可达到消毒目的。对于水质较差的水，加臭氧量应在 $3 \sim 6 mg/L$。

（2）污水消毒：用臭氧处理污水的工艺流程是：污水先进入一级沉淀池，净化后进入二级净化池，通过污水泵抽入接触塔；采用 $15 \sim 20 mg/L$ 的臭氧投入量，污水与臭氧在塔内充分接触 $10 \sim 15 min$ 后排放。

（3）空气消毒：医院儿科病房、妇科检查室、注射室、换药室、治疗室、供应区、急诊室、化验室、各类普通病房和房间，要求空气中细菌总数 $\leq 500 CFU/m^3$。采用臭氧消毒，要求达到臭氧浓度 $\geq 20 mg/m^3$，在相对湿度 $\geq 70\%$ 条件下，消毒时间 $\geq 30 min$。

（4）物品表面消毒：将待消毒物品置于装有臭氧发生器的密闭房间内，或利用内装臭氧发生器的消毒柜进行消毒。臭氧对物品表面上微生物杀灭作用缓慢，一般要求臭氧浓度为 $60 mg/m^3$，相对湿度 $\geq 70\%$，作用 $60 \sim 120 min$。物体消毒也可用臭氧水进行浸泡、冲洗。

7. 注意事项

（1）臭氧有毒性作用，作业现场空气中臭氧浓度不能超过国家允许浓度标准。

（2）用臭氧进行空气消毒必须在密闭空间无人在的条件下进行；消毒后至少超过 $30 min$，人才能进入。

（3）臭氧对多种物品有损害作用，物品消毒时，应充分考虑其损害作用。

三、醛类消毒剂

用于化学杀菌剂的醛类包括戊二醛、甲醛、丁二醛和乙二醛。戊二醛和甲醛均为灭菌剂，但对人体具有毒性作用，对环境易造成污染。

四、环氧乙烷

1. 物理化学性质　环氧乙烷又名氧化乙烯,分子式 C_2H_4O,分子量 44.05。低温时,环氧乙烷为液体,无色透明,具乙醚气味,4℃时比重为 0.89,沸点为 10.8℃。常温、常压下为无色气体,气体对空气比重为 1.49,闪点小于 0℃。能溶于水、乙醇和乙醚。液态和气体环氧乙烷都能溶解天然和合成的聚合物,例如橡胶、皮革、塑料;可穿透玻璃纸、厚包装纸、聚乙烯或聚氯乙烯薄膜。

环氧乙烷易燃、易爆,空气中浓度达 3%以上时即有爆炸危险。以一定比例二氧化碳与环氧乙烷混合,能避免爆炸危险。医院、实验室应用的小型灭菌器可应用环碳合剂(含环氧乙烷 10%、二氧化碳 90%)。

2. 对微生物的杀灭作用　环氧乙烷气体属高效消毒剂,杀菌力强、杀菌谱广,能够杀灭所有类型的微生物,包括细菌芽孢和病毒。

3. 杀菌影响因素

(1)浓度增高,杀菌所需时间可缩短。在 5～37℃时,环氧乙烷浓度增加 1 倍,达到同样灭菌效果所需暴露时间可减少一半。

(2)温度升高可加强环氧乙烷的杀菌作用。

(3)细菌本身的含水量和消毒物品含水量对消毒效果均有显著影响,干燥微生物对环氧乙烷具有很强抵抗力。灭菌仓内相对湿度达 30%时即可达到很好的消毒效果,一般情况下,以相对湿度 60%～90%为最好。

(4)环氧乙烷对多孔和能吸收环氧乙烷的物品,如纸张、纤维制品等灭菌效果较好;而对玻璃、金属等无空隙材料灭菌效果较差。有利于环氧乙烷扩散或穿透至消毒部位的装载方式,有利于灭菌。

(5)有机物对环氧乙烷的杀菌作用有一定影响,但与其他消毒剂相比,环氧乙烷受有机物影响较小。

4. 毒性及腐蚀作用　环氧乙烷液体接触皮肤可引起刺痛、红肿、水疱及血疱,甚至烧伤,以 40%～60%溶液对皮肤损害最重。环氧乙烷气体对呼吸道和眼结膜均有刺激作用,过量吸入可引起头晕、头痛、恶心、呕吐,严重者可引起肺水肿。工作环境中环氧乙烷的允许浓度为 $2mg/m^3$。环氧乙烷对皮革、橡胶、塑料、棉毛织品、化学纤维、纸制品、金属制品等大多数物品无损害作用。

5. 适用范围　适用于一次性医疗用品的灭菌及皮毛工业的消毒,也可用于医院忌热忌湿物品的灭菌与消毒。

6. 实际应用　由于环氧乙烷易燃,易爆,且对人体有毒,因此环氧乙烷灭菌必须在密闭的灭菌器内进行。

7. 注意事项

(1)环氧乙烷存放处,应无火源,无转动的马达,无日晒,通风好,温度低于 40℃,但不能放入冰箱内。

(2)吸取或分装液态环氧乙烷时,需先将容器用冷水冷却,操作人员应戴防毒口罩,若不慎将液体落于皮肤黏膜上必须立即用水冲洗干净。

(3)投药及开瓶时不能用力过猛,以免药液喷出。

（4）经常检查环氧乙烷泄漏情况,可用含 10%酚酞的饱和硫代硫酸钠溶液浸湿滤纸,贴于漏气处,如滤纸变红,即证明有环氧乙烷漏出,应立即处理。

（5）热水加热环氧乙烷容器时必须先打开阀门。

五、醇类消毒剂

短链脂肪醇具有快速杀灭微生物的作用。除叔醇外,其杀菌作用随分子量的增加而增强。然而具有实用杀菌价值的只有乙醇、异丙醇和正丙醇。乙醇应用最为广泛,其次为异丙醇。

（一）乙醇

1. 物理化学性质　乙醇又称酒精,分子式为 CH_3CH_2OH,分子量 46.07。为无色透明液体,易挥发,有辛辣味,易燃烧,沸点为 78.5℃,闪点为 11.7℃。能与水以任意比例混溶。乙醇是良好的有机溶剂,并具有较强的渗透作用。市售医用乙醇浓度一般不低于 94.58%(V/V)。

2. 杀菌作用　乙醇属于中效消毒剂。能够迅速杀灭细菌繁殖体;在较高浓度(>80%)时具有很好的杀病毒作用,通常乙醇对亲脂性病毒灭活强,而对亲水性病毒效果较差;对真菌有抑制和杀灭作用,在 70%～90%浓度范围内杀灭真菌效果较好,杀灭真菌孢子一般需要 30～60min;能够抑制细菌芽孢发芽,但不能杀灭芽孢。

3. 杀菌影响因素

（1）浓度:乙醇杀菌最有效浓度应为 65%～75%。水对乙醇发挥杀菌作用非常必要,因此用于消毒时需对乙醇进行稀释,但浓度低于 30%时杀菌作用很小。

（2）有机物:有机物对乙醇杀菌作用影响很大,可使杀菌作用减弱。

（3）温度:温度升高,杀菌作用增强。

（4）乙醇与碘、氯己定、苯扎溴铵等具有协同杀菌作用。

4. 毒性及对物品的损害作用　乙醇用于消毒情况下对人体无毒。个别人对乙醇过敏,接触后可引起皮疹、红斑。经常用乙醇进行洗手消毒,皮肤会因为脱脂而干燥、粗糙。洗手消毒液中可加入甘油等皮肤调理剂。

乙醇对一般物品无损害作用,但可溶解醇溶性涂料。

5. 适用范围　乙醇对细菌芽孢无杀灭作用,只能用于消毒,不能用于灭菌。因其无味、无刺激性,最常用于皮肤消毒,也可用于物品表面及医疗器械的消毒等。

6. 实际应用　皮肤消毒,75%乙醇棉球涂擦;外科洗手消毒,75%乙醇浸泡 5min。对细菌繁殖体污染的医疗器械等物品的消毒,用 75%乙醇浸泡 10min 以上。对听诊器、超声探头、血压计、叩诊锤等器械,以及一些环境表面,如桌、椅、床头柜表面,可用 75%乙醇擦拭。乙醇与碘、氯己定、苯扎溴铵等具有协同杀菌作用,常作为溶剂以加强碘等消毒剂的作用。此外,乙醇还可用于某些复方消毒剂中,以增加某些消毒剂的溶解度,降低消毒剂对金属的腐蚀作用。

7. 使用注意事项

（1）不宜用于外科器械灭菌。临床上用乙醇消毒采血针和针灸针是不安全的,易导致乙型肝炎、丙型肝炎等经血传播的病毒性传染病的传播。

（2）使用浓度一般不超过 80%。浸泡处理时,勿使物体带有过多的水分,以免药液稀释降低消毒效果。保存时,应置于有盖容器内,以免有效成分挥发。

（3）不宜直接消毒被血、脓、粪便污染的表面。物品消毒前,应尽可能去除表面黏附的有机物。

（4）涂有醇溶性涂料的物品,不宜使用乙醇进行消毒处理。

（二）异丙醇

1. 物理化学性质　异丙醇分子式为 C_3H_8O,分子量 60.10。无色透明可燃性液体,沸点为 82.5℃,与水可以任何比例混溶,气味类似乙醇,微带苦味。

2. 杀菌作用　异丙醇属中效消毒剂,可杀灭细菌繁殖体、病毒与真菌,但不能杀灭细菌芽孢。对某些细菌和病毒,异丙醇的杀灭作用比乙醇强,而对另一些细菌和病毒则相反。总体来说,异丙醇杀菌作用高于乙醇。

3. 杀菌影响因素

（1）浓度、温度、有机物可影响异丙醇的杀菌作用。在 30%~90% 浓度范围内异丙醇具有杀菌作用,65%~80% 浓度杀菌作用最强。有机物和低温都可使异丙醇的杀菌作用减弱。

（2）与乙醇一样,异丙醇与氯己定、苯扎溴铵、碘等具有协同杀菌作用。

4. 毒性及对物品的损害作用　异丙醇属于轻度有毒物质,空气中允许浓度为 $980mg/m^3$。超过允许浓度,对呼吸道黏膜和眼结膜有刺激作用,并可引起组织坏死。异丙醇溶液脂溶性很强,反复接触皮肤可使皮肤干燥脱脂。

对一般物品无损害作用,但可溶解醇溶性涂料。

5. 实际应用　与乙醇一样,异丙醇多用于皮肤消毒、手消毒,以及医疗器械如检眼镜、显微镜目镜和物镜、超声波探头、听诊器等的消毒。其实际使用浓度通常为 70%。此外,异丙醇可以代替乙醇用于复方消毒剂的配制。

在一些国家,其应用比乙醇更为广泛,但我国应用较少。

六、含碘消毒剂

（一）碘

1. 物理化学性质　碘,分子式为 I_2,分子量 253.8。蓝黑色鳞片或片晶,有金属光泽。室温下,可逐渐升华变成气体。微溶于醇和水,加碘化钾可促进其溶解。碘饱和溶液微呈酸性。碘在溶液中除呈双原子碘（I_2）外,还可呈三原子碘（I_3）以及 I^-、IO^-、IO_3^- 等离子。

游离碘制剂有碘的水溶液和碘的乙醇溶液（碘酊）。

2. 对微生物的杀灭作用　碘液中起杀菌作用的是碘元素本身。碘液具有广谱杀菌作用,对细菌繁殖体、真菌、病毒具有灭活作用,也可杀灭细菌芽孢。碘杀菌快速、高效,对各种微生物的杀灭剂量相近。

3. 杀菌影响因素

（1）有效碘含量:碘液中有效碘含量增高,杀菌作用增强。但因为碘的杀菌作用快速,在一定范围内,浓度对其杀菌效果影响较小。

（2）酸碱度:酸性条件下溶液中游离碘增多,pH 降低可使杀菌作用增强。碘液浓度较低时,其杀菌作用受 pH 影响较大。

（3）有机物:有机物可降低碘的杀菌作用。低浓度碘液受有机物影响较大,但外科消毒用的碘液浓度较高（2%）,有机物的影响很小。

（4）碘化物:配制碘酊或碘水溶液时,如加入过量碘化钾,溶液中有大量碘化物存在,可使游离碘变为过碘化物,从而减弱其杀菌作用。但加入约等量的碘化钾,对杀菌作用无影响。

4. 毒性及对物品的损害作用　碘有毒性。人口服 0.1g 碘可产生不适,口服 2～3g 引起死亡。碘中毒时,可引起恶心、呕吐、虚脱、痉挛以致昏迷。长期过量摄入碘会引起慢性碘中毒,表现为机体各个系统的损害效应,例如甲状腺的刺激与抑制、心血管损害、骨髓的抑制、贫血等。空气中碘的允许阈值为 $1mg/m^3$。碘涂抹于皮肤黏膜,有烧灼感。高浓度、接触时间过久,可形成碘烧伤,导致脱皮。

碘有腐蚀性,并可使物品着色,天然物品黏有碘液不易洗脱。

5. 适用范围　主要用于皮肤、黏膜消毒,如外科术前、注射前的皮肤消毒。此外,也可消毒医疗器械、饮水等。碘酊的杀菌作用优于碘水溶液,但碘水溶液刺激性较小,皮肤消毒更多应用碘酊。

6. 实际应用

(1)皮肤消毒:外科术前、注射前的皮肤消毒,用 2% 碘液或碘酊擦拭,作用 1min,再用 70% 乙醇擦净残余碘。

(2)黏膜消毒:可用 0.05%～0.1% 碘溶液冲洗。

(3)医疗器械:可用于外科小器械(刀片、缝线、导液管等)的消毒,2% 碘酊或碘液浸泡 10～30min,再用 70% 乙醇冲洗干净。体温计消毒,2% 碘酊或碘液浸泡 5min,70% 乙醇洗净。

(4)饮水消毒:紧急情况下,每升水滴加 2% 碘酊 5～10 滴,静置作用 30min,即可饮用。

7. 使用注意事项

(1)碘易升华,碘制剂应存放在密闭容器中,低温避光保存。时间过久,颜色变淡,应测定碘的含量,将浓度补足。

(2)使用低浓度碘液消毒时,应注意介质的酸碱度与含有有机物的量。必要时,应增加浓度或延长时间。

(3)碘液易黄染,不适于织物等的消毒。

(4)物体表面沾有碘液,需及时清除,以免长期作用引起损害。

(5)碘对皮肤黏膜有刺激作用,碘液或碘酊消毒皮肤后,需用 70% 乙醇脱碘;碘酊或碘液不宜用于眼、口腔及黏膜的消毒;碘对伤口刺激性强,特别是碘酊,使用时应注意。有过敏史者慎用。

(二)碘伏

1. 物理化学性质及制备方法　碘伏是碘与表面活性剂形成的不定型络合物,表面活性剂为碘的载体和增溶剂,碘元素以络合或包结的形式存在于载体中。

按照物理性状,碘伏主要有液体和固体两种。此外,碘伏也可制成栓剂、膏剂、乳剂等剂型,以适应不同需要。液体碘伏为棕色,手感光滑,有效碘含量一般在 0.5%～1.0%(W/V)之间。固体碘伏通常含有效碘 10%～20%(W/W),多为深棕色粉末,溶于水后,溶液亦为棕色。与碘液相比,碘伏无刺激性气味、物品染上颜色后易洗去、碘伏原液或固体碘伏性质较稳定。

2. 杀菌作用　碘伏有广谱杀菌作用,能够杀灭细菌繁殖体、真菌、病毒,但对细菌芽孢的灭活作用较弱,需要较高浓度和较长时间。碘伏属于中效消毒剂。

3. 杀菌影响因素

(1)浓度:碘伏的杀菌效果随溶液中有效碘的含量增高而上升。

（2）载体性质：载体对碘伏游离碘的释放有一定影响，载体不同，游离碘释放速度不同。

（3）有机物：有机物可降低碘伏的杀菌作用。

（4）温度：温度对碘伏的杀菌作用有一定影响，当温度由 20℃上升到 40℃，碘伏溶液中游离碘的浓度可上升 1 倍以上，杀菌作用明显增强。

（5）pH：pH 降低可加强碘伏的杀菌作用，若在碘伏溶液中加入冰醋酸可使杀菌作用增强。

4. 毒性及对物品的损害作用　与碘液或碘酊相比，碘伏的刺激性小，毒性较低。国产固体碘伏对小鼠经口 LD_{50} 为 2 870mg/kg，属低毒类消毒剂。对皮肤黏膜无刺激性，无明显致突变作用。应用碘伏偶尔可引起皮肤过敏反应。碘伏对铝、铜、碳钢等二价金属有腐蚀性。

5. 适用范围　碘伏杀菌作用迅速，毒性低、刺激性小，适合手及皮肤黏膜的消毒。也可用于医疗器械的一般性消毒，饮用水消毒，环境表面消毒，食具、餐具等的消毒。

6. 实际应用　细菌繁殖体污染物品的消毒通常用含有效碘 250mg/L 的碘伏溶液浸泡 30min，卫生洗手消毒用有效碘 250mg/L 的碘伏溶液浸泡 30min，外科洗手用有效碘 3 000~5 000mg/L 的碘伏溶液浸泡 3min。皮肤、黏膜也可用擦拭法消毒。

7. 注意事项

（1）阴凉避光处、防潮、密封保存，使用前需测定有效碘含量。碘伏稀释液不稳定，宜现配现用。

（2）碘伏杀芽孢作用弱而缓慢，因此不宜用于外科医疗器械的灭菌。

（3）碘伏对二价金属制品有腐蚀性，不应作相应金属制品的消毒。

（4）消毒时，若有有机物存在，应提高药物浓度或延长消毒时间。

七、双胍类化合物

具有杀菌作用的双胍类化合物有氯己定和阿立西定，均为低效消毒剂。

八、季铵盐类化合物

季铵盐类消毒剂是一种阳离子表面活性剂。我国应用苯扎溴铵（新洁尔灭）较多，苯扎氯铵（洁尔灭）、溴化双（十二烷基二甲基）等也有生产和应用。

（一）苯扎溴铵

1. 物理化学性质　苯扎溴铵的化学名称为溴化十二烷基二甲基苄基铵，别名新洁尔灭、溴苄烷铵，分子式为 $C_{21}H_{38}BrN$，分子量为 384.46。本品为淡黄色胶状体或蜡状固体，有不良香气，味极苦。易溶于水，水溶液澄清，强力振摇时能产生大量泡沫。性质稳定，耐光、耐热、无挥发性，可长期贮存。

2. 杀菌作用　苯扎溴铵属低效消毒剂，对多数细菌繁殖体、亲脂性病毒有较好的作用，可杀灭部分真菌。但对结核分枝杆菌效果不好，不能灭活肠道病毒等亲水性病毒，对细菌芽孢只有抑菌作用而不能杀灭。

3. 杀菌影响因素

（1）杀菌作用随温度升高逐渐加强。

（2）碱性条件下，杀菌效果较好。溶液 pH 为 3 时所需的杀菌浓度，是 pH 为 9 时的 10 倍。氢氧化钠与苯扎溴铵有协同杀芽孢作用。

(3)阴离子的肥皂或洗衣粉等洗涤剂,碘、碘化钾、蛋白银、硝酸银、硫酸锌、酒石酸、硼酸、水杨酸盐、黄降汞、升汞、氯化锌、白陶土、过氧化物、磺胶类等药物,以及镁、铁、铝等金属离子,对其有拮抗作用。

(4)配制溶液时的水质硬度过高可降低其杀菌能力。

(5)有机物对苯扎溴铵的杀菌作用影响显著。

(6)溶液中的新洁尔灭可被棉花、纤维织物等吸附,溶液中有此类物质,可使药物有效浓度降低,影响消毒效果。

(7)苯扎溴铵与乙醇配伍有协同杀菌作用。微波、甲醛、戊二醛、碱性溶液等因子与苯扎溴铵也有协同作用。

4. 毒性与腐蚀性　苯扎溴铵毒性很小,无刺激性,对过敏体质者偶尔可引发皮疹、水肿等过敏反应。对铝制品有腐蚀性,可使其他金属器械生锈。

5. 实际应用

(1)对细菌繁殖体一般性污染物品表面,可用0.1%~0.5%浓度溶液浸泡、喷洒或擦拭,作用10~60min进行预防性消毒。例如,医疗器械的预防性消毒,便器、地板消毒等。

(2)1∶5 000~1∶10 000的稀释液,可用于妇产科、泌尿科、眼科黏膜的冲洗。

(3)苯扎溴铵可与表面活性剂配伍配制成清洗消毒剂用于表面的清洗消毒。

6. 使用注意事项

(1)苯扎溴铵不能杀灭结核分枝杆菌和芽孢,因此不能用作灭菌剂浸泡灭菌器械等要求无菌的物品,亦不宜用于结核分枝杆菌污染物品的消毒。

(2)水质硬度过高影响消毒效果,宜用蒸馏水或去离子水配制溶液。

(3)不要与肥皂、洗衣粉或其他阴离子洗涤剂同用,也不可与其他拮抗物质配伍应用。物品表面沾有拮抗药物,冲洗干净后再消毒。

(4)溶液易被微生物污染,应随配随用,放置时间不宜超过3d。溶液若发黄、发浑或有较多沉淀时,应随即更换。

(二) 苯扎氯铵

苯扎氯铵的化学名称为十二烷基二甲基苄基氯化铵,别名洁尔灭,分子式为$C_{21}H_{38}NCl$。为具有芳香气味的淡黄色液体。pH 6.6~7.0,易溶于水。化学稳定性良好,耐热、耐光、无挥发性。在酸性和碱性溶液中都能离解为带正电荷的长链阳离子。

其杀菌作用及应用与苯扎溴铵基本相同。

九、酚类消毒剂

我国应用较多的酚类消毒剂为苯酚(石炭酸)和煤酚皂溶液(来苏儿),因其杀菌作用较弱,杀菌谱窄,生物降解性亦差,大量使用会造成环境污染,现已很少应用。

十、其他消毒剂

1. 高氧化还原电位酸性水　高氧化还原电位酸性水又称酸性电位水、强酸性水、酸性氧化电位水,是通过强电解水生成装置,即酸性电位水生成机生成的。为无色透明液体,pH在2.3~2.7之间,氧化还原电位(ORP)为1 000~1 150mV;另外还溶解有10~50mg/L氧和30~40mg/L活性氯。因其pH较低,氧化还原电位较高,故氧化能力较强。强酸性水置于密闭容器中可贮存 1 个月,在开口容器中仅能贮存 3d。高氧化还原电位酸性水具有广谱杀菌作用,可杀灭细菌繁殖体、病毒、真菌、细菌芽孢,可破坏乙型肝炎表面抗原(HBsAg)。一般作用 1~2min 即可杀灭细菌繁殖体,20~40min 可杀灭细菌芽孢。

2. 乳酸 乳酸是一种便宜、有效的空气消毒剂,通过喷雾进行空气消毒。但是乳酸对鼻黏膜具有轻微刺激作用,因此其使用受限。

3. 醋酸(乙酸) 醋酸可通过熏蒸法进行空气消毒;1%~5%稀释的醋酸可用于假单胞菌感染伤口的包扎。

十一、消毒剂用量计算

1. 消毒剂溶液稀释时的换算公式(稀释定律)为:

$$C_1 \times V_1 = C_2 \times V_2$$

C_1 和 V_1 为消毒剂原液浓度和体积;C_2 和 V_2 为拟配制消毒剂溶液的浓度和毫升数。

例:配制 0.5%过氧乙酸 10L,需 20%过氧乙酸多少?

$$20\% \times V_1 = 0.5\% \times 10L$$

$$V_1 = \frac{0.5\% \times 10L}{20\%} = 0.25L$$

$$需加水 = V_2 - V_1 = 10L - 0.25L = 9.75L$$

取 20%的过氧乙酸 0.25L,加入消毒容器中,再加水 9.75L,混匀,或加水至 10L,混匀。

2. 配制消毒剂时,若为固体消毒剂,可用下式计算后配制。

$$消毒剂用量(g) = \frac{所需有效浓度 \times 消毒液量}{消毒剂有效含量(\%)}$$

例:用含有效氯 60%的优氯净(二氯异氰尿酸钠),配成 1 000ml 含有效氯 1.5%的溶液,应如何配制?

$$优氯净(二氯异氰尿酸钠)量 = \frac{1.5g/100ml \times 1\,000ml}{60\%} = 25g$$

或简单计算:$优氯净(二氯异氰尿酸钠)量 = \frac{1.5\% \times 1\,000}{60\%} = 25g$

用含有效氯 60%的优氯净配成 1 000ml 含有效氯 1.5%的溶液,应将 25g 优氯净加入 1 000ml 水中溶解。

3. 百分浓度(%)换算成百万分浓度(mg/L) = x(%) × 10 000。

百万分浓度(mg/L)换算成百分浓度(%) = x(mg/L) ÷ 10 000。

例如:0.2%换算成百万分浓度(mg/L):0.2(%)×10 000 = 2 000(mg/L)

2 000mg/L 换算成百分浓度(%):2 000÷10 000 = 0.2(%)

例:漂粉精的有效氯按 80%计算,按有效氯 2mg/L 加入漂粉精用于 1m³ 水体的消毒,需要加漂粉精多少克?

$$2mg/L \times 1 \times 1\,000L \div 80\% = 2\,500mg = 2.5g$$

或简单计算:0.000 2%×1×1 000 000ml ÷80% = 2.5g

取 2.5g 含 80%有效氯的漂粉精置研钵捣碎,直接加入水体中搅拌。将研钵用水冲洗数次。

(王 茜)

第六章

预防性消毒与疫源地消毒

第一节　预防性消毒

一、清洁与消毒

（一）做好物体表面清洁消毒

应当保持环境整洁卫生，每天定期消毒，并做好清洁消毒记录。对高频接触的物体表面（如电梯间按钮、扶手、门把手等），可用含有效氯 250~500mg/L 的含氯消毒剂进行喷洒或擦拭，也可采用消毒湿巾进行擦拭。

（二）当出现人员呕吐时

应当立即用一次性吸水材料加足量消毒剂（如含氯消毒剂）或有效的消毒干巾对呕吐物进行覆盖消毒，清除呕吐物后，再使用季铵盐类消毒剂或含氯消毒剂进行物体表面消毒处理。

（三）加强餐（饮）具的消毒

餐（饮）具去残渣、清洗后，煮沸或流通蒸汽消毒 15min；或采用热力消毒柜等消毒方式；或采用有效氯含量为 250mg/L 的消毒液浸泡 30min，消毒后应将残留消毒剂冲净。

（四）保持衣服、被褥、座椅套等纺织物清洁

可定期洗涤、消毒处理。可用流通蒸汽或煮沸消毒 30min，或先用 500mg/L 的含氯消毒液浸泡 30min，然后常规清洗。

（五）卫生洁具

可用有效氯含量为 500mg/L 的含氯消毒剂浸泡或擦拭消毒，作用 30min 后，清水冲洗干净，晾干待用。

（六）当有疑似或确诊病例出现时

在专业人员指导下进行消毒处理。

二、通风换气

场所内应当加强通风换气，保持室内空气流通，首选自然通风，尽可能打开门窗通风换气，也可采用机械排风。如使用空调，应保证空调系统供风安全，保证充足的新风输入，所有排风直接排到室外。未使用空调时应关闭回风通道。

三、洗手设施

确保场所内洗手设施运行正常,配备速干手消毒剂,有条件时可配备感应式手消毒设施。

四、垃圾处理

加强垃圾的分类管理,及时收集并清运。加强垃圾桶等垃圾盛装容器的清洁,可定期对其进行消毒处理。可用含有效氯 250~500mg/L 的含氯消毒剂进行喷洒或擦拭,也可采用消毒湿巾进行擦拭。

五、设立应急区域

建议在公共场所设立应急区域,当出现疑似或确诊病例时,及时到该区域进行暂时隔离,再按照其他相关规范要求进行处理。

六、健康宣教

在场所内显著区域,采用视频滚动播放或张贴宣传画等方式开展防控健康宣教。

第二节　疫源地消毒的要求

一、组织与执行

1. 甲类传染病和肺炭疽、艾滋病等乙类传染病必须在当地疾病控制机构的监督指导下,由有关单位和个人及时进行消毒处理,或由当地疾病控制机构负责进行终末消毒。

2. 乙类传染病中的病毒性肝炎、细菌性痢疾、伤寒和副伤寒、脊髓灰质炎、白喉、布鲁氏菌病、炭疽、钩端螺旋体病、流行性出血热、淋病、梅毒、肺结核等,必须按照当地疾病控制机构提出的卫生要求,由患者陪伴或所在单位进行消毒处理,或由当地疾病控制机构组织进行消毒处理。

3. 对丙类传染病中的急性出血性结膜炎、感染性腹泻等由患者或其陪伴进行消毒处理。

4. 各类传染病(包括非法定传染病)暴发流行时应在当地疾病控制机构的监督指导下,由有关单位及时进行消毒,或由当地疾病控制机构负责对此进行消毒处理。

5. 在医院对传染病患者的终末消毒由医院安排专职人员进行。

6. 非专业消毒人员开展疫源地消毒前应接受培训。

二、疫源地消毒的装备要求

1. 承担疫源地消毒任务的单位　应根据工作需要和条件配备消毒工具和防护用品,储备一定数量的消毒剂。

2. 消毒工具　喷雾器(常量、室内、室外大范围)、天平、配药桶、刻度量杯(筒)、漏斗、工具箱、消毒车。

3. 防护用品　防护服、工作服、隔离服、防护眼镜、口罩、帽子、手套、长筒胶靴、毛巾、污物袋、手电筒、皮卷尺、雨衣、长柄毛刷、装工作衣的布袋、肥皂、皮肤消毒剂。

4. 消毒剂 储备一定量的消毒剂并与有关厂家建立联系,确保处理突发疫情的需要。

三、疫源地消毒的技术要求

(一)疫区消毒

1. 流行病学调查 确定流行范围、传染病的种类、传播途径。

2. 消毒范围和对象 以传染源排出病原体可能污染的范围为依据确定消毒范围和对象。

3. 消毒持续时间 以传染病流行情况和病原体监测结果为依据确定消毒的持续时间。

4. 消毒方法的选择 以消毒因子的性能、消毒对象、病原体种类为依据选择消毒方法。尽量避免破坏消毒对象和造成环境的污染。

5. 疑似传染病疫源地的消毒 可按疑似的该类传染病疫源地进行消毒处理或按下一条进行处理。

6. 不明传染病疫源地的消毒 应根据流行病学指征确定消毒范围和对象,采取最严格的消毒方法进行处理。

7. 注意与其他传染病控制措施配合 搞好传染源的管理,疫区的封锁、隔离,杀蝇、防蝇、灭鼠、防鼠、灭蚤,搞好饮用水、污水、食品的消毒及卫生管理,搞好环境卫生。加强易感人群的保护。

8. 填报消毒工作记录 必要时进行消毒效果评价。

(二)疫点的随时消毒

对患者应根据病情做到"三分开"与"六消毒"。

"三分开"是指住室分开(条件不具备可用布帘隔开,至少要分床);饮食分开;生活用具分开(包括餐具、洗漱用具、便盆、痰罐等)。

"六消毒"是指:①消毒分泌或排泄物(如呼吸道传染病主要为口鼻分泌物,肠道传染病主要为粪便,接触性传染病主要为脓液、痂皮等);②消毒生活用具;③消毒双手;④消毒衣服、被单;⑤消毒患者居室;⑥消毒生活污水、污物。

患者陪伴和护理人员,除做好患者的随时消毒外,应做好本人的卫生防护,护理患者后,应消毒双手。

(三)疫点的终末消毒

在出发前,应检查所需消毒用具、消毒剂和防护用品,做好准备工作。消毒人员到达疫点,首先查对门牌号和患者姓名,并向有关人员说明来意,做好防疫知识宣传,禁止无关人员进入消毒区域内。脱掉外衣,放在自己带来的布袋中(不要放在污染的地方)。更换隔离服、胶鞋,戴上口罩、帽子。用过氧乙酸或含氯制剂时,须戴防护眼镜。

仔细了解病员患病前和患病期间居住的房间、活动场所,用过的物品、家具,吐泻物、污染物倾倒或存放地点,以及污水排放处等,据此确定消毒范围和消毒对象。根据消毒对象及其污染情况,选择适宜的消毒方法。进入疫点时,应先消毒有关通道。测量房屋、家具及地面需消毒的面积和体积,估算需消毒的污水量。必要时,由检验人员对不同消毒对象进行消毒前采样。

消毒前应关闭门窗,将水缸盖好,将未被污染的贵重衣物、饮食类物品、名贵字画及陈列物品收藏好。如系呼吸道传染病,应对室内空气进行消毒。如系肠道传染病,应先于室内灭蝇,再进行消毒。对室内地面、墙壁、家具和陈设物品消毒时,应按照先上后下,先左后右的方法,依次进行消毒。患者用过的餐(饮)具、污染的衣物若不能集中在消毒站消毒时,可在疫点进行煮沸、浸泡或擦拭消毒。作浸泡消毒时,必须使消毒液浸透被消毒物品。作擦拭消毒时,必须反复擦拭 2~3 次。对污染重、经济价值不大的物品和废弃物,在征得病家同意后焚烧。

室内消毒后,必要时对厕所、垃圾、下水道口、自来水龙头、缸水和井水等进行消毒。对传染源密切接触者进行人员卫生处理。

疫点消毒工作完毕,对消毒人员穿着的工作服、胶靴等进行喷洒消毒后脱下。将衣物污染面向内卷在一起,放在布袋中带回消毒。所用消毒工具表面用消毒剂进行擦洗消毒。必要时,到达规定的消毒作用时间后,由检验人员对不同消毒对象进行消毒后采样。填写疫点终末消毒工作记录。离开病家前,让病家开窗通风,擦拭打扫。

四、疫源地消毒常用消毒剂的选择要求

(一) 根据污染病原体的种类与抗力确定的常用消毒剂

1. 朊病毒污染物,选择含氯消毒剂或氢氧化钠,配合压力蒸汽灭菌方法。

2. 芽孢污染物(如炭疽杆菌芽孢、破伤风杆菌芽孢污染物等),选择含氯类、过氧化物类、含溴类和甲醛等消毒剂。

3. 分枝杆菌(如结核分枝杆菌、麻风分枝杆菌)、亲水病毒(如脊髓灰质炎病毒、诺如病毒、腺病毒、轮状病毒、甲型肝炎病毒、戊型肝炎病毒及引起手足口病病原体)、支原体、衣原体、立克次体等病原体的污染物,选择含氯类、含溴类、过氧化物类、醛类和含碘类等消毒剂。

4. 细菌繁殖体(如霍乱弧菌、痢疾杆菌、白喉棒状杆菌、伤寒沙门菌和副伤寒沙门菌、布鲁氏菌、淋病奈瑟菌等)、亲脂病毒(如流感病毒、寨卡病毒、登革热病毒、黄热病毒、麻疹病毒、汉坦病毒等)及螺旋体等病原体的污染物,选择含氯类、含溴类、过氧化物类、醛类、含碘类、醇类、双胍类、季铵盐类等消毒剂。

5. 一些经血传播传染病的病原体(如乙型肝炎病毒、丙型肝炎病毒、丁型肝炎病毒、人类免疫缺陷病毒等)的污染物,常因含有大量的有机物,应选用高水平消毒剂,如含氯类、含溴类、过氧化物类等消毒剂。

6. 特殊传染病病原体(如 SARS 冠状病毒、MERS 冠状病毒、埃博拉病毒、高致病性禽流感病毒、H7N9 禽流感病毒、鼠疫耶尔森菌和狂犬病毒等病原体)的污染物,按照国家制定的相应指南进行。

7. 未查明病原体的污染物,应按照芽孢污染物确定适用的消毒剂。

(二) 根据病原体污染的消毒对象确定的常用消毒剂

1. 常用的物体表面消毒剂　含氯类、含溴类和过氧化物类消毒剂等。

2. 常用的空气消毒剂　过氧化物类消毒剂(如过氧乙酸、二氧化氯、过氧化氢、臭氧等)。

3. 常用的污水消毒剂　含氯类、含溴类和过氧化物类消毒剂

4. 常用的餐(饮)具消毒剂　含氯类、含溴类和过氧化物类消毒剂。

5. 常用的排泄物、分泌物及尸体消毒剂　含氯类和过氧化物类消毒剂。

（三）根据环境保护要求确定的常用消毒剂

在确保消毒效果的情况下,推荐选择过氧化物类消毒剂(如过氧化氢、过氧乙酸、二氧化氯)、季铵盐类消毒剂等对环境影响较小的消毒产品。

五、消毒人员注意事项

1. 出发前,要检查应携带的消毒工具是否齐全无故障,消毒剂是否足够。

2. 应主动取得病家合作和相关人员的配合。选择消毒因子时,应尽量采用物理法消毒。在用化学法消毒时应尽量选择对相应致病微生物杀灭作用良好,对人、畜安全,对物品损害轻微,且对环境影响小的消毒剂。

3. 消毒过程中,不得吸烟、饮食。要注意自我保护,既要防止或减少受到消毒因子的伤害又要避免受到微生物感染。

4. 消毒过程中,不得随便走出消毒区域,禁止无关人员进入消毒区内。

5. 消毒应有条不紊,突出重点。凡应消毒的物品,不得遗漏。严格区分已消毒和未消毒的物品,勿使已消毒的物品被再次污染。

6. 携回的污染衣物应立即分类作最终消毒。

7. 清点所消耗的药品器材,加以整修、补充。

8. 填好的消毒记录应及时上报。

第三节 疫源地消毒的原则

物体表面消毒后,自然菌的消亡率应≥90%。排泄物、分泌物和被病原微生物污染的血液等消毒后,不应检出病原微生物或目标微生物。空气消毒后,不应检出指示微生物或目标微生物;自然菌的消亡率应≥90%。

一、甲类传染病疫源地消毒原则

（一）鼠疫疫点和疫区消毒

1. 室内环境表面与空气的消毒 可用含有效氯或有效溴 $1\,000\sim2\,000$mg/L 消毒液,或 $2\,000\sim5\,000$mg/L 过氧乙酸,按 300ml/m^2 对患者居室内进行喷雾消毒;也可使用季铵盐类消毒剂或酚类消毒剂等进行消毒。肺鼠疫可用上述消毒剂浓度及剂量,对小隔离圈内房屋全面进行喷雾消毒;对室内空气,将过氧乙酸稀释成 $5\,000\sim10\,000$mg/L 水溶液,在 $60\%\sim80\%$ 相对湿度、室温下加热蒸发,过氧乙酸量按 1g/m^3 计算,熏蒸消毒 2h。

2. 污染用具消毒 对污染的一般耐热耐湿物品,如被罩、食具、茶具、玩具等可煮沸 15min,蒸汽或压力蒸汽按常规消毒;含有效氯或有效溴 $1\,000\sim2\,000$mg/L 消毒液浸泡消毒 $1\sim2$h。对不耐热或不耐湿的物品,如棉絮、棉衣裤、皮张、毛制品等应送专业消毒站消毒处理。

3. 排泄物、分泌物的消毒 患者的排泄物、分泌物、呕吐物等应有专门容器收集,用含有效氯 $20\,000$mg/L 消毒液,按粪、药比例 $1:2$ 浸泡消毒 2h;若有大量稀释排泄物,应用含有效氯 $70\%\sim80\%$ 漂粉精干粉,按粪、药比例 $20:1$ 加药后充分搅匀,消毒 2h。

4. 其他污染物品的消毒 对污染的含水分高的食物,应加热消毒后废弃;对污染的干燥食物或粮食须加热消毒后弃废。污染的垃圾、生活废物,猫、狗等窝垫草等应焚烧杀灭病原体。

5. 尸体处理　因患鼠疫死亡的患者尸体,应由治疗患者的医疗机构或当地疾病预防控制机构负责消毒处理。首先用 5 000mg/L 过氧乙酸液或 5 000mg/L 有效氯的含氯消毒液浸泡过的棉花堵塞口、耳、鼻、肛门、阴道等自然孔穴,再用上述消毒液喷洒全尸,然后再用浸泡过上述消毒液的被单或其他布单严密包裹尸体后,立即就近火化;不具备火化条件的农村、边远地区或民族地区,可选择远离居民点 500m 以外,远离饮用水源 50m 以外的地方,将尸体在距地面 2m 以下深埋,坑底及尸体周围垫撒 3~5cm 厚的漂白粉。

6. 室内外环境处理　对被鼠疫患者污染的室内外环境应进行消毒、灭鼠、灭蚤和捕杀染病动物。

(二)霍乱疫点和疫区消毒

1. 患者排泄物、分泌物等的消毒　稀便与呕吐物消毒按稀便及呕吐物与消毒剂以 10∶1 的比例加入漂白粉干粉(含有效氯 25%~32%);成型粪便按粪、消毒剂比例 1∶2 加入含有效氯 10 000~20 000mg/L 含氯消毒液,经充分搅拌后,作用 2h。干燥排泄物处理前应适量加水稀释浸泡软化后,再按成型粪便消毒。

2. 环境表面消毒　污染的房间、厕所、走廊等表面,应先消毒再清除明显的排泄物;对泥土地面还应刮去污染表土(另行消毒)后再用含有效氯 2 000~5 000mg/L 含氯消毒剂或 5 000mg/L 过氧乙酸消毒;对非泥土地面用 1 000~2 000mg/L 有效氯或 2 000mg/L 过氧乙酸消毒;其用量按地面性质不同而异,一般最低用量为 100~200ml/m²,最高可用 1 000ml/m²,以喷洒均匀、透湿、不流水为限。

3. 用具消毒　对耐热耐湿物品,如棉织物、金属、陶瓷、玻璃类物品,用加热煮沸 15min 或压力蒸汽灭菌,也可用 1 000mg/L 有效氯的含氯消毒剂浸泡 1~2h,或使用季铵盐类消毒剂等进行消毒。对不耐热不耐湿物品,如书籍、文件、字画、污染的棉絮、皮毛制品、羽绒制品等,可用环氧乙烷消毒柜处理。对耐湿物品,如各种塑料制品、用具、容器、人造纤维织物等,可用含有效氯 1 000~2 000mg/L 消毒液或 2 000mg/L 过氧乙酸液浸泡 30min 或擦拭表面消毒。对污染的精密仪器、家电设备等物品可用乙醇、季铵盐类消毒剂擦拭消毒。

4. 餐(饮)具的消毒　患者用后的餐(饮)具应煮沸消毒 15~30min 以上,或流通蒸汽消毒 30min,也可用 0.5% 过氧乙酸溶液、250~500mg/L 二溴海因溶液或 250~500mg/L 有效氯含氯消毒剂溶液浸泡 30min 以上,再用清水洗净。

5. 饮用水消毒　集中式供水出厂水余氯量不得低于 0.5mg/L,末梢水余氯量不得低于 0.05mg/L,分散式供水如直接从江、河、渠、塘、井取用水者,应在盛水容器内按每升水加入 1~5mg 有效氯消毒剂进行消毒,要求作用 30min 后,余氯量应达 0.5mg/L。

6. 污水消毒　可采用次氯酸钠、液氯、二氧化氯、臭氧消毒污水,污水排放标准按《医疗机构水污染物排放标准》(GB 18466—2005)中 4.1 执行;若污水已排放出去,应对污水沟进行分段截流加氯消毒,常用药物及浓度应根据污水有机物含量投加有效氯 20~50mg/L 的含氯消毒剂,作用 1.5h 后,余氯应>6.5mg/L。

7. 尸体处理　同鼠疫。

二、乙、丙类传染病疫源地消毒原则

(一)经消化道传播的乙、丙类传染病疫源地消毒原则

1. 室内环境表面的消毒　用 1 000~2 000mg/L 有效氯或 2 000mg/L 过氯乙酸消毒溶液

依次进行喷雾消毒,用量为 $200\sim300\text{ml/m}^2$,对抵抗力较低的细菌繁殖体,也可使用季铵盐类和酚类消毒剂进行消毒;有芽孢污染时,应使用 5 000mg/L 有效氯或 5 000mg/L 过氧乙酸消毒溶液喷雾消毒。

2. 被污染饮食用具的消毒　煮沸消毒 15min,或用含有效氯 250mg/L 消毒液浸泡 $30\sim60$min。

3. 饮用水的清毒　饮用水消毒后应符合《生活饮用水卫生标准》(GB 5749—2006)的要求。

4. 污水的消毒　被污染的水,有污水处理站的,应达到《医疗机构水污染物排放标准》(GB 18466—2005)要求后排放,没有污水处理设施的,可加入含氯消毒剂消毒 90min,余氯量应达到 6.5mg/L。

5. 被污染物品、用具等的消毒　同鼠疫的方法处理,有芽孢污染时可以使用≥2 000mg/L 的含氯消毒剂浸泡或擦拭消毒 2h。

6. 剩余食物的消毒　患者的剩余食物煮沸 1h 或焚烧,可疑食物不得饲养家畜。

7. 排泄物、分泌物等的消毒　排泄物、分泌物等消毒后必须达到无害化。消毒方法按鼠疫的方法进行。但对肝炎患者粪便等的消毒,用含有效氯 10 000mg/L 消毒液按粪药比为 1∶2 的比例加入,搅拌作用 6h;对稀便可按粪药比 5∶1 的比例加入漂白粉(有效氯含量 $25\%\sim32\%$)。

8. 患者尸体的处理　患者尸体经严密包裹后立即火化或深埋。炭疽患者用过的治疗废弃物和有机垃圾应全部焚烧。

9. 死畜尸体等的处理

(1)畜类尸体经严密包裹后火化或深埋:已确诊为炭疽的家畜应严禁解剖,整体焚烧。一头 $200\sim500$kg 的死畜焚烧时需要汽油或柴油 $100\sim120$kg,先在地下挖一条宽 $1\sim1.5$m,长 $3\sim3.5$m,深 1m 的长沟,用铁条架于沟上,然后在铁条上加木柴 100kg,同时准备长条形钢钎,将死畜置木柴上,然后点燃,当畜体腹部胀大时,用钢钎将畜皮刺破,以防内脏等物四溅,陆续添加汽油或柴油,直到烧成骨灰为止。

(2)病畜排泄物的消毒:病畜排泄物按粪药比 5∶1 的比例加入漂白粉(有效氯含量 $25\%\sim32\%$),消毒 2h 后,深埋 2m 以下,不得用作肥料。根据情况,亦可选用其他含氯消毒剂干粉或溶液处理,但其最终有效氯浓度不少于 40 000mg/L。

(3)病畜圈舍的消毒:病畜或死畜停留过的地面、墙面用 5 000mg/L 过氧乙酸或有效氯 10 000mg/L 消毒液,按 $100\sim300\text{ml/m}^2$ 药量,连续喷洒 3 次,每次间隔 1h。若畜圈地面为泥土时应将地面 $10\sim15$cm 的表层泥土挖起,然后按土药比为 5∶1 的比例拌入漂白粉(有效氯含量 $25\%\sim32\%$),深埋于 2m 以下。

(4)污染的饲料、杂草和垃圾的处理:病畜污染的饲料、杂草和垃圾应焚烧处理。

(二)经呼吸道途径传播的乙、丙类传染病疫源地消毒原则

经呼吸道途径传播的肺炭疽、白喉、肺结核、严重急性呼吸综合征等传染病病原污染的室内空气,地面、墙壁、用具等按鼠疫的要求进行消毒处理。肺炭疽病家的空气可用过氧乙酸熏蒸,药量 3g/m^2(即 20%的过氧乙酸 15ml,15%的过氧乙酸 20ml),置于搪瓷或玻璃器皿中加热熏蒸 2h,熏蒸前应关闭门窗,封好缝隙,消毒完毕后开启门窗通风;亦可采用气溶胶喷雾消毒法,用 2%过氧乙酸 8ml/m^3,消毒 1h。

（三）经皮肤、黏膜接触传播的乙、丙类传染病疫源地消毒原则

1. 环境、用具消毒

（1）被患者血液、体液、排泄物和分泌物污染的地面、墙壁、桌椅、床、柜、车辆等均应采取有效的消毒措施：用次氯酸钠或二氯异氰尿酸钠等含氯制剂进行喷洒、浸泡、擦拭消毒，按污染轻重和性质药液有效氯含量可为 1 000~2 000mg/L；污染的血液和排泄物用最终含量为 5 000~10 000mg/L 的有效氯，作用 20~60min 后及时冲洗。

（2）传染性废物：按《医疗废物管理条例》（2003 年版）及有关规定集中处理，没有条件时，应由专人负责消毒或焚烧处理。

（3）运送患者、病畜、死畜或皮毛时严禁污染地面或路面，运输工具应铺上或覆盖塑料布，运送完毕后，污染的塑料布应立即焚烧处理。

（4）医疗器械按《医院消毒供应中心第 2 部分：清洗消毒及灭菌技术操作规范》（WS 310.2—2016）执行。

（5）内镜按照内镜清洗消毒技术相关标准和《消毒技术规范》（2002 年版）相关要求执行。

2. 手及皮肤、黏膜消毒　受抵抗力低的细菌繁殖体和亲脂病毒污染时，可用速干手消毒剂；受抵抗力较强的亲水病毒、分枝杆菌污染时，可用碘伏、3%过氧化氢消毒剂；受到芽孢污染应充分洗手，必要时用 0.2%过氧乙酸或碘酒进行消毒。

3. 衣物制品的消毒　按鼠疫的污染用具方法消毒处理。

4. 皮毛等不耐湿热物品的消毒　可能污染的皮毛、毛衣、人造纤维、皮鞋和书报等，最好选用环氧乙烷熏蒸消毒，药量为 600mg/L，30~40℃，相对湿度 60%，消毒 48h。畜毛可用 2%硝酸或 10%硫酸溶液浸泡 2h；皮张也可用 2.5%盐酸溶液加入 15%食盐使溶液保持在 30℃以上浸泡 40h 后取出（每千克皮张用 10L 溶液），再放入 1%氢氧化钠溶液中浸泡 2h 以中和盐酸，然后用清水冲洗，晒干。

三、其他传染病疫源地消毒原则

对新发传染病，不明原因传染病的疫源地消毒，应根据其流行病学特点和危害程度的不同按传染病疫源地消毒原则的相关要求进行消毒处理。

（王　茜）

第七章

突发公共卫生事件处置

第一节　突发公共卫生事件应急条例

《突发公共卫生事件应急条例》是为有效预防、及时控制和消除突发公共卫生事件的危害,保障公众身体健康与生命安全,维护正常的社会秩序制定的行政法规。经 2003 年 5 月 7 日国务院第 7 次常务会议通过。由国务院于 2003 年 5 月 9 日发布并实施。

中华人民共和国国务院令第 588 号:根据 2010 年 12 月 29 日国务院第 138 次常务会议通过的《国务院关于废止和修改部分行政法规的决定》修正,《突发公共卫生事件应急条例》中引用的"治安管理处罚条例"修改为"治安管理处罚法",2011 年 1 月 8 日公布并实施。

内容解读

1.《突发公共卫生事件应急条例》的出台有什么意义,具有什么现实的指导意义?

《突发公共卫生事件应急条例》(简称"《条例》")的出台,标志着我国进一步将突发公共卫生事件(简称"突发事件")应急处理工作纳入到了法制化的轨道,将促使我国突发事件应急处理机制的建立和完善,为今后及时、有效地处理突发事件建立起"信息畅通、反应快捷、指挥有力、责任明确"的法律制度。使政府及其各有关部门的职责有了明确的规定,有利于调动全社会一切力量,充分发挥社区和群众的积极性。做好预防和预警准备,提供法律依据和工作思路。使得全国防治传染病的工作有序地进行,彻底切断疫病传播和扩散的途径,有效控制疫情蔓延,保持正常的生产、生活秩序。

2. 当前突发事件应急处理体系还存在什么问题? 突发事件的应急处理,关键是快速反应机制和应急处理能力,《条例》如何从法律制度上予以规范?

经过几十年的建设和努力,我国已经初步建立了一套公共卫生体系,拥有一批预防、医疗服务机构和专业技术队伍,对于保障人民群众的身体健康和生命安全,发挥了重要的作用。这是我们建立和完善突发事件应急机制的基础。主要问题是:信息渠道不畅通,信息统计不准确,反应不快,应急准备不足等。针对这些问题,条例着眼于建立和完善快速反应机制,提高应急处理能力,规定了一系列具体、可行的措施。

(1)为了强化处理突发事件的指挥系统,明确了政府对突发事件的应急管理职责。《条例》规定,突发事件发生后,国务院和有关省、自治区、直辖市人民政府成立应急处理指挥部,负责对突发事件应急处理的统一领导和指挥。卫生行政主管部门和其他有关部门在各自的职责范围内,做好突发事件应急处理的有关工作。

(2)针对一些部门和地方对突发事件预警能力不足、监测系统反应不灵敏的问题,《条例》明确规定了突发事件的监测与预警制度;确立了多渠道的、快捷的、纵横协调的信息报告制度,特别是强化了省级人民政府的信息报告责任,规定省级人民政府必须在接到疫情等突发事件报告1h内,向国务院卫生行政主管部门报告;还明确了各级政府之间、上下级卫生部门之间的信息报告时限。同时,明确规定任何单位和个人均有权向政府或者政府部门报告突发事件,有权举报不履行职责或者不按照规定履行职责的政府或者政府部门。

(3)针对应急储备不足的问题,《条例》规定县级以上各级政府应当组织开展防治突发事件相关的科学研究,建立突发事件应急物资、设备、设施、技术与人才资源等方面的储备,所需经费纳入本级政府财政预算。

(4)为了及时、有序地处理突发事件,制定突发事件应急预案至关重要。《条例》规定国务院卫生行政主管部门应当按照分类指导、快速反应的要求,针对重大传染病疫情、群体性不明原因疾病、重大食物和职业中毒等突发事件制定全国突发事件应急预案,报请国务院批准;省、自治区、直辖市人民政府根据全国突发事件应急预案,结合本地实际情况,制定本行政区域的突发事件应急预案。同时规定突发事件应急预案,应当包括突发事件应急指挥部的组成和相关部门的职责、突发事件信息的报告与通报、突发事件的分级,以及应急处理工作方案和应急储备等主要内容。此外,还规定了突发事件应急预案的启动程序。

(5)为了保证有关部门和单位能够切实按照应急预案的规定履行职责,《条例》规定突发事件应急处理专业技术机构负责突发事件的技术调查、确证、处置、控制和评价等工作;有关政府、部门负责保证突发事件应急所需物资的生产、供应、运输。《条例》规定,突发事件发生后,应急处理指挥部可以紧急调集人员、储备物资、交通工具等相关设施,对人员进行疏散、隔离,封锁疫区以及采取其他控制措施等。

(6)为了使专业技术机构和基层在突发事件发生后能够有章可循,《条例》规定,对新发现的突发传染病、不明原因的群体性疾病、重大食物和职业中毒事件,国务院卫生行政主管部门应当尽快组织力量制定相关的技术标准、规范和控制措施。

(7)为了及时有效地救治传染病患者,防止相互推诿和交叉感染,切断传染源,《条例》规范了医疗卫生机构接诊治疗、患者转送等行为,规定了医疗卫生机构对传染病密切接触者采取隔离、医学观察措施以及对内应当采取卫生防护措施。《条例》还规定,医疗机构收治传染病患者,应当依法报告所在地的疾病预防控制机构。接到报告的疾病预防控制机构应当立即对可能受到危害的人员进行调查,采取必要的控制措施。《条例》还规定,县级以上各级人民政府应当提供必要资金,保障突发事件所致患者得到及时、有效的救治。

3.《条例》规定了什么样的责任追究制度?

突发事件应急处理工作具有相当的艰巨性、复杂性,要保证《条例》规定的各项法律制度得到切实贯彻、执行,针对违反本条例的行为,设定合理、适当的责任追究制度是关键之一。

(1)强化了有关政府及其部门不履行法定职责应当承担的责任。规定,有关政府及其部门对突发事件隐瞒、缓报、谎报或者授意他人隐瞒、缓报、谎报的;未依照规定完成突发事件应急处理所需要的设施、设备、药品和医疗器械等物资的生产、供应、运输和储备的;对上级部门的调查不予配合或者阻碍、干涉的;在突发事件调查、控制、医疗救治工作中玩忽职守、失职、渎职的,以及拒不履行应急处理职责的,责令改正、通报批评、给予警告;对政府主要领导人及有关部门的主要负责人,负有责任的主管人员和其他直接责任人员,依法给予降级或者撤职的行政处分;造成传染病传播、流行或者对社会公众健康造成其他严重危害后果的,

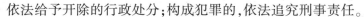

依法给予开除的行政处分;构成犯罪的,依法追究刑事责任。

(2)进一步明确了有关医疗卫生机构不履行有关义务应当承担的责任。《条例》规定,医疗卫生机构不履行报告职责,隐瞒、缓报、谎报的;未及时采取控制措施的;未依照规定履行突发事件监测职责的;拒绝接诊患者的,以及拒不服从应急处理指挥部调度的,责令改正、通报批评、给予警告;情节严重的,吊销《医疗机构执业许可证》;对主要负责人、负有责任的主管人员和其他直接责任人员依法给予纪律处分;造成传染病传播、流行或者对社会公众健康造成其他严重危害后果,构成犯罪的,依法追究刑事责任。

(3)明确了有关单位和个人不按照规定履行应急处理义务应当承担的责任。《条例》规定,有关单位和个人不履行报告职责,隐瞒、缓报、谎报,阻碍突发事件应急处理工作人员执行职务,拒绝有关机构进入突发事件现场,或者不配合调查、采样、技术分析和检验的,对有关责任人员依法给予行政处分或者纪律处分;触犯《治安管理处罚条例》的,由公安机关依法予以处罚;构成犯罪的,依法追究刑事责任。

(4)《条例》规定,在突发事件发生期间,散布谣言、哄抬物价、欺骗消费者,扰乱社会秩序、市场秩序的,由公安机关或者工商行政管理部门依法给予行政处罚;构成犯罪的,依法追究刑事责任。

第二节 卫生应急工作的主要特点和原则

一、卫生应急工作的主要特点

1. 卫生应急工作的首要目标是预防突发公共卫生事件的发生,尽可能地将突发公共卫生事件控制在萌芽状态或事件发生的初期。当突发公共卫生事件出现后,卫生应急机制应能及时动员相关资源和技术力量,将突发公共卫生事件迅速控制在有限的范围内,减少对公众健康的影响。这就需要我们充分做好日常的卫生应急准备工作,如建立完善预案体系、组建训练有素的综合性卫生应急队伍、建立灵敏的公共卫生信息网络、强化日常卫生应急准备、提高预测预警和快速有效处置能力、促进现场流行病调查和实验室检测能力提高等。

2. 卫生应急工作必须符合我国的基本卫生国情,在突发公共卫生事件发生时,能及时有效地调动相关卫生资源、整合各种社会资源、动员全社会参与,及时有效地做好突发公共卫生事件的应急工作。同时,卫生应急工作也必须符合经济全球化的特点,充分借鉴国外卫生应急的理论和实践。做好我国的卫生应急工作是国际卫生应急工作的重要一部分。在2004年底,发生印度洋地震海啸后,我国能在较短的时间内派遣卫生应急队伍到受灾国家,帮助开展救灾防病工作,并提供相关的药品等应急物资援助灾区,这充分显示了我国卫生应急机制建设所取得的成绩。

3. 卫生应急机制和体系的建设与完善是一个长期的过程,不可能一蹴而就。一方面要加强监测信息网络、实验室检测、基础建设等硬件建设;另一方面,更要依靠科学,以人为本,加强人员培训和能力建设,发挥专业技术人员在卫生应急工作中的关键作用。

4. 依法开展卫生应急工作。《中华人民共和国传染病防治法》和《突发公共卫生事件应急条例》等法律法规的出台,为卫生应急机制的建设和卫生应急工作的开展提供了法律保障。同时,依靠科学、依靠专业队伍、依靠全社会和群众开展卫生应急。

二、卫生应急工作的原则

1. 预防为主、常备不懈　要提高全社会防范突发公共事件对健康造成影响的意识,落实各项防范措施,做好人员、技术、物资和设备的应急储备工作。对各类可能引发突发事件并需要卫生应急的情况,要及时进行分析、预警,做到早发现、早报告、早处理。

2. 统一领导、分级负责　根据突发公共事件的范围、性质和对公众健康危害程度,实行分级管理。各级人民政府负责突发公共事件应急处理的统一领导和指挥,各有关部门按照预案规定,在各自的职责范围内做好卫生应急处理的有关工作。各级各类医疗卫生机构要在卫生行政部门的统一协调下,根据职责和预案规定,做好物资技术储备、人员培训演练、监测预警等工作,快速有序地对突发公共事件进行反应。

3. 全面响应、保障健康　突发公共事件卫生应急工作的重要目标是为了避免或减少公众在事件中受到的伤害。突发公共事件,涉及人数众多,常常遇到的不单是某一类疾病,而是疾病和心理因素复合危害,而且还有迅速蔓延的特点,所以在突发公共事件处理中,疾病控制、医疗救治等医疗卫生机构需要在卫生行政部门的协调下,在其他部门的支持配合下,协同开展工作。其目标是最大限度地减少事件带来的直接伤亡和对公众健康的其他影响。

4. 依法规范、措施果断　各级人民政府和卫生行政部门要按照相关法律、法规和规章的规定,完善突发公共事件卫生应急体系,建立系统、规范的突发公共事件卫生应急处理工作制度,对突发公共卫生事件和需要开展卫生应急的其他突发公共事件作出快速反应,及时、有效地开展监测、报告和处理工作。

5. 依靠科学、加强合作　突发公共事件卫生应急工作要充分尊重和依靠科学,要重视开展突发公共事件防范和卫生应急处理的科研和培训,为突发公共事件卫生应急处理提供先进、完备的科技保障。地方和军队各有关部门和单位,包括卫生、科技、教育等各行业和机构要通力合作、资源共享,有效地开展突发公共事件卫生应急工作。要组织、动员公众广泛参与突发公共事件卫生应急处理工作。

第三节　预防与应急准备

一、体系建设

卫生应急体系是由对突发公共卫生事件所需的组织机构、人力资源、物资经费、信息情报等各种要素及其之间的相互作用关系组成。卫生应急各种要素之间相互关系,最重要的是应急管理运行的法制保障、管理体制和运行机制。

我国的卫生应急体系是由应急指挥管理组织系统、疾病预防控制机构系统、卫生监督机构系统、卫生应急医学救援组织系统、非政府组织、社区组织等众多部门和组织机构参与而形成的多主体、多部门、多角色的复杂应对系统。卫生应急的基本组织构架包括:应急指挥部门、应急处理部门、形势分析部门、计划评估部门和后勤财务部门。

国家要建立统一的预防控制体系,突发公共卫生事件的应急管理是一个复杂的过程,对时效性、有效性和执行力有着极高的要求,对各级政府而言,需要一个完善的体系来尽可能降低人为因素导致的系统风险,国务院有关部门和地方人民政府应有应急物资储备。县以上人民政府要建立和完善监测、预警系统,加强急救网络建设,保证人、财、物等卫生应急物资储备。设区的市应设有传染病医院或能承担相应任务的医疗机构。县以上卫生行政部门要指定专门机构进行监测、预报工作,对监测、预警工作要按事件类别制订计划、科学分析、综合评价,并按规定的程序和时限及时报告。

1. 日常应急准备中的部门职能　日常应急机构中需要设置的部门包括应急指挥部门、应急处理部门、形势分析部门、计划评估部门和后勤财务部。

(1)应急指挥部门:负责本机构的全面工作,领导应急处理部门、形势分析部门、计划评估部门和后勤财务部门开展日常卫生应急准备工作。制定本级卫生应急策略并领导实施;批准应急物资采购、分配和财务报账;负责与上级部门和其他平级部门协调沟通,获取必要的应急准备资源或支持;决定或建议上级主管部门是否启动卫生应急响应及响应级别;确保应急机构完成其所代表职能部门的所有应急职责。

(2)应急处理部门:负责各类卫生应急队伍的组建;开展卫生应急队员培训;开展各类主题事件的应急演练;收集和更新卫生应急队员健康状况信息;管理运行卫生应急指挥中心。

(3)形势分析部门:负责日常突发公共事件监测、风险评估;根据评估结果进行预警或者建议采取相关行动。

(4)计划评估部门:组织制定各类卫生应急预案;制定各种卫生应急演练的具体实施计划;演练结束后或者应急响应结束后及时开展事后评估、并提出改进建议;组织制定卫生应急人力资源发展规划。

(5)后勤财务部门:组织制定卫生应急装备清单,根据每次卫生应急响应结果或者演练结果及时改进装备清单;储备管理应急物资;管理卫生应急财务;分析卫生应急成本效益。

2. 应急响应中的部门职能　启动应急响应后,各个卫生应急部门迅速转换为相应的应急角色,增设一些必要部门或扩展组织架构,增加人财物资源配置。

(1)应急指挥部门:负责指挥突发事件应对的全面工作,承担突发事件应急处置的责任。应急指挥部门负责决定应急策略和资源分配;批准当前和未来应急行动计划,并领导实施;为应急组织机构提供后勤保障;考虑应急成本效益;批准应急物资采购和财务报账;批准与媒体及时沟通的信息内容;保障应急队员人身安全;负责与上级部门和其他平级部门协调沟通,获取必要的资源或支持;确保应急机构完成其所代表的职能部门应尽的所有应急职责。

(2)应急处理部门:负责安全和完整地执行应急行动计划的各项任务;为制定应急行动计划提供具体可操作性的建议;提出具体执行应急行动计划任务所需要的人力、物资和装备需求;执行任务中及时修订原定计划的不足之处,并因地制宜地实施;与应急指挥决策部门保持密切联系,并与应急相关的各部门保持密切合作。

(3)形势分析部门:负责监测与目标事件相关的应急信息,开展风险评估;提出特别需求信息的清单(如需要当地地理环境、气象信息等);对有用的信息进行有机整合和可视化处理;及时发现和通报应急事件的重大进展或者变化;为应急指挥部门、计划评估部门、后勤财务部门提供当前事件形势分析报告,以及其他特别需求的情报服务支持;为应急指挥部门提供各类风险沟通所需。

(4)计划评估部门:汇总与应急相关资源的所有信息,包括应急队伍人员,现有的物资装备清单等;汇总各部门工作进展信息和下一步工作计划,制定应急计划初稿;确保应急计划与其他同时参与应急处置的组织机构协调一致;召集各相关部门讨论应急计划;开展行动后的即时评估,总结应急经验和不足,及时建议修订应急策略、更改各应急部门的人力资源或物资配置等,制定应急队员轮替计划;制定结束应急响应的计划;应急结束后及时开展事后评估,并制定改进计划。

(5)后勤财务部门:为应急机构提供必备的场地、办公设施、交通、通信、食品(现场队员)、医疗服务(现场队员)及其他应急所需的物资;进行应急必需物资的采购;管理应急相关财务问题;解决应急队员劳务和津贴补助等相关问题;根据需要提供应急相关的成本效益分析报告;动态收集上级以及社会上对本次应急事件所提供资金项目的动态信息;及时提请应急指挥部申请的额外应急经费;确保应急经费使用符合国家财务规定;为计划评估部门制定行动计划提供后勤和财务相关的素材。

(6)应急响应中通常还需要设置的辅助领导指挥决策的部门

1)安全办公室(组):主要职责为协助应急指挥决策部门保障应急队员人身安全;确认应急过程中的威胁情形,并采取避险措施;确保应急动员中完整介绍安全注意事项;对灾害地区安全性采取快速评估;参与制定应急行动计划的会议。

2)信息办公室(组):主要职责为根据应急指挥决策部门的指示,决定需发布的应急相关信息;编撰准确、易懂和及时的、可供媒体发布的信息;定期开展风险沟通(包括内部和外部);参与制定应急行动计划的会议。

3)联络办公室(组):主要职责为协助应急指挥决策部门与其他相关部门的联络和协调;动态关注应急过程中可能涉及多个部门或者多个区域相关的事务;与各有关部门、地区保持密切联络;参与制定应急行动计划的会议。

3. 卫生应急机构人员的专业构成　卫生应急机构需要多学科专业人才配置。

(1)应急指挥决策的辅助办公室(组):包括安全办公室(组)、信息办公室(组)和联络办公室(组),需要人员的专业背景包括职业卫生/安全防范学、新闻学、公共关系学、法律学等。

(2)应急处理部门:常设机构需要人员的专业背景包括预防医学、临床医学、微生物或理化检验相关专业、卫生管理学等。实际响应中所需的特殊专业人则从卫生应急队伍中选择。

(3)形势分析部门:常设机构需要设置人员的专业背景包括流行病学、临床医学、微生物或理化检验相关专业、统计学、地理信息系统、计算机学(信息与新闻传播)等。开展风险评估所需专家从预定的专家咨询库中选择。

(4)计划评估部门:常设机构需要设置人员的专业背景包括流行病学、管理学、人力资源管理等。

(5)后勤财务部门:常设机构需要设置人员的专业背景包括管理学、物流、财务会计学、卫生经济学等。

二、应急预案

国务院卫生行政部门应按分类指导的原则迅速制定应急预案,并报国务院批准;省、市、自治区人民政府也要结合实际,制定本地区预案。

预案内容应包括:①组织、指挥、领导及相关部门职责;②监测与预警措施;③信息收集、分析、报告、通报制度;④应急处理技术,监测机构及任务;⑤事件分级与应急处理方案;⑥预防及现场控制措施,包括应急设施设备、救治药品与器械、其他物资和技术等的筹集、储备与调度;⑦应急专业队伍的建设与培训措施,应急预案应根据事件变化和问题及时修订。

事例:可参考《国家突发公共卫生事件应急预案》。

三、信息报告与发布

(一)突发公共卫生事件相关信息报告

1. 报告的基本原则　突发公共卫生事件相关信息报告管理遵循依法报告、统一规范、属地管理、准确及时、分级分类的原则。

2. 组织机构及其职责

(1)各级卫生行政部门负责对突发公共卫生事件相关信息报告工作进行管理,根据《国家突发公共卫生事件应急预案》要求,组织人员对本规范规定的报告的突发公共卫生事件进行核实、确认和分级。

(2)各级卫生行政部门应指定专门机构负责突发公共卫生事件相关信息报告系统的技术管理,网络系统维护,网络人员的指导、培训。

(3)各级疾病预防控制机构、职业病预防控制机构、卫生监督机构或其他专业防治机构负责职责范围内的各类突发公共卫生事件相关信息的业务管理工作、网络直报和审核工作,定期汇总、分析辖区内相关领域内的突发公共卫生事件相关信息。

(4)各级各类医疗卫生机构负责报告发现的突发公共卫生事件相关信息。

(5)各级卫生行政部门、职业病预防控制机构、疾病预防控制机构、卫生监督机构或其他专业防治机构接受公众对突发公共卫生事件的举报、咨询和监督,负责收集、核实、分析辖区内来源于其他渠道的突发公共卫生事件相关信息。

3. 报告的内容

(1)事件信息:信息报告主要内容包括:事件名称、事件类别、发生时间、发生地点、涉及的地域范围、人数、主要症状与体征、可能的原因、已经采取的措施、事件的发展趋势、下步工作计划等。

(2)事件发生、发展、控制过程信息:分为初次报告、进程报告、结案报告。①初次报告:报告内容包括事件名称、初步判定的事件类别和性质、发生地点、发生时间、发病人数、死亡人数、主要的临床症状、可能的原因、已采取的措施、报告单位、报告人员及通信方式等。②进程报告:报告事件的发展与变化、处置进程、事件的诊断和原因或可能因素,势态评估、控制措施等内容。同时,对初次报告的"突发公共卫生事件相关信息报告卡"进行补充和修正。重大及特别重大突发公共卫生事件至少按日进行进程报告。③结案报告:事件结束后,应进行结案报告。达到《国家突发公共卫生事件应急预案》分级标准的突发公共卫生事件结束后,由相应级别卫生行政部门组织评估,在确认事件终止后2周内,对事件的发生和处理情况进行总结,分析其原因和影响因素,并提出今后对类似事件的防范和处置建议。

4. 报告的方式、时限和程序　获得突发公共卫生事件相关信息的责任报告单位和责任报告人,应当在2h内以电话或传真等方式向属地卫生行政部门指定的专业机构报告,具备网络直报条件的同时进行网络直报,直报的信息由指定的专业机构审核后进入国家数据库。不具备网络直报条件的责任报告单位和责任报告人应采用最快的通信方式将"突发公共卫生事件相关信息报告卡"报送属地卫生行政部门指定的专业机构。接到"突发公共卫生事件相关信息报告卡"的专业机构应对信息进行审核,确定真实性,2h内进行网络直报,同时以电话或传真等方式报告同级卫生行政部门。接到突发公共卫生事件相关信息报告的卫生行政部门应当尽快组织有关家进行现场调查,如确认为实际发生突发公共卫生事件,应根据不同的级别及时组织,采取相应的措施,并在2h内向本级人民政府报告,同时向上一级人民政府卫生行政部门报告。如尚未达到突发公共卫生事件标准的,由专业防治机构密切跟踪事态发展,随时报告事态变化情况。

5. 信息监控、分析与反馈　各级卫生行政部门指定的专业机构,应根据卫生行政部门要求,建立突发公共卫生事件分析制度,每日对网络报告的突发公共卫生事件进行动态监控,定期进行分析、汇总,并根据需要随时作出专题分析报告。

各级卫生行政部门指定的专业机构对突发公共卫生事件分析结果要以定期简报或专题报告等形式向上级卫生行政部门指定的专业机构和同级卫生行政部门报告,并及时向下一级卫生行政部门和相同业务的专业机构反馈。

6. 技术保障　国家建立突发公共卫生事件相关信息报告管理系统,为全国提供统一的突发公共卫生事件相关信息报告网络平台,用于收集、处理、分析和传递突发公共卫生事件相关信息。信息系统覆盖中央、省、市(地)、县(市)、乡(街道)。卫生行政部门指定的专业机构,负责辖区内网络密码的分配和管理。网络密码定期更换,不能泄露和转让。

7. 监督管理与考核指导　各级卫生行政部门对突发公共卫生事件相关信息报告工作进行监督管理,对辖区内各级各类医疗机构、疾病预防控制机构、卫生监督机构以及其他专业防治机构相关的突发公共卫生事件相关信息报告和管理情况进行经常性的监督,对违法行为依法进行调查处理。

各级卫生行政部门指定的专业机构定期对本区域境内突发公共卫生事件相关信息报告工作按照《国家突发公共卫生事件相关信息报告管理工作规范》要求进行检查与考核。

(二)突发公共卫生事件相关信息发布

突发公共卫生事件相关信息发布应遵循突发公共卫生事件相关的法律制度。

1. 国务院卫生行政部门负责公布全国范围内有关突发公共卫生事件的信息。

2. 必要时国务院卫生行政部门可授权省(市、自治区)政府卫生行政部门公布辖区内的有关信息。

3. 信息发布应及时、准确、全面。

(三)健康教育宣传

1. 健康传播材料的概念　健康传播材料是健康传播活动的信息载体。健康传播材料的类型分为平面(印刷)材料、声像(音像)材料、实物材料三种。平面(印刷)材料主要包括报纸、刊物、招贴画、海报折页、传单、手册等印刷材料,也包括手工绘制的墙报、板报、展板等;声像材料主要包括幻灯片、录像带、录音带、电影片等;实物材料是指带有健康信息的实用物品,如扑克、纸杯、月历、台历等。

2. 健康传播材料的制作步骤　无论是哪种健康传播材料,都有一些共同的制作思路和步骤。在制作前,健康教育人员要思考的问题有:健康传播活动的具体目标是什么?已经确定的传播主题和核心信息是什么?活动的受众是哪些人?他们需要什么样的信息?他们获取信息的渠道有哪些?用于开发传播材料的预算有多少?在此基础上才能选择合适的材料形式。传播材料制作的基本思路包括以下几个步骤。

(1)目标受众的需求分析:当准备进行健康传播材料设计时,需要考虑,为了提高传播效果,使用传播材料的受众是什么样的人(文化水平;媒体使用习惯;信息获取渠道),他们对信息的需求是什么(对我们需要传播的内容知道哪些,不知道哪些,我们需要传播哪些);分析受众的目的就是搞清楚最终要向他们传递什么信息,通过什么材料形式和传播途径向他们传递。

(2)选择和确定信息内容:健康传播材料的核心就是传递健康信息,在设计制作材料时,要确定计划传播的主体信息内容是什么。一般来说,在第一步分析了目标人群的信息需求和材料喜好后,会根据活动的主题、已确定的材料形式,在已开发的核心信息基础上,进行一定程度的再创作。在选择和确定具体信息时,需要健康教育专业人员和健康传播材料设计者之间进行充分的交流和沟通。健康教育或者卫生领域的专家往往倾向把知识更全面、更多地传递给受众,而材料的设计人员则更希望信息简洁,更具艺术效果。

(3)材料的制作与修改:在分析了受众的需求,确定传播渠道和传播材料的形式后,下一步就是设计材料的初稿。一般来说,无论是专业设计人员,还是通过招投标形式选择的设计公司,在材料的制作过程中,健康教育和具体领域的专业人员一定要与材料设计人员共同工作。

在形成初稿后,应在一定数量的目标受众中进行预试验,从而了解目标受众是否喜欢材料内容的表达方式和表现形式,以及有哪些困惑或者具体的修改意见。材料预试验最好采取个人深入访谈的方法,分别对画面、文字进行深入了解。以文字为主的材料可以让受试者自行阅读一部分,然后了解他们对内容的理解和记忆的情况,并对内容文字的通俗性等方面进行意见收集。如果是以画面为主的材料,在预试验时,应先让受试者先看图画,只关注他们是否能理解画面要表达的信息,然后再给出文字内容,看他们对整体材料的感受,经过预试验全面收集情况,并对初稿进行修改后,才能最终定稿,启动制作程序。

(4)材料的使用与评估:传播材料制作、生产后,要根据任务的要求通过不同渠道进行投放和使用。在网络时代信息的流动方式发生了翻天覆地的变化,健康传播材料的投放使用亦随之而变,对于平面材料,可以通过网络将电子版模板发放到各级机构或者网络平台上,各级机构可以随时根据自己的需要,对材料进行一定的修改和再加工。但是,对于材料的使用不单纯是投放的问题,还需要根据材料的种类和内容对使用人员进行必要的培训。培训时,要说明材料的传播目标、适用人群、分发方式及地点、时间和频度等具体要求。材料使用评估分为过程评估和效果评估,目的是了解材料在投放使用中是否符合计划要求,目标人群对材料的接受情况,以及最终传播效果。

(5)健康传播材料制作中的其他问题:我国是一个历史悠久、有着多种民族和文化传承的国家,在开发健康传播材料时应该有所借鉴。特别是在少数民族地区,更要考虑当地的文化习俗与语言特点,通过构思的回归,将现代设计与传统文化传承相融合,既合理利用传统文化的精髓,又适合现代设计信息传播和认知方面的特性。

示例——宣传海报的设计:海报是众人皆知的广告宣传手段。相对于其他印刷材料,海报版面通常会配有色彩鲜明的图画设计,视觉冲击力强,适于在公共场所张贴,因而在宣传教育活动中被广泛使用。限于海报版面和篇幅,要求使用简洁的文字传递丰富的信息。因此,海报的设计要将图片、文字、色彩、空间等要素进行完美的结合。好的海报应具有直接简单、色彩解明、构图新颖、新鲜独特的特点。具体如下,①布局:标题和版面内容应该吸引眼球。在A4纸上进行设计,以便不用改变比例就能方便地放大到最佳尺寸。②颜色:选用彩色的图片和标志,但要避免过于杂乱的背景。③视觉效果:使用图片吸引注意或帮助读者理解信息,图片要清晰、直观,避免不必要的细节。④文字:应注意使用的字体不超过 2 种;字号必须大,以便能让人在 1~2m 外看清楚。⑤空间:海报表面留出 50% 的空白。⑥可读性:每个字都应该是相关的、明确的、易读的。

第四节　应 急 处 理

一、应急处理原则和预案启动基本原则

1. 应急处理原则

(1)对流动人口应就地隔离、就地观察、就地治疗。

(2)有关部门、医疗卫生机构,都应做到早发现、早报告、早隔离、早治疗以及早切断传播途径,防止传播扩散。

2. 预案启动

(1)评估与判断:在发生或开始发生突发公共卫生事件时,首先应由卫生行政部门组织专家评判是否启动应急预案;凡全国或跨省区的预案启动应由国家卫生健康委员会报国务院批准后实施;各省(市、自治区)的预案启动应由省级政府决定,并报国务院备案。

(2)应急预案启动:经评估和判断,决定需要启动应急预案时,在启动前,县以上各级人民政府有关部门应做好准备,采取必要的应急措施;启动后,事件发生地的人民政府有关部门应立即到达规定岗位,各行其责,服从指挥部统一指挥;医疗卫生、监测、科研机构必须服从统一指挥、相互配合协作、集中力量研究。同时国务院及县以上地方人民政府有关部门必须保障医疗救护物资的产、供、运。

二、突发事件后应急处理具体措施

1. 指定卫生专业机构与职责　国务院卫生行政部门及省级卫生行政部门及有关部门指定的专业技术机构,负责对突发公共卫生事件的调查、确认、处置、指导、控制及评价工作。指定机构的人员在进入现场时,任何单位和个人应予以配合,不得拒绝。

2. 督察与指导　全国指挥部进行的督察,各级政府及有关部门应予以配合,省(市、自治区)指挥部在辖区内进行督察、指导时,下级单位也应予以密切配合,指挥部有权紧急调集人员、物资、交通工具;有权对人员疏散、隔离;有权对疫区实行封锁,有权对食物和水源采取控制措施。但对疫区的封锁应按《中华人民共和国传染病防治法》的规定执行。

3. 防护措施　县以上卫生行政部门应采取现场具体控制措施;要宣传防治知识;必要时实行应急接种、预防投药、保护易感人群、实行群体防护;同时要采取必要措施保护参加应急处理的工作人员的生命与健康。

4. 交通检疫　在传染病暴发流行时,若交通工具上发现有传染病患者、疑似患者后,应立即报告前方站点及运营单位;运营单位和前方站点应立即报告主管部门和当地政府、卫生行政部门;当地卫生行政部门应立即到现场采取医学处置措施。对密切接触者,当地卫生行政部门和交通主管部门都应采取隔离、医学观察等控制措施。涉及出入境的人员、货物、交通工具等,则按《中华人民共和国国境卫生检疫法》处理。

5. 医疗救护和现场救援 ①医疗机构要提供医疗救护和进行现场救援;②医疗机构必须接诊救治,并书写规范化的病历记录;③若需转诊治疗,则应按规定进行转诊,包括病历复印件;④医疗机构必须采取防护措施,防止内部交叉感染和污染;⑤医疗机构要负责对传染病患者、密切接触者实施医学观察,个人应予配合;⑥医疗机构对救治的传染病患者、疑似患者应按规定时间和程序报告卫生防疫机构;⑦卫生防疫机构应立即对可能受到危害的人群进行调查,并采取防控措施。

6. 基层组织 街道、乡镇政府、居委会、村委会应协助卫生行政或其他部门及医疗卫生机构做好防护知识宣传、收集报告疫情、实施人员分散隔离、落实防治措施、实施团结协作、开展群防群治。

第五节 个 案 分 析

案例:第一部分

2010 年 7 月 21 日 8 时至 22 日 4 时,某县西北部地区普降特大暴雨。由于多点高强度的降雨致使局部水量急速汇聚,河流水位猛涨,形成流量大、水流速度快的山洪,给某县造成了巨大损失。据初步统计,该县受灾人口 21.2 万人,受灾面积 $1.4 \times 10^8 m^2$,因洪灾死亡 12 人。紧急转移安置 2.7 万余人,倒塌房屋 2 325 户 9 209 间;损坏房屋 2 520 户 8 821 间;冲毁桥梁 30 座,冲毁公路近 200km,交通、电力、通信全部中断。县卫生系统在此次洪涝灾害中损失惨重,涉及 5 个县直医疗卫生机构、15 所乡镇卫生院及 106 所村卫生室,损坏房屋 722 间、医疗器械 164 套,经济损失 2 598.98 万元。县防汛抗旱指挥部启动防汛三级应急响应。

县卫生行政部门派出由医疗、卫生监督和疾病预防控制人员组成的卫生救援队赶赴现场,协助当地开展灾后卫生防病工作。

1. 洪灾容易引发的公共卫生问题有哪些?

(1)安全饮用水短缺:洪灾易引起饮用水水源污染,造成灾区水源性和食源性疾病暴发的风险增加,如感染性腹泻、痢疾、伤寒、甲型肝炎等。

(2)环境破坏:各种生物群落原有的生态平衡被破坏,生活和居住环境恶化。

(3)食物安全难以保障:水灾常伴随阴雨天气,基本生活条件破坏,人们被迫在恶劣条件下储存食品,很容易造成食品的霉变和腐败,从而造成食物中毒以及食源性肠道传染病流行。

(4)灾区群众居住条件恶化:洪灾发生后,大量群众会被临时安置在各安置点,居住环境拥挤,人群密切接触的机会增加,从而造成直接接触传播与经呼吸道传播的传染病的发生风险加大。

(5)人群与病媒生物的接触机会增多。

(6)人群抵抗力降低:灾后由于食品供应的困难以及生活习惯的改变,人群尤其是婴幼儿、孕妇和老人容易出现营养不良,加上身体和精神的创伤,造成人群免疫力降低,容易感染各种疾病,特别是可造成条件致病菌感染或慢性感染者急性发作,这些人群患病后一般症状较重,增加了治疗难度。

(7)人口流动加大:会导致人群中免疫状态的改变,甚至于免疫屏障受损,使传染病暴发和流行的风险增大。

（8）卫生服务可及性降低：洪灾可能造成灾区的常规医疗和卫生服务系统严重受损和破坏，短期内存在部分灾民难以获取及时的卫生服务，特别是老人、儿童或患有基础疾病的脆弱人群；同时免疫规划、肺结核和艾滋病治疗服务等传染病控制项目的实施受到影响甚至中断。

2. 应急工作队到达现场后应马上开展哪些工作？

（1）医疗救治：医疗小组对在灾害中受伤的患者要及时救治，或尽快转院治疗。

（2）快速评估灾后风险，制定救灾工作方案：到达受灾现场后，迅速派出技术骨干，克服断交通、断通信、断电、断水等诸多困难深入灾区摸查灾情，了解人员伤亡及医疗卫生部门损失情况，搜集、汇总灾区与公共卫生相关的居住、食品、饮用水、环境卫生、媒介生物、医疗和公共卫生服务、灾民健康需求等方面的信息，针对公共卫生威胁和隐患进行了快速风险评估，根据评估结果制定了洪涝救灾防病现场工作方案，各支应急队伍按照统一工作方案开展工作。

（3）成立医疗卫生救援现场指挥部：在当地政府抗洪抢险指挥部领导下，根据事件政府响应级别，迅速成立了医疗卫生救援现场指挥部，下设综合信息组、医疗救治组、卫生防疫组和后勤保障组。共抽调市、县卫生系统应急队员组成医疗卫生救援小分队，采取分包到村、责任到人的方式全面开展医疗卫生救援工作。

案例：第二部分

1. 通过卫生救援队在灾区快速摸底调查和查阅医疗卫生系统日常管理数据，对该县受灾最严重的 SP 镇（位于国家 AAAA 级风景区内）灾后卫生风险进行分析和评估。

（1）受灾情况：该镇 16 个村有 8 个主要村庄受灾，受灾人口 6 554 人，占全镇的 50%。

（2）卫生救援时间：灾后第 2 天（7 月 23 日）卫生救援队能进入现场的村为 3 个，第 3 天（24 日）能进入的村 3 个，第 4 天（24 日）能进入的村 1 个，第 5 天（25 日）能进入的村 1 个，目前已全部能进入现场开展卫生救援工作。

（3）卫生资源：洪灾造成该镇卫生院进水，短时断电，中药房被淹，疫苗已转移至安全地点，目前免疫接种、网络直报工作暂停。SP 镇 5 岁以下儿童 913 人，常规免疫规划接种率在95% 以上，乙脑疫苗接种率在 98% 以上。

（4）食品供应：受灾村处于景区周边，大部分人家经营旅游业，因此食品储备充足，除个别受损严重人家外，不存在食品短缺的情况。但存在部分村民食用水淹食品和因停电导致的变质食品现象。

（5）饮水安全：经初步摸底调查，8 个受灾村有集中式供水井 10 井，均未受到污染；农户自备深水井（大口井或机井、手压井）290 余个，受到污染的占 10% 左右，饮水安全存在一定的风险。水淹村庄的生活饮用水的水质监测情况：采集水样 5 份（集中式供水末梢水 3 份，分散式供水水源水、末梢水各 1 份），经检测 3 份集中供水末梢水微生物指标全部合格，分散式供水水源水、末梢水微生物指标全部不合格。

（6）疾病监测：受灾村每日进行传染病及相关症状的"零"报日报，目前发现有腹泻症状的灾民有所增多。

（7）环境风险：洪灾后，受灾景区（村）的厕所、垃圾定期处理受到影响，垃圾点垃圾较多，洪水过后淤泥沉积在部分院落、街道，低洼街道存在积水，群众生活和居住环境较脏。

（8）虫媒情况：由于存在洪灾过后生活垃圾和淤泥，造成苍蝇的密度有所增加；未发现明显的老鼠活动迹象;目前由于存在不同面积的积水,受灾1周后蚊虫密度有可能增加。

结论:目前,该镇在特大洪灾后饮水安全处于中风险水平,其他公共卫生风险处于低风险水平。

2. 问题:根据初步评估结论,当前防病工作的重点应放在哪些方面?如何开展?

根据初步评估结论,重点工作应放在保证饮用水安全、疾病监测和环境清理、消毒等方面。

(1)保障饮用水安全。

1)教育群众尽量使用集中式供水水源,自备水井水在水质检测合格前不得使用,特别是不得作为饮用水源水使用。

2)教育群众尽量饮开水,不喝生水。

3)对检测不合格水井进行清洗、消毒工作,水质检测合格后才可使用。

4)加强水质监测:增加频次,重点开展微生物指标(菌落总数、大肠菌群等)和余氯检测等。

5)加强集中式饮用水源防护和消毒工作。

(2)加强疾病监测。

1)传染病疫情监测:指定专人负责报告信息的收集、整理和分析。在网络直报系统正常使用前,可利用手机、固定电话或人工报表方式报告。

2)症状监测:开展发热、腹泻、皮疹、皮炎、黄疸症状监测。开展症状监测的医疗机构每日汇总信息后,以电话、传真或人工上送报表等方式向当地疾病预防控制机构报告。发现聚集性病例等异常发病的信息后,当地疾病预防控制机构要立即组织人员进行调查核实,并及时进行处置。

3)媒介生物监测:在灾民居住集中地区,开展室内外鼠密度监测,开展室内外蚊、蝇等虫媒密度监测。

(3)开展环境整治和消毒、杀虫工作。

1)开展爱国卫生运动,发动群众尽快清除垃圾、粪便、污泥等。

2)对重点区域(如养殖场等)有针对性地开展预防性消毒。

3)对蚊蝇滋生地进行有效管理,辅以药物杀灭。

(4)开展健康教育:通过多种方式告知群众饮水、食品卫生常识,发病及时就诊等。

案例:第三部分

医疗卫生救援队通过近20d的紧张工作,落实了巡诊、疫情搜索、疾病监测、饮水监测、虫媒监测、消毒杀虫、宣传教育等工作,已取得显著的阶段性成效。市防汛抗旱指挥部已下发"关于解除防汛三级应急响应的通知"。综合分析,目前该县受灾村镇公共卫生风险较灾后初期的公共卫生风险降低,处于低风险水平。灾区已进入灾后恢复重建阶段,各项工作逐渐转入常态。

问题:卫生应急救援工作已接近尾声,你对该县以后的卫生防疫工作的建议是什么?

1. 加快受灾乡镇卫生院、村卫生室恢复重建 进一步排查核实全县医疗卫生机构特别是乡镇卫生院和村卫生室受灾情况,加速恢复重建工作,及早恢复正常医疗秩序。

2. 继续做好疾病监测 乡、村医疗卫生机构要保持疫情网络畅通,继续做好巡诊、疫情搜索,发现传染病及时上报。同时开展发热呼吸道、腹泻、皮疹、皮炎、黄疸等症状监测,每日将监测结果报告县疾病预防控制中心,做到早发现、早报告、早处置。

3. 加强饮用水监测和消毒 继续强化饮用水卫生安全措施,加强水源管理和消毒,定期进行水质监测,确保生活饮用水安全。

4. 做好消毒、杀虫和灭鼠 根据传染病防控的需要继续做好环境的清理和消毒。开展蚊、蝇、鼠的监测,及时清理蚊蝇孳生地,必要时应用化学杀虫剂迅速降低病媒生物密度,做好病媒生物控制工作,防治病媒传染病的流行。

5. 广泛开展健康教育 继续利用宣传单、电视广播、网络等形式,宣传洪灾后传染病防治知识和饮水、食品卫生、环境卫生等知识,提高群众自我防护和自救能力。

6. 加快灾后各项公共卫生设施和服务能力的恢复重建工作 在尚未恢复到灾前基本水平前,谨慎开放景区接待游客,并严格落实各项防控措施。

(付志斌)

第八章

病媒生物的危害与防制

第一节　病媒生物概述

一、病媒生物的概念

病媒生物也可称为媒介生物,是指能通过生物或机械传播方式将病原生物从传染源或环境向人类传播的节肢动物和啮齿动物,主要包括节肢动物的蚊、蝇、蜚蠊、蚤、虱、蜱、螨等,啮齿动物的鼠类。病媒生物是一类有害的生物,由其作为媒介传播的病媒生物性传染病给人类的健康造成了严重威胁,不仅影响生活质量,还可能造成经济损失。

二、滋生地与栖息场所

病媒生物滋生地是指病媒生物繁殖和滋生的场所。栖息场所指病媒生物栖息和活动的场所。

三、病媒生物性疾病

病媒生物性疾病是指以病媒生物的机械性或生物性传播,将病原体从宿主动物传给健康动物或人类引起的一类传染病。主要包括由节肢动物传播的虫媒传染病(如疟疾、流行性乙型脑炎、登革热)和鼠类传播的鼠传疾病(如肾综合征出血热等)。

第二节　主要病媒生物的生态习性

一、蚊

蚊属于双翅目、蚊科,是一类最重要的媒介生物。蚊与其他双翅目昆虫在形态上的区别是:①喙细长,比头部长好几倍;②翅脉特殊,翅脉与翅缘有鳞片;③足细长,覆有鳞片。蚊的分布很广,凡有人类的地方几乎都有蚊类的活动。蚊的种类很多,迄今为止全世界已记录蚊虫共 3 亚科,38 属,3 500 多种和亚种。我国的蚊类目前已发现约 400 种,其中按蚊、库蚊、伊蚊 3 个属的蚊种占半数以上。

(一)蚊虫的生活史

蚊的发育为全变态,生活史分 4 个时期,即卵、幼虫(孑孓)、蛹和成虫。前 3 个时期生活于水中,而成虫生活于陆地上。三属蚊生活史各期的主要鉴别特征见图 8-2-1。

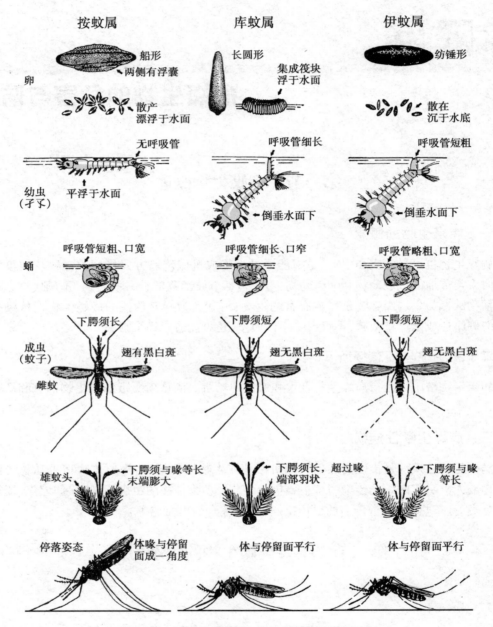

图 8-2-1　按蚊属、库蚊属、伊蚊属的主要鉴别特征

　　1. 卵　雌蚊产卵于积水中。蚊卵小,长不到 1mm。按蚊卵呈舟形,两侧有浮囊,产出后浮在水面。库蚊卵呈圆锥形,无浮囊,产出后粘在一起形成卵筏。伊蚊卵一般呈橄榄形,无浮囊,产出后单个沉在水底。蚊卵必须在水中才能孵化,在夏天通常经 2~3d 后幼虫孵出。

　　2. 幼虫　初孵的幼虫长约 1.5mm,幼虫共分四龄。经 3 次蜕皮,成为第四龄幼虫时,体长可较第一龄幼虫增长 8 倍。幼虫期的长短随水温与食物而异。在气温 30℃和食物充足的条件下,需 5~8d,经 4 次蜕皮而化为蛹。

3. 蛹　侧面观呈逗点状,胸背两侧有 1 对呼吸管。蚊蛹不食能动,常停息在水面,若遇到惊扰时即潜入水中。蛹的抵抗力强,在无水情况下,只要保持一定的湿润,仍能发育羽化为成蚊。夏季通常需要 2~3d,羽化时间在黄昏和清晨,白天也能进行。

4. 成蚊　羽化后不久,即行交配、吸血、产卵。自卵发育至成蚊所需时间取决于温度、食物及环境诸因素,在适宜条件下需 9~15d,一年可繁殖 7~8 代。

(二) 生态特征

1. 滋生习性　成蚊产卵的地点就是幼虫的滋生地,各种蚊虫对滋生环境有一定的选择性,可分为五种类型。

稻田型:稻田型包括主要滋生在稻田、沼泽、芦苇塘、池塘、沟渠、浅潭、草塘、清水坑等清洁静水中生长的蚊类,我国疟疾和马来丝虫病的重要媒介嗜人按蚊和中华按蚊以及流行性乙型脑炎的主要媒介三带喙库蚊是这类型的代表。

缓流型:缓流型主要包括滋生在清洁的小溪、灌溉沟渠、溪床、积水梯田、渗水坑等岸边草丛缓流中的蚊类。我国南方山区疟疾的主要媒介微小按蚊为本型的代表。

丛林型:丛林型主要包括滋生在丛林浓荫下的山溪、庇荫的山洞溪床、石穴、泉潭等小型清洁积水中的蚊类。我国海南省丛林及其山麓疟疾的主要媒介大劣按蚊是本型的代表。

污水型:污水型主要包括滋生在地面洼地积水、阴沟、下水道、污水坑、沙井、浅潭、清水粪缸、积肥坑、污水池,特别是污染积水中的蚊类。我国班氏丝虫病主要媒介淡色库蚊和致倦库蚊是本型的代表。骚扰阿蚊多滋生在积粪池、粪坑等,也属于这一类型。

容器型:容器型包括滋生在人工容器和植物容器的蚊类。人工容器指缸、罐、坛、桶、盆、碗、瓶、盒以及其他人造的可以积水的器物,轮胎积水、石穴积水也可归入这一类;植物容器指树洞、竹筒、叶腋、椰子壳等可以积水的部分。我国登革热的重要媒介埃及伊蚊和白纹伊蚊是本型的代表。

2. 吸血习性　雄蚊不吸血,只吸植物汁液及花蜜。雌蚊可吸植物汁液以保持个体生存,但必须吸食人或动物的血液卵巢才能发育,繁殖后代。雌蚊多在羽化后 2~3d 开始吸血,吸血时间也多在其活动的时间,最适温度为 20~35℃,相对湿度在 50%以上。蚊的吸血对象,随蚊种而异。有的偏嗜人血,如大劣按蚊、嗜人按蚊、白纹伊蚊、埃及伊蚊、致倦库蚊、淡色库蚊等;有的偏嗜家畜血,如中华按蚊、三带喙库蚊等。偏嗜人血的蚊可兼吸动物的血,嗜吸动物血的也兼吸人血。同一蚊种吸血习性也会发生变异,如微小按蚊在海南岛主要吸人血,而在长江流域则偏嗜牛血。蚊的嗜血性与疾病的传播和流行有着密切的关系。偏嗜人血的蚊,传播人体疾病的机会较多,往往是蚊媒疾病的主要媒介。因蚊能兼吸人和动物的血,故能传播人兽共患疾病,如流行性乙型脑炎和黄热病。

3. 栖息习性　雌蚊吸血后即寻找比较阴暗、潮湿、避风的场所栖息。室内多栖于蚊帐内、床下、屋角、门后、墙面及杂物上。室外多栖于草丛、洞穴、树下及人畜房附近的农作物中。栖性大致分为三类。①家栖型:蚊吸饱血后仍停留室内,待胃血消化、卵巢成熟才飞离房舍,寻找产卵场所。如淡色库蚊、嗜人按蚊。②半家栖型:吸血后稍在室内停留,然后飞出室外栖息。如中华按蚊、日月潭按蚊。③野栖型：自吸血至产卵完全在野外。如大劣按蚊。此分型并非绝对，即使同一蚊种，因地区、季节或环境的不同，其栖性也会改变。如微小按蚊，虽为公认的家栖型的典型蚊种，但在我国台湾地区和海南省，都曾发现该蚊可生活于无人居住的山地森林区，而在广西、贵州、云南等地却是半家栖型。掌握蚊的栖息习性，是制定灭蚊措施及考核灭蚊效果的依据。例如杀虫剂滞留喷洒，对家栖型蚊种有效而对野栖型却无效。

4. 交配与产卵　蚊羽化后 1~2d 便可交配，常在未吸血之前。交配是在群舞时进行的，群舞是几个及至几百、数千个雄蚊成群地在草地上空、屋檐下或人畜上空飞舞的一种性行为。少数雌蚊飞入舞群与雄蚊进行交配，然后离去。通常雌蚊交配一次就可接受够用一生的精子，有的蚊一生要交配几次。雌蚊交配后，多需吸血，待卵巢发育，才能产卵。一般雌蚊均在傍晚或清晨到其滋生场所产卵。蚊一生中能产卵多次，产卵量因种而异，通常几十个至几百个不等。

5. 活动时间与飞行能力　蚊的活动与温度、湿度、光照及风力等有关，一般都在清晨、黄昏或黑夜活动，但伊蚊多在白天活动。在我国偏嗜人血的按蚊活动高峰多在午夜前后，兼嗜人畜血的多在上半夜。

成蚊一般在几十米到几百米内活动，如淡色库蚊、致倦库蚊、骚扰阿蚊等；滋生于稻田、河沟离居民点较远的蚊类如中华按蚊、三带喙库蚊其飞行距离一般都在 0.5km 左右，很少超过数千米。在遇顺风或中途无停留处的海峡、湖泊等强迫飞行的情况下，也可超过十余千米，如刺扰伊蚊。但凭借现代交通工具蚊虫也可被动转移至世界各地，并作为当地新的媒介传播疾病的事实已有报告。

6. 季节消长和越冬　蚊的季节消长和温度、湿度和雨量等密切相关。我国气候南北悬殊，各蚊种季节消长各异。即使在同一地区的不同蚊种，或不同地区的同一蚊种，也因蚊本身的习性和环境因素，特别是农作物及耕作制度的影响，而有不同的季节消长情况。如中华按蚊，在长江中下游一带，每年 3 月初出现第一代幼虫，成蚊密度在 5 月起始上升，7 月达高峰，9 月以后下降，但在我国台湾地区每年 4 月至 9 月间有两个高峰。

越冬（冬眠）是蚊对冬季气候季节性变化而产生的一种生理适应现象。蚊本身规律性生理状态受到阻抑，进入休眠或滞育状态。越冬时雌蚊则表现为不吸血，卵巢停止发育，脂肪体增大，隐匿于山洞、地窖、墙缝、暖房、地下室等阴暗、温暖、潮湿、不大通风的地方；不食不动，新陈代谢到最低点；到次年春暖时，越冬蚊开始复苏，飞出吸血产卵。蚊越冬随种而异。伊蚊大多以卵越冬，如白纹伊蚊；嗜人按蚊也可以卵越冬。以成蚊越冬的多为库蚊，如淡色库蚊、致倦库蚊、三带喙库蚊等。中华按蚊也是以成蚊越冬。以幼虫越冬的多见于清洁水中滋生的蚊种，如微小按蚊；骚扰阿蚊的幼虫也能越冬。在热带及亚热带地区，全年各月平均温度均达 10℃ 以上，适于蚊发育，则无越冬现象。

（三）常见蚊种

1. 中华按蚊　成虫灰褐色，触须具 4 个白环，顶端 2 个宽，2 个窄；翅前缘具 2 个白斑，尖端白斑大，V5.2 缘缨白斑明显；腹侧膜上有"T"形暗斑；后足 1~4 跗节具窄端白环；卵的船面宽，占卵宽（包括浮器）1/3 以上。

中华按蚊分布全国（青海、西藏除外），是我国最常见的按蚊。幼虫滋生于阳光充足、水温较暖、面积较大的静水中，如稻田、藕塘、灌溉沟等处。成蚊偏嗜畜血，兼吸人血，多栖于牛房。是我国大部平原地区特别是水稻种植区疟疾和马来丝虫病的主要传播媒介,也是班氏丝虫病的次要媒介。

2. 嗜人按蚊　成蚊与中华按蚊相似,但触须较细,第 4 白环很窄或缺;翅前缘基部一致暗色,尖端白斑小,V5.2 无缘缨白斑或偶有不明显;腹侧膜上无"T"形暗斑;后足同中华按蚊;卵的船面窄,约占卵宽的 1/10(图 8-2-2)。

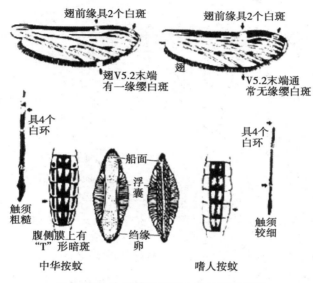

图 8-2-2　中华按蚊与嗜人按蚊形态鉴别

国内分布于北纬 34°以南,东经 100°以东的山区和丘陵地带。包括河南、长江流域及其以南的 14 省市。幼虫滋生于多草、有遮阴、水质清凉、面积较大的积水中,如有高棵稻遮阴的稻田、溪沟、渗出水等处。嗜吸人血,多栖息于房屋内。是我国北纬 34°以南最重要的疟疾媒介,也是马来丝虫病的主要传播媒介。

3. 微小按蚊　棕褐色小型蚊种。雌蚊触须有 3 个白环,末端两个白环等长并夹一约等长的黑环;另一个白环较窄,位于触须后半部;上述黑、白环也可有变化。喙暗综色或在前段下面有一小淡黄斑,翅前缘具 4 个白斑;除第六纵脉外,其余纵脉(v)末端部都有白斑。各足跗节一致暗色(图 8-2-3)。

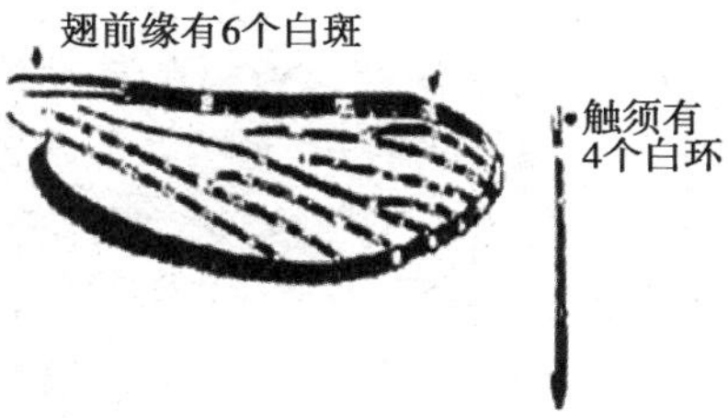

我国的微小按蚊分布于北纬 33°以南的山地和丘陵地区。滋生在清洁的缓流如山溪、灌溉沟、梯口等

图 8-2-3　微小按蚊(采王菊生)

处。栖性与嗜血性可因地区而不同:海南的微小按蚊嗜吸人血,多栖息在人的住房;纬度越高,吸人血的越少,吸牛血的越多。长江流域的微小按蚊偏嗜牛血,多栖牛房。是我国南方山区、丘陵地区疟疾的主要传播媒介。

4. 大劣按蚊　中等大蚊种,体灰褐色。雌蚊触须有 4 个白环,顶端白环最宽。翅前缘脉有 6 个白斑,第六纵脉有 6 个黑斑。各足股节和胫节都有白斑,后足胫节和第一跗节关节处有一个明显的宽白环(图 8-2-4)。

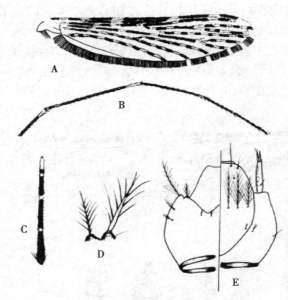

图 8-2-4 大劣按蚊(采王菊生)
A. 翅;B. 后足;C. 触须;D. 幼虫前胸 1~3 号毛;E. 幼虫头部

大劣按蚊是热带丛林型按蚊,主要滋生于丛林边缘荫蔽的溪床积水、浅潭、小池等。为我国海南山林和山麓地区疟疾的重要媒介。

5. 淡色库蚊与致倦库蚊 是库蚊属尖音库蚊复组的两个亚种。该复组的成蚊共同特征是:喙无白环;各足跗节无淡色环;腹部背面有基白带,但淡色库蚊基白带下缘平整,而致倦库蚊基白带的下缘呈弧状(半圆形)(图 8-2-5)。

在我国,淡色库蚊最南的分布是 33°北纬,致倦库蚊最北的分布是北纬 33°(秦岭以东)。这两个亚种均滋生于污染不是很严重的水中,如污水坑、污水沟、清水粪坑、洼地积水等处,是我国班氏丝虫病的主要传播媒介。

6. 三带喙库蚊 棕褐色小型蚊种。喙中段有一宽阔白环,触须尖端为白色;各足跗节基部有一细窄的白环;腹节背面基部均有中间稍向下突出的淡黄色的狭带(图 8-2-5)。

主要滋生于稻田、藕塘、沼泽等处,如同中华按蚊。在我国,除新疆、西藏未发现外,遍布全国各地。是流行性乙型脑炎的重要传播媒介。

7. 白纹伊蚊 中小型黑色蚊种,有银白色斑纹。在中胸盾片上有一正中白色纵纹,自盾片前缘向后达盾片的 2/3 处。后跗 1~4 节有基白环,末节全白。腹部背面 2~6 节有基白带(图 8-2-6)。

幼虫滋生于树洞、竹筒、石窝、旧轮胎及住宅附近积有雨水的缸、钵及假山盆景中。在我国,分布广泛。白纹伊蚊是我国登革热的重要媒介,还能传播乙型脑炎。

8. 埃及伊蚊 盾片两肩侧具有一对长镰刀型银白斑;雌蚊唇基有一对白磷簇(图 8-2-7)。埃及伊蚊是我国登革热的重要媒介。

9. 骚扰阿蚊 唇基光裸;中胸盾片大部覆盖稀疏铜褐色窄鳞,具侧白纵条,从盾端伸达翅基。雄蚊抱肢端节短,下压时不能伸达小抱器端刺基;小抱器仅具 2 直刺(图 8-2-8)。

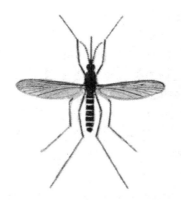

图 8-2-5 三种库蚊的共性特征

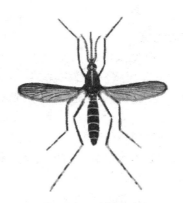

图 8-2-6 白纹伊蚊

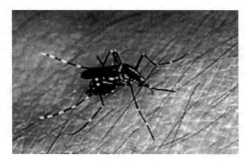

图 8-2-7 埃及伊蚊

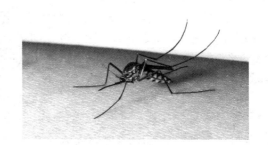

图 8-2-8 骚扰阿蚊

幼虫主要滋生在污染的植物容器和人工容器,包括清水粪坑、石穴、污水坑、轮胎积水等。成蚊在住屋、厩舍以及野外草丛、防空洞等中都有捕获。雌蚊能凶猛地刺吸人血,特别是在农村,它是骚扰性较大的蚊种。

二、蝇

蝇属双翅目环裂亚目,全世界已知 10 000 多种,我国记录有 1 600 多种。

(一)形态

成蝇体长一般 5~10mm,呈暗灰、黑、黄褐、暗褐等色,许多科类带有金属光泽,全身被有鬃毛。

(二)生活史

蝇为全变态昆虫,除少数蝇类(如麻蝇)直接产幼虫外,生活史有卵、幼虫、蛹和成虫 4 个阶段。

卵呈椭圆形或香蕉状,长约 1mm,乳白色。常数十至数百粒堆积成块。在夏季卵产出后一天即可孵化。幼虫俗称蛆。圆柱形,前尖后钝,无足无眼,乳白色,分 3 龄。蛹为围蛹,即其体外被有成熟幼虫表皮硬化而成的蛹壳,圆筒形,长 5~8mm,棕褐色至黑色。成虫羽化 1~2d 后进行交配,一般一生仅交配一次,数日后雌虫产卵。整个生活史所需时间与蝇种、温度、湿度、食物等因素有关。蝇类的生长发育所需温度因种而异,如大头金蝇从卵发育至成虫所需的时间,在 32℃ 为 11d;25℃ 约 13d;22℃ 左右约 20d。成蝇寿命视蝇种而有不同,多为 1~2 个月。

（三）生态习性

1. 滋生地　蝇幼虫以有机物为食,各种有机物丰富之处,都可能成为其滋生地。根据滋生地性质的不同,可将其分为粪便类、垃圾类、植物质类和动物质类四类。不同蝇种的滋生地不同,但居住区内的蝇类适应性较强,往往对滋生地的要求不太严格。

2. 食性　成蝇的食性分为 3 类:不食蝇类其口器退化,不能取食,如狂蝇;吸血蝇类以动物与人的血液为食,如厩螫蝇;非吸血蝇类多数种类为杂食性,腐败的动、植物,人和动物的食物、排泄物、分泌物和脓血等均可为食。蝇取食频繁,且边吃、边吐、边排粪,该习性在蝇类机械性传播疾病方面具有重要意义。

3. 栖息与活动　蝇类夜间常停落于天花板、电线或悬空的绳索上,白天在有亮光处活动。蝇光活动受温度的影响较大,如家蝇 30℃时最活跃,40℃以上和 10℃以下便濒于死亡。蝇善飞翔,如家蝇每小时可飞行 6~8km,一般活动范围在 1~2km,有时可随车船等交通工具扩散。

4. 季节消长　蝇对气候有相对严格的选择性,不同蝇种在同一地区和同一蝇种在不同地区表现有不同的季节分布。一般可将我国蝇类分为春秋型(如巨尾阿丽蝇)、夏秋型(如大头金蝇、丝光绿蝇、尾黑麻蝇)、夏型(如厩螫蝇)和秋型(如舍蝇),其中以夏秋型和秋型蝇类与夏秋季肠道传染病的关系尤为密切。蝇类一般每年可完成 7~8 代,我国南方可达 10 多代。

5. 越冬　大部分蝇类以蛹越冬,如金蝇、丽蝇、麻蝇;少数蝇类以幼虫和成虫越冬,前者如绿蝇,后者如厩腐蝇。家蝇幼虫、蛹或成虫均可越冬。越冬的幼虫多在滋生物底层;蛹在滋生地附近的表层土壤中;成虫蛰伏于墙缝、屋角、菜窖、地下室等温暖隐蔽处。

（四）常见蝇种

1. 家蝇　家蝇分布于我国各地,为最常见蝇种之一,也是与人关系最密切的一种。体中型。长 5~8mm,灰黑色,复眼无毛,中胸背面有四条黑色纵条,第四纵脉末端向前急剧弯曲成折角,其梢端与第三纵脉梢端靠近。腹部呈橙黄色,在基部两侧尤其明显,并具黑色纵条(图 8-2-9)。

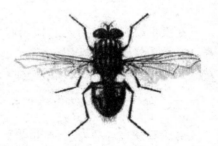

图 8-2-9　家蝇

家蝇为杂食性蝇类,各种物质都吃,如温血动物的排泄物、分泌物、人的食物、厨余垃圾以及植物的液汁等。家蝇在温暖季节里,白天通常在室外或门户开放的菜市场、食品加工厂、走廊、商店等处活动。若气温上升至 30℃以上则喜停留在较阴凉的地方。秋凉季节或室外有风时则侵入室内,亦常集中于厩舍,在家畜身上或粪肥堆、垃圾堆周围活动。家蝇一般在白昼或人工光照下活动,夜间则栖息于白天活动场所。较热天气,相当数量的家蝇栖息在室外的树枝、树叶、电线、篱笆以及离地面 2m 以上的挂绳等处,若温度下降则大量侵入室内,常在天花板、电灯挂线、窗框等处栖息。家蝇寿命一般为 30~60d。

2. 厩腐蝇　厩腐蝇又称大家蝇,其体型比家蝇稍大,6~9mm,体灰色,胸背部有四条纵纹,中央两条较明显。触角橙色,小盾片末端为红黄色,胫节黄色或棕黄色,翅第四纵脉末端呈弧形弯曲(图 8-2-10)。

厩腐蝇为粪食性蝇类,在全国分布广泛,喜食人的粪便,同时也以厨余、人的食物、垃圾、植物液汁等为食。其全年季节分布很长,夏季也不完全消失,但其活动的适宜温度为

20℃左右。所以季节高峰在春秋两季,因而属于春秋型蝇种。活动场所室内外均有,室外主要在集贸市场、校园、公园、猪圈等地,室内在宿舍、餐厅等处。厕腐蝇的滋生场所也较广泛,但一般滋生频率不高,主要为人、畜粪便和腐败植物类,动物皮毛和城市垃圾内也有滋生。

3. 夏厕蝇 体型较家蝇瘦小,体长 5~7mm,体灰色,触角芒上无毛。翅第四纵脉挺直无弯曲,和第三纵脉平行,第六纵脉短,腋脉弯曲向它的前方。腹部黄灰色,各节背面有倒"T"形暗斑,雄性明显,雌性较暗。主要分布在我国东北、华北、西北地区(图 8-2-11)。

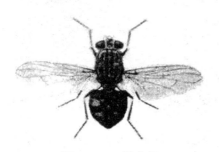

图 8-2-10 厕腐蝇

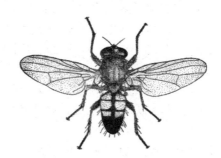

图 8-2-11 夏厕蝇

夏厕蝇活动较广泛,属于春秋型蝇种。室外多在蔬菜、水果摊点、集贸市场、厕所、酿造厂以及畜禽圈周围。它是经常侵入室内的蝇种之一,其雄性很活跃,经常在室内无目的、长时间地旋转飞行而不停留在人体表面、桌面或食物、食具上,因此一般认为它和肠道传染病的关系远不如家蝇重要。主要滋生在人粪、鸡粪、牲畜混合粪、烂菜、动物饲料、垃圾、泔水等处。

4. 丝光绿蝇 体长 5~10mm,呈绿色金属光泽,颊部呈银白色,中胸背板上的鬃毛发达,排列成行,腋瓣上无毛,全国各地分布广泛(图 8-2-12)。

丝光绿蝇多在春夏季节出现,主要喜食腥臭腐败的动物质,如尸体、皮毛、骨、鱼、虾等,多活动于菜市场鱼肉摊点、屠宰场、皮毛加工厂、垃圾堆,有时亦可侵入室内。其幼虫主要滋生在腐败动物质内,其他如猪饲料、猪粪内也有滋生。

5. 大头金蝇 躯体肥大,体长 8~11mm,体呈青绿色金属光泽。复眼深红色,颊为橙色,腋瓣棕色(图 8-2-13)。

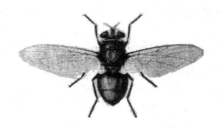

图 8-2-12 丝光绿蝇

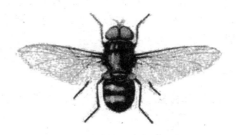

图 8-2-13 大头金蝇

该蝇在我国分布比较广泛,种群数量和活动季节南北差异很大,越往南,种群数量越大,活动季节越长;越往北,则种群数量小,活动季节短,其高峰季节主要在盛夏。成蝇喜食瓜果或腥臭动物质食品,常活动于厕所、菜市场、垃圾堆周围,高峰季节可以侵入室内。其幼虫主要滋生于人畜粪便内。

6. 棕尾别麻蝇　体灰色,体长 7~11mm,胸部背面具有三条黑色纵纹,腹背面有棋盘状银黑色斑块,尾器棕褐色(图 8-2-14)。

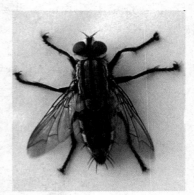

在我国分布广泛,为常见室外住区蝇种之一。胎生幼虫,滋生习性亦较广泛,但主要滋生于人粪类的各型滋生物中,如厕所 23.4%、露天茅厕 17.2%、化粪池 15.6%、地表人粪块 4.6%,亦可滋生在屠宰场废弃物(3.4%)以及发酵物质如醋渣中(3.4%)。本种为夏秋季蝇种,主要在室外活动。

7. 市蝇　又称山蝇,体形小,呈银灰色,胸背有两条黑纵纹,前端分叉。腹部棕色,正中有黑纹,两边有银灰点(图 8-2-15)。

图 8-2-14　棕尾别麻蝇

8. 巨尾阿丽蝇　巨尾阿丽蝇原称格氏丽蝇或青蝇,体型大、胸部灰黑色,中胸背板前中部有三条纵纹,正中一条较宽。腹背面有深蓝金属光泽(图 8-2-16)。除宁夏、青海、西藏和新疆不详外,全国都有。常在灌木丛中栖息,4~5 月出现高峰。

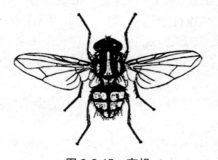

图 8-2-15　市蝇

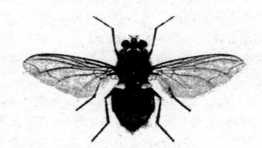

图 8-2-16　巨尾阿丽蝇

9. 厩螫蝇　是一种吸血蝇。体中型,暗灰色。触角芒只背面有毛。喙细长,下颚须为喙长的 1/3。胸背有不清晰的四条纵纹,腹背第二、三节各有三个黑点。我国除黑龙江、吉林、宁夏、青海、西藏不详外,其他各地均有,为牛、马、羊的常见吸血蝇。

10. 黑尾麻蝇　体型较大,暗灰色,胸背有三条黑色纵纹,第四纵脉强弯。腹背有棋盘状银黑色斑块。分布全国各地。

三、蜚蠊

蜚蠊俗称蟑螂,属蜚蠊目,是现存最古老的昆虫之一。

(一)形态

蜚蠊成虫呈椭圆形,背腹扁平,体长者可达 100mm,小者仅 2mm,一般为 10~30mm,体呈黄褐色或深褐色,因种而异,体表具油亮光泽。

头部小且向下弯曲,活动自如,"Y"字形头盖缝明显,大部分为前胸覆盖。复眼大,围绕触角基部;有单眼 2 个。触角细长呈鞭状,可达 100 余节。口器为咀嚼式。前胸发达,背板呈椭圆形或略呈圆形,有的种类表面具有斑纹;中、后胸较小,不能明显区分。前翅革质,左翅在上,右翅在下,相互覆盖;后翅膜质。少数种类无翅。翅的有无和大小、形状是蜚蠊分类依据之一。足粗大多毛,基节扁平而阔大,几乎覆盖腹板全部,适于疾走。腹部扁阔,分为 10 节。第 6、7 节背面有臭腺开口;第 10 节背板上着生 1 对分节的尾须。尾须的节数、长短及形状亦为分类的依据。雄虫的最末腹板着生 1 对腹刺,雌虫无腹刺,据此可分别雌雄。雌虫的最末腹板为分叶状构造,具有夹持卵鞘的作用。

(二) 生活史

蜚蠊为渐变态昆虫,生活史有卵、若虫和成虫 3 个发育阶段。

1. 卵及卵荚 雌虫产卵前先排泄一种物质形成卵鞘(卵荚)。其鞘坚硬、暗褐色,多为长 1cm,形似钱袋状。卵成对排列储列其内。雌虫排出卵荚后常夹于腹部末端,少数种类直至孵化,大多数种类而后分泌黏性物质使卵鞘黏附于物体上。每个卵鞘含卵 16~48 粒。卵鞘形态及其内含卵数为蜚蠊分类的重要依据。卵鞘内的卵通常 1~2 个月后孵化。

2. 若虫 蜚蠊有一个预若虫期,即在刚孵出时,触角、口器及足均结集在腹面不动,需经一次蜕皮,才成为普通活动态的若虫。若虫较小,色淡无翅,生殖器官尚未成熟,生活习性与成虫相似。若虫经 5~7 个龄期发育才羽化为成虫。每个龄期约为 1 个月。

3. 成虫 羽化后即可交配,约交配后 10d 开始产卵。一只雌虫一生可产卵鞘数个或数十个。整个生活史所需时间因虫种、温度、营养等不同而异,一般需数月或 1 年以上。雌虫寿命约半年,雄虫寿命较短。

(三) 生态习性

1. 食性 蜚蠊为杂食性昆虫,人和动物的各种食物、排泄物和分泌物以及垃圾均可为食,尤嗜食糖类和肉食类,并需经常饮水。蜚蠊的耐饥力较强,如德国小蠊在有水无食时可存活 10~14d,在无水有食时存活 9~11d,在无水无食的条件下仍可存活 1 周。在过度饥饿下,有时可见蜚蠊残食其同类及卵鞘。

2. 栖息与活动 多数种类蜚蠊栖居野外,仅少数种类栖息室内。后者与人类的关系密切。这些种类尤其喜栖息于室内温暖、且与食物或水分靠近的场所,如厨房的碗橱、食堂的食品柜、灶墙等处的隙缝中和下水道沟槽内。蜚蠊昼伏夜行,白天隐匿在黑暗而隐蔽处;夜间四出活动,夜晚 9 时至夜间 2 时为其活动高峰。蜚蠊主要用足行走,每分钟可达 21m。有翅种类的飞翔力甚差,飞行距离一般仅限于室内。蜚蠊活动的适宜温度为 20~30℃。低于 15℃时,绝大多数不动或微动;高于 37℃时呈兴奋状,超过 50℃时死亡。蜚蠊的臭腺能分泌一种气味特殊的棕黄色油状物质,是其驱避敌害的一种天然防御功能。该分泌物留于所经过之处,通常称之"蟑螂臭"。

3. 季节消长与越冬 蜚蠊的季节消长受温度的影响较大,同一虫种在不同地区可表现不同的季节分布。在我国的大部分地区,蜚蠊通常始见于 4 月,7~9 月达高峰,10 月以后逐渐减少,直至消失。当温度低于 12℃时,便以成虫、若虫或卵在黑暗、无风的隐蔽场所越冬。

(四) 我国室内蜚蠊主要种类

1. 德国小蠊 体小仅 1.3cm,是室内蜚蠊中体型最小的一种,翅发达,雌虫达腹端,雄虫超过腹端,体色棕黄,前胸背板上有 2 条平行的黑褐色纵条,为该种的主要特征(图8-2-17)。

　　分布非常广泛,是世界性危害种类,在我国全国各地均有分布。由于它在常温下不能越冬,所以在我国北方有取暖设施的居民家中常见,且几乎成为各地宾馆、饭店、医院、食品加工厂、交通运输工具以及商务办公楼等场所的优势种。

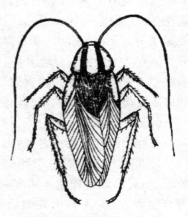

图8-2-17　德国小蠊

　　2. 黑胸大蠊　体大,约3cm,全身无花纹,纯一黑褐色(老红木色),有油状光泽。翅发达,雌雄均超出腹端,分布广泛(图8-2-18)。它是江、浙、沪地区的优势种。由于该种在这些地区常温下能越冬,因此是居民、一般单位如机关、学校、商店等的主要种类,常见于居民厨房的碗橱、盛放食品杂物的柜橱、桌子抽屉角落、炉灶边缝隙、水斗下以及其周围的开裂墙缝、杂物堆、闲置少动物品的存放处、书柜,甚至在居室衣柜、缝纫机处发现。它还有外栖习性,栖息在庭院、住宅周围的场所、垃圾堆、杂物堆放处以及空房等处,以植物、腐败物质为生,在夏季室内闷热,外栖习性显得更为明显,黑胸大蠊能飞,盛夏的晚上有趋光飞翔入室的现象。

　　3. 美洲大蠊　体长约3.5cm,是室内最大的种类,体色红褐,前胸背板有一大的黑褐色蝶形大斑,斑的中线向后延伸成"小尾",为本种的主要特征,中线前方有一"T"形黄色条纹,后缘呈淡黄色,色斑较宽,翅发达(图8-2-19)。

　　喜湿热环境。在我国南方分布极广,在其他地区主要在酿造厂、豆制品加工厂、澡堂、饭馆、食品加工厂、医院等处常见。美洲大蠊喜栖于潮湿油污的地方,喜食腐败有机物和含油食物,有时可见整群待在垃圾堆、粪便和积聚油脂的水沟觅食,有外栖习性,并且有在下水系统、栖息分布和扩散的特点。

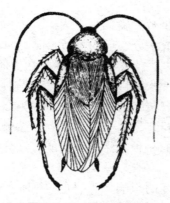

图8-2-18　黑胸大蠊

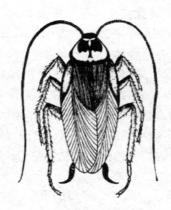

图8-2-19　美洲大蠊

　　4. 澳洲大蠊　体长2.8cm,比美洲大蠊略小,与黑胸大蠊相近。体色红褐,前胸背板与美洲大蠊相似,也有淡黄色边缘,中部也有蝶形大斑,与美洲大蠊不同的是蝶形斑无中线后缘延伸的"小尾",前缘也无"T"形黄色条纹,此外前翅前缘基部有一金黄色条纹。上述几点为本种主要的鉴别特征(图8-2-20)。

它比美洲大蠊更需要温暖的环境,因此分布受到一定限制,主要分布于热带和亚热带,近食物水源的阴暗角落、缝隙、杂物堆、厨房等处为其主要活动和栖息场所,该种经常与美洲大蠊、褐斑大蠊混居。喜食含淀粉的食品,也喜咬食植物。

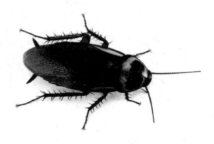

图 8-2-20　澳洲大蠊

四、鼠

老鼠具有适应性强、食谱广泛、群体行为、新物反应、繁殖能力强和传播信息功能强等特点。从古至今,老鼠都保持着较小躯体,它无孔不入,到处安家。在野外许多大动物难以生存的环境,老鼠都可生存下来,它能在 40℃ 以上的热带生活,也能在 -24℃ 的食品冷库中生存繁殖。

(一)生活史

鼠类属于胎生哺乳动物,幼鼠主要生活在洞穴中,幼鼠期一般 2~3 个月。一般家栖鼠寿命 1 年左右,一年四季都可繁殖。

(二)感觉

家鼠类的感觉器官很发达。除视觉外,听觉、味觉、嗅觉能力都很强。

视觉:由于物种的进化,鼠种之间的视力差距很大。大多数的鼠类,都是全色盲,在它们的眼里都是灰白色。适宜于夜间活动,对光线很敏感,能分得出深浅和距离的远近。

听觉:鼠类听觉非常灵敏。可以听到 50m 外人的轻轻脚步声,还可听到人类听不见的超声。

味觉:鼠类的味觉比较发达,能够区分食物中的微量杂质。它能够尝出食物中 1/400 万的杀鼠灵,也能尝出水中 1/50 万的苯硫脲。对霉菌污染的粮食也很敏感。

嗅觉:家鼠的嗅觉敏锐,是寻找食物和同伴以及逃避危险的重要感觉;有时还可用来定位或识别活动区域的归属。

(三)生活习性

1. 食　由于鼠类的适应性强,具有杂食性,几乎取食人的各种食物,也吃畜禽饲料,还吃肥皂、纸屑、木材、牧草、各类昆虫以及电线胶皮来满足它的生存需要。

2. 住　常在土房墙脚、壁角、暖气沟、下水道、火车厢、轮船的夹层等场所筑巢。

3. 行　家鼠主要在晚上活动。攀登和跳跃能力是鼠类生存的一个主要方面。

(四)生态行为

1. 惊疑性　鼠经常沿墙根和物体行走,这是一种自我保护的本能。

2. 新物反应　鼠对活动环境内新出现的物体有暂时恐惧回避行为,叫新物反应。当区域内出现新食物(包括毒饵)时,它们不会贸然进食,当个别的鼠尝试后没有危险时,其他鼠才会吃,而一旦尝食的鼠中毒或者被捉,就会立即向周围同类发出"信息警告",其他鼠绝不再去上当。中毒的鼠还能找出"解毒方法"——它们知道维生素 K 可以作解药,于是便不断搜寻及啃食含维生素 K 的东西。

3. 记忆力　鼠类有较强的记忆力,对新物体的出现和旧物体的消失都记忆清晰。而且有定型行为,如觅食、鼠道、隐蔽场所和活动周期等,常常在固定的环境中活动。利用这一弱点可提高灭鼠效果。鼠类栖息场所受到破坏和干扰,鼠类即被迫迁移或移居。所以,开展灭鼠工作要统一行动。

(五)常见鼠种的形态特征

1. 褐家鼠　也叫大家鼠,体形粗大,头、躯、尾全长 35~45cm;背毛棕褐至灰褐色,腹毛灰白色,足背白色,尾毛上黑下白;鼻端钝圆,耳短且不透明,向前折不能达到眼部,尾长短于头躯长(图 8-2-21)。

褐家鼠是世界性分布的鼠类,它不仅生活在居民区,居民区周围的田野中也能生活。通常筑巢于食物丰富、隐蔽安全并靠近水源的地方。需水量较大,常常是阴沟、下水道里的唯一鼠种,也称沟鼠。生存能力很强,对环境具有高度的适应能力。褐家鼠主要在夜间活动,在仓库等特殊环境里白天也可以活动。善游泳,有一定的跳跃、攀登能力。它疑心较重,有新物反应现象(对于环境中新出现的物体,即使是食物,也会回避、观察一段时间,感到无害时才会去触动)。喜欢沿着墙角墙根行动,对环境的改变十分敏感。警惕性高,记忆力强。褐家鼠是群居的鼠类,性情凶暴,遇到危险来不及躲避时,会立起前身,张牙舞爪地发出叫声,扑向对方进行撕咬。

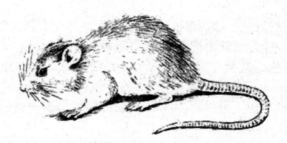

图 8-2-21　褐家鼠

褐家鼠食性很杂,主要盗食粮食和各种食物,在食源贫乏时,也吃垃圾、粪便。在野外主要以各种成熟的作物为食,如水稻、花生、甘薯等,也吃植物的绿色部分、小鱼、小虾,甚至小鸡、小鸭等家禽。

2. 小家鼠　在家鼠中体型最小,头、躯、尾总长 12~20cm,可钻过 0.6cm 的缝隙或孔洞。毛色变化较大,背毛由灰褐色至黑褐色;腹毛由灰白色至灰黄色;尾毛一般上下不同,上为黑褐色,下为沙黄色,足背呈暗褐色或牙白色;鼻尖而短,耳向前折不能达到眼部;尾长与头躯长之和相当(图 8-2-22)。

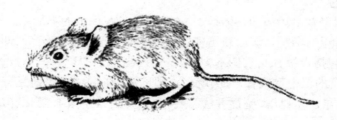

图 8-2-22　小家鼠

小家鼠喜栖息于住房、厨房、仓库的柜橱、箱盒、抽屉和杂物堆中,居住区附近的谷草垛和田野中也有分布。洞具 2~3 个洞口,洞道短,仅有一分支,窝建于分叉处。成鼠常独居,仅在交尾阶段或哺乳期可见一洞数鼠。

食性杂,较喜食各种种子,尤其是小粒谷物种子。在荒草地生活者,食草叶、草籽和少量昆虫。它取食的特点是时断时续,场所不固定,经常来往于食物和栖息处之间。

昼夜都活动,在清晨、黄昏有两个活动高峰。多在地面沿墙根和在家具旁边行动。在北方,部分小家鼠开春后迁居野外,10 月份以后又逐渐迁回。由于它体型小,可随家具、杂物和交通工具等迁往远处。

成年小家鼠与幼年褐家鼠主要根据头与躯体的比例来区分:幼年的褐家鼠头较大,尾粗壮,足大;成年小家鼠头小,尾细,足小。

3. 黑线姬鼠　体型较小,介于褐家鼠与小家鼠之间,头、躯、尾总长 13~23cm,头小,吻尖。背毛一般呈棕褐色,背部具一条明显黑线,从两耳之间一直延伸至接近尾的基部。腹毛灰白色,尾长相当于体长的 2/3(图 8-2-23)。

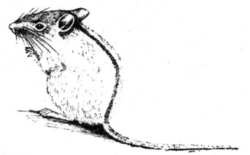

图 8-2-23　黑线姬鼠

生活习性分布很广,平原、丘陵、山地、湖洼地区均有,以平原的农业区较多,有些草原、森林边缘和采伐迹地上也能见到。喜居于向阳、潮湿、近水处。在农业区内,多栖息于农田、田埂、堤边、土丘、杂草丛及柴草垛中。在各种农田中,以稻、豆地鼠密度较高。大田埂鼠数一般多于小田埂,但如大田埂为黏性大的沟底土筑成时,由于土质坚硬打洞困难,情况则相反。洞穴较表浅,构造简单,可分为两类:一类是栖居洞,有两个或两个以上洞口(前、后洞或天洞),洞道膨大部分内有干草或豆叶等做成的窝巢;另一类是临时洞,只有一个洞口,内无窝巢。天气温暖或多雨季节,窝巢较浅;严寒季节,窝巢较深。

食性杂。以植物性食物为主,主要吃种子,植物的绿色部分以及根、茎等,稻、麦、豆类、高粱、番薯皆嗜食。食物随季节而异。秋、冬两季以种子为主要食物,佐以植物的根和茎。春季捕食昆虫和麦苗等。夏季食植物的绿色部分、瓜果以及昆虫等。主要在夜间活动,黄昏和清晨最为活跃,白天较差。不冬眠,春、秋两季较爱活动。随自然条件和食物来源而迁移。放水或大雨后田中积水时,向田埂集中。多雨季节,向地势较高处转移。夏季天气炎热,作物生长茂盛,隐蔽条件良好,且这时谷物尚未成熟,田中食源少,又非主要繁殖季节,故多不挖洞筑巢,随食源而流动。入秋后,天气转寒,又值繁殖高峰季节,多筑巢以避寒和产仔,这时田埂、堤坝上鼠洞明显增加。入冬后,田野食源缺少,加以洞中不存粮或存粮很少,故有的鼠迁至附近的晒场和草垛中,少数进入住室。开春转暖后,又返回田野。

4. 黑线仓鼠　又称背纹仓鼠,体型大小与黑线姬鼠相当,但明显粗壮,有颊囊,故两腮很大。尾短,约为体长的 1/4,尾两色。耳圆且短,端部有白缘;由头、体背至尾背及颊部、体侧和四肢背面的毛色均为黄褐色或灰褐色。背中央有 1 条黑色或暗褐色的纵纹(图 8-2-24)。

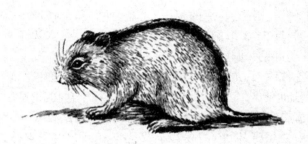

图 8-2-24　黑线仓鼠

　　广栖于草原、半荒漠、农田、山坡等地。洞口 1~3 个,直径约 3cm。洞道分叉较多,分支的末端扩大作为仓库。窝巢较深,有时距地面可达 1m。偶尔进入室内。主要以种子为食,还吃草本植物的绿色部分、昆虫等。日夜都活动,以黄昏和清晨为高峰。活动范围小,多在数十米以内。不冬眠,但冬季较少出洞。主要依存粮为生。

　　5. 黄胸鼠　体形中等,比褐家鼠纤细,头、躯、尾全长 30~40cm;背毛常为黄褐色,腹毛呈暗黄色或黄褐色;后腿白色,前足细长,趾爪尖锐;口鼻较尖,耳大而透明,向前折可达到眼部;尾长等于或大于体长(图 8-2-25)。

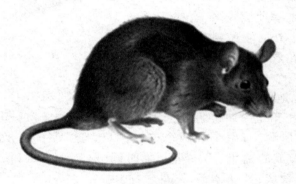

图 8-2-25　黄胸鼠

　　与褐家鼠相比,黄胸鼠更善于攀登和跳跃,在粗糙墙面上能够直攀而上,也能在横梁上和树枝上奔跑。比较喜欢居住在建筑物的上层,多栖居于天花板上、瓦楞中、草房顶内。黄胸鼠虽然喜居于建筑物的上层,但必须下到地面活动觅食,故经常爬越的柱梁屋架、粗糙墙壁和房屋四角,可形成明显污秽而带光泽的痕迹,亦即它的跑道,此点可供人们寻找鼠巢。黄胸鼠亦为杂食,但比较偏于素食。食谱广,与褐家鼠近似,对水分多的食物也较为喜食。对谷物、甘薯、花生、豆类等均嗜食。它主要在夜间活动,以黄昏后与黎明前为两个活动高峰,午夜亦有小的高峰。在特殊环境中,白天亦频繁活动。

第三节　病媒生物的危害

　　病媒生物对人类的危害,主要是传播疾病;同时它们还骚扰、吸血、寄生、致敏、污染食品和粮食,给工业、农业、旅游、电讯、水利、仓储、文物等造成破坏,危害相当严重。

一、病媒生物与疾病

(一)病媒生物的传播方式

病媒生物将病原传播给人的方式主要有机械性传播和生物性传播两种。

机械性传播指病媒生物对病原体仅起携带、运输的作用,机械地从一个宿主传给另一个宿主,病原体的数量及形态特征都不发生变化。机械性传播疾病是蝇类传播病原体的主要方式。蝇类的体表多毛,足部爪垫能分泌黏液,喜在人或畜的粪、尿、痰、呕吐物以及尸体等处爬行觅食,极易附着大量病原体,又常在人体、食物、餐(饮)具上停留,蝇类停落时有搓足和刷身的习性,而且边吃、边吐、边拉,因此成为人类疾病病原体的主要机械性传播者。蝇类能机械性携带传递多种病原体,如痢疾、伤寒、霍乱、沙眼、眼结膜炎等,目前已证实蝇类能携带的细菌有 100 多种,原虫约 30 种,病毒约 20 种。

生物性传播是指病原体在病媒生物体内经历发育或繁殖才具有感染力,媒介生物作为病原体的寄主,往往是病原体生活史中不可缺少的一环,当这种具有传染性的媒介生物再叮咬新宿主时,即可将病原体传给宿主。根据病原体在病媒生物体内繁殖发育的方式不同,又可将其分为四种不同的形式。第一种是病原体在媒介生物体内繁殖增多,但形态无变化,这些病原体包括病毒、立克次体、细菌、螺旋体等,如鼠疫耶尔森菌在跳蚤体内发育繁殖到一定数量后,才能通过跳蚤感染人体;第二种是病原体在媒介生物体内完成一部分生活史,不但数量增多,形态亦发生变化,如疟原虫在雌性按蚊体内经一系列发育、繁殖后才具有传染性;第三种是病原体在媒介生物体内仅发育不繁殖,形态改变但数量不增加,如某些蠕虫幼虫;第四种是有些病原体不仅在媒介生物体内发育、繁殖,还侵入雌性病媒生物母体的卵巢,经卵传到下一代,这种方式更多见于恙螨、蜱等。

(二)病媒生物传播的疾病

根据 WHO"全球病媒控制对策 2017—2030",全球 80% 的人口处于一种或多种媒介生物传染病的风险中,17% 的全球传染病属于媒介生物传染病,每年有超过 70 万的人死于媒介生物传染病。

我国法定报告的媒介生物传染病 10 种,非法定报告该类疾病 10 种。10 种法定报告媒介生物传染病包括甲类 1 种:鼠疫;乙类 6 种:流行性出血热、流行性乙型脑炎、登革热、钩端螺旋体病、血吸虫病和疟疾;丙类 3 种:流行性和地方性斑疹伤寒、黑热病和丝虫病。非法定报告媒介生物传染病包括:森林脑炎、新疆出血热、莱姆病、巴尔通体病、土拉菌病、埃立克体病、无形体病、恙虫病、新布尼亚病毒病和基孔肯雅热 10 种。此外,还有多种其他该类新发疾病尚不确定其发病和流行规模,如发热伴血小板减少综合征等。主要病媒生物传播的疾病见表 8-3-1。

表 8-3-1 主要病媒生物传播疾病

疾病名称	主要传播媒介	病原体
鼠疫	蚤	鼠疫耶尔森菌
流行性出血热	革螨、恙螨	汉坦病毒
钩端螺旋体病	鼠	钩端螺旋体

疾病名称	主要传播媒介	病原体
流行性斑疹伤寒	体虱、头虱	普氏立克次体
地方性斑疹伤寒	鼠、蚤	莫氏立克次体
流行性乙型脑炎	三带喙库蚊、淡色库蚊、致倦库蚊、白纹伊蚊、东乡伊蚊	乙型脑炎病毒
黑热病	白蛉	杜氏利什曼原虫
疟疾	中华按蚊、嗜人按蚊、微小按蚊、大劣按蚊	疟原虫
登革热	埃及伊蚊、白纹伊蚊	登革病毒
丝虫病	班氏丝虫病:淡色库蚊、致倦库蚊、东乡伊蚊马来丝虫病:中华按蚊、嗜人按蚊、东乡伊蚊	丝虫
莱姆病	蜱	伯氏疏螺旋体
森林脑炎	远东亚型:全沟硬蜱欧洲亚型:蓖籽硬蜱	森林脑炎病毒
黄热病	埃及伊蚊、非洲伊蚊	黄热病毒
西尼罗病毒病	库蚊	西尼罗病毒
新疆出血热	璃眼蜱	新疆出血热病毒
辛德毕斯病毒病	库蚊、伊蚊	辛德毕斯病毒
基孔肯雅热	埃及伊蚊、白纹伊蚊、非洲伊蚊、三带喙库蚊	基孔肯雅病毒
罗斯河病毒病	警觉伊蚊、环喙库蚊	罗斯河病毒
东方马脑炎	黑尾赛蚊、环跗库蚊、埃及伊蚊等	东方马脑炎病毒
西方马脑炎	环跗库蚊、埃及伊蚊等	西方马脑炎病毒
恙虫病	恙螨	恙虫病立克次体
Q热	蜱	Q热立克次体
斑点热	蜱	斑点热群立克次体
战壕热	体虱	五日热巴尔通体
埃立克体病	蜱	埃立克体
野兔热	蜱	土拉弗氏菌
蜱传回归热	钝缘蜱	回归热螺旋体
发热伴血小板减少综合征	蜱	新型布尼亚病毒

二、病媒生物的骚扰

病媒生物通过叮咬、吸血致病,除直接叮咬可造成轻度外伤外,多数情况下可对人体精神和情绪方面产生影响,使人产生焦虑、烦躁心理,影响身体健康。

三、经济损失

鼠类损坏建筑、家具,咬坏电器引发火灾,横越开关造成短路,甚至撕咬文件、文物和票据,后果难以准确估量。蝇类和蜚蠊也取食人的食物,虽然食量远少于鼠类,微不足道,但污染面大。

第四节　病媒生物的防制

病媒生物防制是对蚊、蝇、蟑、鼠等病媒生物的"防"与"制"。"防"指的是设施,如防蝇帘、防鼠网、挡鼠板等;"制"指的是对病媒生物的控制,如使用杀虫剂进行化学控制,采用粘鼠板等进行物理控制等措施。

远在认识病媒生物疾病之前,人们已采用烟熏的方法来减少它们的叮咬和骚扰。然而直到20世纪初期,随着人们对病媒生物,特别是对蚊传的疟疾、黄热病等有了明确的认识之后,病媒生物防制作为控制这类疾病的重要环节之一,才真正受到重视,并不断发展。病媒生物防制从早期的被动应付阶段,经过不断深入和发展,逐步发展为环境友好的可持续控制阶段。

一、病媒生物防制的目标和原则

病媒生物性传染病大多数没有有效的疫苗,需要通过病媒生物的防制进行预防和控制。因此病媒生物防制的主要目标是把病媒生物控制在不足为害的水平,以达到消除危害、预防疾病、保障人民健康的目的。

病媒生物防制必须坚持以环境治理为主的综合管理原则。环境治理从根本上预防病媒生物侵入、清除病媒生物的滋生栖息条件,是治本的措施,也是病媒生物防制长效管理的重要基础。随着全球气候变暖、环境的变迁、快速城市化、频繁的国家及地区间交流、害虫抗药性等社会、自然因素的变化,蚊虫、鼠类等病媒生物对人类的威胁持续上升,疟疾、登革热、基孔肯雅热、恙虫病、钩端螺旋体病等新发和重现的虫媒病成为全球公共健康的新威胁。传统的病媒生物消杀技术因环保和对人健康的危害,其应用越来越受到限制,病媒生物控制需要环境友好的可持续控制技术。

二、主要病媒生物防制

(一)蚊类

近年来蚊虫及其他媒介生物防制的方针政策发生了两个根本的改变:首先是在防制手段方面,从过去主要使用杀虫剂,转变为采取综合治理的方针。另外是在防制的管理和实施上,从自上而下的垂直管理转变为横向、灵活的属地管理,并成为基层广大人民群众积极参与的活动。

1. 控制蚊虫滋生的环境防制　蚊虫的环境防制包括环境治理、环境处理和环境改造三个方面。环境治理对城市灭蚊尤其重要,它的效果好,作用持久以及对环境无害,甚而可改善环境。环境处理是指有计划的定期改变水生环境,使它们不再适于蚊虫滋生。例如稻田采取湿润灌溉,以阻挠中华按蚊、三带喙库蚊等在其中产卵以及幼虫的生长发育。环境改造从蚊虫防制来讲,是指为了防止、清除或减少它们滋生、栖息而对土地、水体或植被进行的各种永久或长期的实质性改变。

主要措施包括:对稻田采用间歇灌溉,使之"干干湿湿"或湿润灌溉(适于沙质土壤),铲除岸边杂草,稻田养鱼等,使蚊不能滋生或减少滋生;对沼泽、池塘、芦苇塘、沟渠、人工湖、水池、清水坑等大、中型静水体可采用养鱼,也可种植浮萍或水葫芦以减少幼虫滋生;沟渠可设水闸,定期开放,加大流量,冲刷幼虫;下水道、污水沟要疏通,阳沟改暗沟并封闭,污水井加盖以防蚊虫飞入产卵;搞好环境卫生,平洼填坑、堵塞树洞、处理竹筒、翻缸倒罐及清除废弃器皿(如家前屋后的破缸、空瓶、瓦盆、罐头盒、椰子壳等),加强轮胎堆放的管理等。

2. 化学防制　利用天然或化学合成的化合物来毒杀(杀虫剂)、驱避(驱避剂或防蚊剂)或诱杀(引诱剂)蚊虫或其他卫生害虫。虽然使用杀虫剂存在抗药性、环境污染等问题,但是它具有见效快,使用比较方便以及适合大规模应用等优点,仍然是目前蚊虫综合治理的重要手段之一。在城镇灭蚊中,杀虫剂主要用以杀灭幼虫,只在特殊场合才用以杀灭成蚊。

幼虫的防制:已经滋生幼虫而一时又无法清除,或未做处理前的水体,可采用化学或生物防制手段,对蚊幼虫进行处理。处理蚊幼虫的优点:一是幼虫在水生时期进行防制,比较集中;二是发现滋生幼虫之后可以立即处理,即平时边检查边处理。但是采用化学防制方法杀灭幼虫,效果是暂时的,所以杀灭幼虫只是一种辅助措施,是应该在清除滋生场所的基础上实施的。

成蚊的防制:①使用空间喷洒杀虫剂,用于快速杀灭空间飞行的成蚊,只适宜在以下场所使用:一是蚊媒病流行时喷杀媒介成蚊;二是特殊场所喷杀成蚊,如小容器数量较多的酿造厂、陶器厂等。②室内滞留喷洒,多用于媒介按蚊的防制,是防制疟疾的主要措施之一,多适用于农村乡镇,一般不适宜城市灭蚊。③蚊香的使用,包括普通蚊香和电热蚊香片或电热蚊香液,用于室内驱赶或灭蚊,可作辅助防蚊作用。④拟除虫菊酯类杀虫剂处理蚊帐。

3. 生物防制　运用生物杀虫剂来灭蚊,如采用在水塘、稻田养鱼等措施,控制幼虫滋生;或采用保护蚊虫的天敌等措施。

4. 物理防制　使用蚊帐、纱窗、纱门等防蚊措施,使用幼蚊灯、电蚊拍等灭蚊器械,以及外出涂抹驱蚊剂等。

蚊虫综合治理应注意的事项:综合治理不是几种方法的机械并用,而是它们的有机结合。在选用不同方法时,既要讲求效果也要考虑经济合理。在多种措施结合时,要注意相互协调以及发挥它们之间相辅相成的作用。

(二) 蝇类

蝇类防制的根本措施是搞好环境卫生,清除蝇的滋生场所。蝇类综合防制原则是从研究蝇类生态的总体观点出发,把蝇类的生物学特性同周围的自然环境和社会条件,包括人们的生产活动、生活方式等联系起来,在法规健全、组织措施得以保证下,以环境防制为主,采取多种方式重点清除蝇类幼虫的滋生,使滋生物减量化、资源化及无害化;在环境治理基础上,结合蝇类生活习性,以药物敏感性测定为依据,因地、因时制宜地实施化学药剂防制;提倡适合于环境保护的无污染的物理防制方法等一整套控制蝇类密度的生态防制策略。

1. 控制蝇蛆滋生为主的环境治理　蝇类防制应以控制蝇蛆滋生的环境治理为主,这是治本措施。环境治理内容非常广泛,主要有基础卫生设施的修建,垃圾粪堆的无害化处理以及综合利用,特殊行业废弃物的处理与利用,居住区卫生保洁和小型蝇类滋生物的清除等。

2. 化学防制　蝇类的化学防制是蝇类综合防制措施中不可缺少的重要内容。目前，虽然化学防制已经导致蝇类产生抗药性和环境污染等问题，但由于化学防制方法具有快速、简便等特点，在城乡居住区蝇类防制实践中，仍然受到人们的欢迎，也是专业消杀机构或社区服务机构主要采取的手段之一。特别是在比较大的灾害发生后，蝇类大量繁殖，其密度大幅上升或肠道传染病暴发流行时期，只有采取有效的化学防制措施，才能迅速降低蝇类种群密度，控制相关疾病的扩散流行。化学防制关键是做到合理使用杀虫剂，掌握和选择好用药时机、场所、药物的种类、剂型、用量、施药的技术方法以及施药的器械等，应结合实际情况进行综合考虑、论证，才能达到最佳的防制目的，取得最佳防制效果及效益。采取化学防制方法，可分别针对苍蝇生活史中的不同阶段进行。

幼虫防制以2~3龄幼虫期为用药的适宜时期。

成蝇防制可采用以下措施：①毒饵诱杀，可以适用于很多场合，也可以根据蝇类喜欢停留在绳索悬挂物上的习惯，悬挂毒蝇绳进行诱杀；②滞留喷洒，主要用于厕所、马厩、猪圈、禽圈、禽舍等多蝇场所；③空间喷洒，适用于室内外苍蝇的快速杀灭。

注意事项：配制药剂时首先要核对品名、浓度、有效期等，按照规定的浓度计算所需药量及液体量，然后准备配制用具；配制药剂人员要戴口罩和橡皮手套；使用专用量具和器具，配制和搅拌时要防止药液溅到身上；在配药过程中不允许吸烟和饮水，配制完毕将用具清洗干净然后脱去手套，用肥皂洗手，配药用具不得改用他用。

3. 物理防制　对幼虫（蛆）及蛹可进行淹、闷杀（蛆的生长需氧）、捞（捞出烫死或喂鸡鸭）、堆肥，依靠堆肥发酵产生的热有害气体来杀死粪中的蛆及蛹。对成蝇可进行直接拍打、捕蝇笼诱捕、粘蝇纸粘捕等。

4. 防蝇　防蝇具有积极的意义，不仅能防止蝇类污染食物和散播病菌，而且能防止蝇类获得食物和滋生场所，使其无法生存，所以也是蝇类防制工作的一个重要方面。

（三）蜚蠊

防制蜚蠊的根本措施是保持室内清洁卫生，妥善保藏食品，及时清除垃圾。

1. 环境防制　清理滋生场所，堵塞、封闭室内各种缝隙、孔洞；及时清理食物残渣、管理好水源、断绝食源等。

2. 化学防制　化学防制可采用以下措施：①滞留喷洒，适用于蜚蠊密度较高的场所；②毒饵诱杀，适用于家庭、商店、宾馆、医院、微机室、配电室等，可与滞留喷洒等方法结合起来使用，可起到取长补短的作用；③烟剂与热烟雾剂，适用于水表井、下水道、车、船等的处理。

3. 物理防制　可采用粘捕、烫杀、捕打等方法进行防制。

（四）鼠类

鼠类防制应以环境治理为主，清除鼠类栖息场所，防鼠和灭鼠相结合，精准用药，并注重生态安全。

1. 环境生态防制　完善防鼠设施、清除滋生栖息场所、控制食物来源，室外水源、蓄水池密封加盖，厨余等垃圾封闭管理，日产日清。

2. 化学防制　杀鼠剂选用农业部登记、保质期内的制剂产品，按说明书使用。

3. 物理防制　使用鼠夹、粘鼠板、鼠笼、电子捕鼠器等捕鼠器械。

4. 生物防制　使用猫、鹰、蛇等鼠类天敌进行防制，可以一定程度上降低鼠类密度。

三、常用防制药剂

化学药剂对病媒生物的防制有不可替代的重要作用,合理使用药剂可以提高药效、降低危害。合理用药的基本要求为有效、经济、安全、简便。在我国登记的卫生杀虫剂范围内,应优先选用 WHO 推荐的药剂,还应注意优先选择对高等动物毒性低、环境风险小的药剂,选择剂型时应优先选择水基性剂型。

杀虫剂应选用农业部登记、保质期内的制剂产品,按说明书使用。

1. 世界卫生组织推荐用于室内滞留喷洒防制蚊虫的杀虫剂　噁虫威、残杀威、DDT、杀螟硫磷、甲基嘧啶磷、顺式氯氰菊酯、联苯菊酯、氟氯氰菊酯、溴氰菊酯、醚菊酯、高效氯氟氰菊酯。

2. 世界卫生组织推荐用于处理蚊帐的杀虫剂制剂　顺式氯氰菊酯 10%悬浮剂、氟氯氰菊酯 5%乳油、溴氰菊酯 1%悬浮剂、醚菊酯 10%乳油、高效氯氟氰菊酯 2.5%微乳剂、氯菊酯 10%乳油。

3. 世界卫生组织推荐用于空间喷雾以及气雾剂或热雾剂防制蚊虫的杀虫剂　杀螟硫磷、马拉硫磷、甲基嘧啶磷、生物苄呋菊酯、氟氯氰菊酯、氯氰菊酯、苯醚氰菊酯、精右旋苯醚氰菊酯、溴氰菊酯、右旋苯醚菊酯、醚菊酯、高效氯氟氰菊酯、氯菊酯、苄呋菊酯。

4. 世界卫生组织推荐用于防制蚊幼虫的杀虫剂　燃油、苏云金杆菌以色列亚种、除虫脲、烯虫酯、双苯氟脲、吡丙醚、毒死蜱、倍硫磷、甲基嘧啶磷、双硫磷。

5. 世界卫生组织推荐适用于滞留喷洒方式防制蝇类的杀虫剂　噁虫威、甲基吡噁磷、甲基毒死蜱、二嗪磷、乐果、杀螟硫磷、马拉硫磷、二溴磷、甲基嘧啶磷、顺式氯氰菊酯、高效氯氰菊酯、高效氟氯氰菊酯、联苯菊酯、氟氯氰菊酯、氯氰菊酯、苯醚氰菊酯、溴氰菊酯、S-氰戊菊酯、醚菊酯、氰戊菊酯、高效氯氟氰菊酯、氯菊酯、右旋苯醚菊酯。

6. 世界卫生组织推荐用于以空间喷雾方式防制蝇类的杀虫剂　甲基吡噁磷、乐果、二嗪磷、马拉硫磷、二溴磷、甲基嘧啶磷、生物苄呋菊酯、氯氰菊酯、苯醚氰菊酯、精右旋苯醚氰菊酯、溴氰菊酯、S-氰戊菊酯、醚菊酯、高效氯氟氰菊酯、氯菊酯、右旋苯醚菊酯、苄呋菊酯。

7. 世界卫生组织推荐用于以冷雾剂和热雾剂方式防制蝇类的菊酯类杀虫剂混剂　氯菊酯+S-生物烯丙菊酯+增效醚、生物苄呋菊酯+S-生物烯丙菊酯+增效醚、本醚菊酯+胺菊酯+增效醚、醚菊酯+除虫菊素+增效醚、高效氯氟氰菊酯+胺菊酯+增效醚、氯氰菊酯+S-生物烯丙菊酯+增效醚、胺菊酯+右旋苯醚菊酯+右旋胺菊酯+精右旋苯醚氰菊酯、溴氰菊酯+S-生物烯丙菊酯+增效醚。

8. 世界卫生组织推荐防制蝇类幼虫的昆虫生长调节剂　除虫脲、灭蝇胺、吡丙醚、杀铃脲。

9. 世界卫生组织推荐以毒饵方式防制蝇类的药剂　多杀霉素、残杀威、吡虫啉、噻虫嗪、甲基吡噁磷、二嗪磷、乐果、二溴磷、辛硫磷、杀铃脲。

10. 世界卫生组织推荐防制蜚蠊的杀虫剂　噁虫威、氟蚁腙、双氧威、硼酸、氟虫脲、吡丙醚、烯虫乙酯、呋虫胺、吡虫啉、毒死蜱、甲基毒死蜱、二嗪磷、杀螟硫磷、马拉硫磷、甲基嘧啶磷、顺式氯氰菊酯、高效氟氯氰菊酯、联苯菊酯、氟氯氰菊酯、苯醚氰菊酯、精右旋苯醚氰菊酯、氯氰菊酯、溴氰菊酯、S-氰戊菊酯、醚菊酯、高效氯氟氰菊酯、氯菊酯、氟虫腈、氟虫胺。

11. 部分适用的急性杀鼠剂　溴鼠灵、溴敌隆、溴鼠胺、钙化醇、氯鼠酮、杀鼠灵、鼠得克、噻鼠灵、敌鼠、氟鼠灵、磷化锌。

四、防蝇防鼠设施

（一）防鼠设施

防鼠设施是能够阻挡鼠类进入室内或相关场所的装置。

1. 地下室、平房或楼房 1 层　地下室、平房或楼房 1 层的排风扇或通风口,应设有栅条间隔或栅栏孔直径或边长<6mm 的金属网罩;门窗玻璃应无损。

2. 孔洞　房屋墙壁与外界相通的孔洞,如排风口、空调管孔、水暖气管孔等都可以成为老鼠入室的通道。

防鼠设施要求如下:建筑物与室外环境相通的管道、孔洞,能封闭的应用混凝土堵塞、抹平或用金属板封堵;不能封堵的应用栅条间隔<6mm 的金属栅栏、边长<6mm 的金属格网或直径<6mm 的金属孔网封堵。

3. 下水道　饭店、食堂、宾馆后厨等下水道是褐家鼠侵入室内的重要通道,是防鼠设施建设的重点,下水道阻止老鼠入侵的方式是在出水口或在下水道槽道上加算子设防,管理好下水道是针对性强、防入侵效果最好的措施之一。

防鼠设施要求如下:厨房操作间下水道排水口设有金属栅栏(算子)时,栅条间隔应<10mm;若出水口没有设置金属栅栏,排水沟的上口应覆盖金属栅栏,栅条间隔或栅栏孔直径应<10mm,且无损。地漏应加盖。下水道检查口应有金属栅栏,栅条间隔应<10mm。下水道口暴露时应设置单向阀、栅条间隔或栅栏孔径或边长<10mm 的金属网或金属栅栏盖。

4. 门　门与门、门与门框和门与地面均应<6mm;食品库房门口不论材质和缝隙大小均要设置高度>60cm 的挡鼠板;厨房和食物库房等通向外环境的木质门的门框和门的下部应镶高度>30cm 的铁金属板或设高度>60cm 的挡鼠板。

5. 仓储管理　食品和餐饮行业的库房物品要分架分区存放,清除无用杂物,货物必须上架摆放,货架要离墙面 30~50cm,货架底层垫离地面 30cm,减少鼠类栖息和做窝条件。

（二）防蝇设施

防蝇设施是指防止苍蝇进入室内或接触直接入口食品的设施。如防蝇帘、防蝇罩、防蝇风幕、防蝇纱窗等。生产销售直接入口食品的场所(如厨房、熟食间、无包装食品橱柜等),应安装防蝇设施。

1. 防蝇网　即纱门纱窗,在车间、熟食间、食品操作间等场所都必须设置纱门纱窗。

2. 门帘、风幕机　在熟食间、食品操作间、餐饮店、饭店等出入口处可安装宽幅胶条帘,不但有防蝇入室的功能,夏季还可以防止室内冷气向外界扩散,安装好的胶条帘应自然下垂,末端离地面垂直距离<2cm,相近的帘条间要有重叠,重叠不<2cm,门帘的宽度至少要与门框等宽;也可以安装珠条帘,便于室内外通风换气,比较适合于室内没有安装空调的房间,安装好的珠条帘自重能保证珠条自然下垂,末端离地距离<2cm。各帘条间不能有较大缝隙,门帘宽度与门框等宽。此外,风幕机也是大型餐饮、超市、宾馆等重要场所常用的防蝇设施,风幕机要与门框等宽,风向要向外倾斜,到达地面的风速要保证苍蝇不能侵入室内。

3. 灭蝇灯　适用于食品生产车间等场所。灭蝇灯设置高度应距地面 1.5~2m,两灯间距不应超过 15m,还应避开室内的强光源。

4. 存放垃圾(废弃物)容器　应设置密封加盖的垃圾桶,并日产日清。

第五节　不同场所病媒生物防制技术

一、防制原则

坚持以环境治理、清除滋生场所、完善防护设施为重点，以物理方法为主、化学药物方法为辅的防制原则，针对病媒生物种群的生态特点选择相应的措施。

二、防制方法

（一）环境治理

1. 市政建设的环境治理

（1）合理规划城市排污与排洪河道，做到雨污分流，定期清理排污排洪河道，避免流水不畅。

（2）密封排污沟、下水道、电线电缆等市政管线沟井。

（3）合理规划建设垃圾收集站、中转站。

（4）合理规划建设无害化公厕。

（5）待建工地纳入市政园林建设规划。

2. 社区公共场所的环境治理　推行社区环境卫生保洁及病媒生物防制社会化服务。承包服务的单位负责社区卫生保洁、闲置积水的清除、防鼠及防蚊设施的管理和维护。社区管理部门负责监督服务质量。

3. 单位及居民户内环境治理　安装纱门纱窗，安装可以封闭的下水道地漏，封闭进出入户的各种管道线孔洞缝，生活垃圾日产日清，定期清理室内卫生，不留死角，清除闲置或废弃的容器。

（二）健康教育与健康促进

报纸、广播、电视开辟病媒生物防制专栏，举办电视专题讲座。制作宣传单、海报、张贴画等宣传材料在公共场所发放或张贴。开展专项防制宣传活动。结合不同行业特点开展特色的宣传活动。利用"12320 健康咨询热线"为社会人群答疑。

（三）物理防制

物理防制是环境治理与化学防制的补充，在病媒生物种群数量相对小或防制场所相对独立的情况下应首选物理防制。灭鼠可用鼠夹、鼠笼、粘鼠板、电子猫、电子超声波驱鼠器等；灭蝇（蚊）可用诱蝇笼、灭蝇（蚊）灯、粘蝇条、灭蝇（蚊）拍等；灭蜚蠊可用粘捕盒粘捕、捕打、高温烫杀等方法。

（四）化学防制

化学防制必须以环境治理为基础，在病媒生物危害较重、种群数量较大的情况下可考虑使用化学药物防制，药物和器械的保存必须由专人负责，灭鼠剂或杀虫剂使用人员必须经过专业培训。

1. 灭鼠　使用抗凝血灭鼠剂，如敌鼠钠盐、溴敌隆、大隆、杀它仗等，根据使用的场所不同，采用相应的剂型，如毒水、毒饵、蜡块等。鼠药投放管理要专人负责，避免鼠药中毒和流失事件发生，对已中毒老鼠要及时深埋处理，以免使其他生物再次中毒。不得使用国家禁止的鼠药。

2. 灭蝇(蚊)

(1)使用双硫磷、倍硫磷、马拉硫磷等杀虫剂灭蚊幼虫,主要剂型为乳油或缓释剂。

(2)使用残杀威、倍硫磷、马拉硫磷、杀螟松等杀虫剂处理外环境中蝇(蚊)的栖息、滋生场所;使用溴氰菊酯、氯氰菊酯、胺菊酯等拟除虫菊酯类药物,采用滞留喷洒或空间喷洒的方式杀灭室内成蝇(蚊),也可以用熏香杀灭。

3. 灭蟑　蜚蠊(蟑螂)栖息场所较隐蔽,可根据情况选择不同的药剂。可用残杀威、毒死蜱等滞留喷洒灭蟑;也可用蟑螂笔、蟑螂膏、灭蟑烟雾弹等药物灭蟑。

4. 药物中毒急救

(1)催吐:用筷子等物品刺激咽喉引起呕吐。

(2)洗胃:用 1∶5 000 高锰酸钾溶液洗吸,服 20g 硫酸钠导泻(禁用硫酸镁),口服液体石蜡,减少毒物吸收。

(3)禁食牛奶、肉类、油脂,因磷能溶于脂而增加吸收。

(4)有条件时吸氧。

(5)及时就医治疗。

三、不同行业防制措施

(一) 宾馆、饭店、食堂、招待所等餐饮业

1. 灭鼠

(1)通往室内外的下水道、通风管道、线路等道口加设防鼠网,防鼠网用铁丝网或不锈钢网,网眼小于 10mm×10mm。

(2)室内门窗的缝隙必须<6mm,门下端要包铁皮,高度不低于 30cm;室内仓库、储藏室、粮库、电梯房门的下段同时亦要包铁皮,高度同样不低于 30cm。

(3)底层的窗户及排气管道应加铁丝网或不锈钢网,网眼小于 10mm×10mm。

(4)室内外地面整洁无鼠洞,墙壁完好无孔隙、洞穴,无杂乱堆积物。

(5)所有食品必须全部加盖或放入冰柜保存。

(6)操作间、库房等食品加工存放场所使用粘鼠板、鼠笼、鼠夹等。

(7)其他室内外场所使用鼠药应配备鼠盒(室内可用塑料鼠盒;室外使用水泥鼠盒,每10~20m 设 1 处),并由专人管理。

2. 灭蚊

(1)清除室内外各种易造成蚊幼滋生的积水容器,防止积水生蚊。

(2)改明沟为暗沟,保证下水道水流畅通,无死水。

(3)各种喷泉、假山、池塘等必须有控制措施,可养鱼或定期将水排干,也可投放药物。

(4)水缸和浇花用水的储水容器必须密闭加盖或投放药物,每周检查 1 次。

(5)定期清除楼顶、未封闭阳台的积水,堵塞各种树洞、积水坑等。

(6)配备灭蚊药物,对有蚊场所和滋生地每周喷洒 1 次。

3. 灭蝇

(1)进入室内的门要加风幕或纱门,窗要加纱窗,防止蝇进入。

(2)厨房、餐厅要配备合格的灭蚊蝇灯,一般每自然间配备 1 只,起到引诱触杀作用。

(3)室内外废物缸(桶)、罐、坛等要加盖密闭,无隔夜废弃物。

(4)生活垃圾必须袋装收集,每天及时清运处理。

(5)备有灭蝇药物,如灭蝇气雾剂、灭蝇灵、粘蝇纸、灭蝇毒饵等。

(6)加强对厕所或废弃物的灭蝇工作,保证无蝇蛆滋生。

4. 灭蟑

(1)室内各种柜(碗柜、酒柜、食品柜、操作柜、更衣柜等)要定期清理。

(2)室内墙壁、装饰条、地脚线、电柜、灭火器箱等处无缝隙。

(3)食品要加盖或放入冰柜或冷柜;操作台或加工食品场所无残存食品,保持整洁。

(4)生活垃圾必须袋装化,废弃物桶必须加盖密闭,必须每天清除,无隔夜废弃物。

(5)下水道保持畅通,地面及下水道不留残余食品或残渣。

(6)有蜚蠊(蟑螂)活动的,必须配备灭蜚蠊药物,如灭蟑螂气雾剂、灭蟑螂药粉等,每月至少开展1次药物喷洒灭蟑。

(7)食品进货时,必须进行预检查,特别是箱装食品或罐头,检查有无蜚蠊或卵鞘,若发现立即消灭。

(二)粮食、食品、副食品加工、经营(工厂、超市、商场等)行业

1. 灭鼠

(1)对所有食品应备有与鼠隔离措施,保证鼠不易盗食。

(2)建立完善的灭鼠制度,减少杂物堆积时间,防止鼠在杂物内筑巢。

(3)其余内容同"宾馆、饭店、食堂、招待所等餐饮业"。

2. 灭蚊

内容同"宾馆、饭店、食堂、招待所等餐饮业"。

3. 灭蝇

(1)生产车间、原材料仓库、成品库及单位食堂门窗均要加纱门纱窗;食品必须加盖或加纱罩,杜绝蝇类与食品直接接触;经营场所要配备灭蝇灯,散装食品必须加盖销售。

(2)对堆放食品废弃物或废料的地面要硬化,必须有防蝇设施,垃圾日产日清,每天冲洗地面,保证下水道畅通。

(3)食堂泔脚缸要加盖,生活垃圾要袋装收集,并在加盖密闭的垃圾箱内储存,坚持日产日清。

(4)备有灭蝇药物,如敌敌畏、灭蝇灵等,每天有专人对有蝇区域杀灭成蝇,厕所、垃圾箱、食品废弃物堆放处等重点场所不定期喷药,保证无蝇蛆孳生。

(5)对厂内周围环境建立定期喷药制度。每天对有蝇处喷洒,每月组织对厂(场)内所有环境喷药1次(4~11月)。

(6)食品、副食品经营场所外环境设立毒蝇点或诱蝇笼。

4. 灭蟑

(1)室内外整齐、清洁;食品离地、离墙堆放整齐。

(2)生产的废料或废弃物日产日清、密闭存放。

(3)有蜚蠊的单位,每两个月对下水道或无法密闭的管道进行烟熏杀灭1次。

(4)其余内容同"宾馆、饭店、食堂、招待所等餐饮业"。

(三) 农贸、瓜果市场

1. 灭鼠

(1) 室外每 5~10m 设 1 处水泥鼠盒,由专人规范管理,每天检查 1 次,每周更换 1 次毒饵。

(2) 每天清扫场地,尽量做到无残余杂物。

(3) 垃圾车辆必须是不锈钢全密闭、无积垢。

(4) 其余内容同"宾馆、饭店、食堂、招待所等餐饮业"。

2. 灭蚊

内容同"宾馆、饭店、食堂、招待所等餐饮业"。

3. 灭蝇

(1) 生活垃圾袋装化,密闭保存,日产日清,垃圾堆放处每天喷药 1 次。

(2) 厕所每天喷药 1 次。

(3) 室内外环境整洁,无暴露的垃圾和堆积物。

(4) 设立毒蝇点和配备一定数量的灭蝇工具。

(5) 家禽、家畜的放置场所必须有定时的水冲式装置。

4. 灭蟑

(1) 保证下水道畅通,尽量减少下水道残留食物。

(2) 定期清理室内外杂物,室内外无垃圾和废弃堆积物。

(3) 对办公室、收费箱、柜、操作台等定期进行检查,有蜚蠊(蟑螂)的要喷药或投放灭蜚蠊药物。

(4) 垃圾或废弃物要日产日清。

(四) 垃圾粪便处理场所、废品收购站等

1. 灭鼠

(1) 固定垃圾中转站、垃圾房、垃圾箱要求门窗密闭,内地面中心高于四周,四周建成凹槽式,无孔洞。

(2) 室内地面硬化,无鼠洞,室外不能硬化的地面要绿化,但必须无鼠洞。

(3) 室内外场所使用鼠药应配备鼠盒,室内可用塑料鼠盒,室外使用水泥鼠盒,每 5m 设 1 处,由专人规范管理,每天检查 1 次,每周更换 1 次毒饵。

(4) 其余内容同"宾馆、饭店、食堂、招待所等餐饮业"。

2. 灭蚊

内容同"宾馆、饭店、食堂、招待所等餐饮业"。

3. 灭蝇

(1) 生活垃圾袋装化,密闭保存,日产日清;储存垃圾的场所每天要喷药 1 次,且地面要硬化,无蝇蛆孳生。

(2) 室内外环境整洁,无暴露的孳生物或堆积物。

(3) 厕所必须每天喷药 1 次,其他多蝇区域每周进行 1 次喷药。

(4) 对收购的骨、皮、毛要先消毒、杀虫处理后密闭保存。

4. 灭蟑

(1) 室内外环境整洁,无卫生死角,垃圾、泔脚日产日清。

(2) 有蜚蠊(蟑螂)处加强堵塞缝隙,连续用药杀灭直到无蟑为止。

(3)保证下水道畅通,尽量做到无隔夜食品残存。

(五)畜禽饲养场所

1. 灭鼠

(1)饲养场外环境每 10m 设立 1 个毒饵点,每天检查补药,每周换药 1 次,保证无鼠迹;禽畜圈舍内布放粘鼠板或鼠夹。

(2)饲料仓库内的饲料要堆放整齐;门窗必须密闭,且缝隙<6mm,门下端要包(镶)铁皮,高度不低于 30cm。

(3)其余内容同"宾馆、饭店、食堂、招待所等餐饮业"。

2. 灭蚊

(1)饲养水槽内的水体 3~5d 更换 1 次,防止蚊幼孳生。

(2)对有用的暴露水体控制好无蚊幼孳生,可养鱼或定期更换。

(3)其余内容同"宾馆、饭店、食堂、招待所等餐饮业"。

3. 灭蝇

(1)生活垃圾及废弃物袋装化,密闭保存,日产日清;畜禽及动物粪便集中收集并密闭存放,日产日清,垃圾堆放及粪便收集要每天喷药 1 次。

(2)厕所每天喷药 1 次。

(3)室内外环境整洁,无暴露的垃圾堆积物。

(4)室内外环境每周喷药 1 次(5~10 月)。

(5)设立毒蝇点和配备一定数量的灭蝇工具。

4. 灭蟑

内容同"农贸、瓜果市场"。

(六)建筑、拆迁及市政工地(工地食堂参照餐饮业要求)

1. 灭鼠

(1)拆迁工地要做好拆迁前的灭鼠工作。

(2)毒饵点每 10m 设 1 处,由专人规范管理,定期投换药物。

(3)其余内容同"宾馆、饭店、食堂、招待所等餐饮业"。

2. 灭蚊

(1)工地环境中无积水坑。

(2)对蚊虫栖处场所每周进行 1 次滞留喷洒。

(3)建筑沟渠应及时回土填实,暂不回土处应定期喷洒或投放缓释块。

3. 灭蝇

(1)工地内无暴露的生活垃圾和食物残存物。

(2)厕所每天喷药 1 次。

(3)每周对工地环境喷药 1 次。

4. 灭蟑

有蜚蠊区域投放灭蜚蠊药物,每月喷药 1 次。

(七)窗口单位(汽车站、火车站等)

1. 灭鼠

(1)室外每 20m 设 1 个毒饵站,规范管理,定期换药。

（2）其余内容同"宾馆、饭店、食堂、招待所等餐饮业"。

2. 灭蚊

（1）无蚊幼孳生物和孳生地。

（2）定期对蚊虫栖息场所喷药。

3. 灭蝇

（1）废弃物、垃圾、泔脚要密闭或加盖存放，日产日清；每天喷药1次，夏秋季节每天喷药2次。

（2）厕所每天喷药1次，外环境每半个月全面喷药1次。

（3）外环境设立毒蝇点或捕蝇笼，专人负责，每天更换。

4. 灭蟑

（1）搞好汽车站、火车站、机场的内部卫生工作，清除卫生死角，清理垃圾。

（2）墙壁、顶棚、地板无缝隙。

（3）过夜食品收藏在冰箱或冰柜内，无暴露的残存食物。

（4）垃圾、泔脚做到日产日清。

（5）橱柜、衣物箱和办公桌中定期检查，有蟑区域投放药物，每周更换1次。

（八）医院、疗养院、学校、托幼机构等

1. 灭鼠

（1）库房、机房、药房、制剂室、教室门下端要包（镶）铁皮，高度不低于30cm。

（2）配餐室、洗涮室内废弃泔脚要加盖，日产日清，保证无残存食品过夜。

（3）室内使用塑料鼠盒，室外使用水泥鼠盒，每20m设1处，由专人规范管理，定期换药。

（4）其余内容同"宾馆、饭店、食堂、招待所等餐饮业"。

2. 灭蚊

内容同"宾馆、饭店、食堂、招待所等餐饮业"。

3. 灭蝇

（1）废弃物、垃圾、泔脚要密闭或加盖存放，日产日清。

（2）其余内容同"窗口单位（汽车站、火车站等）"。

4. 灭蟑

（1）病房、配餐室、洗涮室无暴露残存食物。

（2）室内墙壁、各种柜、箱、装饰条、地脚线、电柜等要无缝隙。

（3）垃圾、废弃物、泔脚等要加盖密闭存放，日产日清。

（4）保持下水道畅通。

（5）每月对有蜚蠊（蟑螂）活动的场所喷洒药物1次或投放药粉，做到有蟑就灭。

（九）旅馆、浴室等公共场所

1. 灭鼠

（1）通往室内外的下水道、通风管道、线路管道必须加防鼠网。防鼠网用铁丝网或不锈钢网，网眼<10mm×10mm；可以堵塞的管道尽量堵塞。

（2）室外入内的门窗缝隙应<6mm，门下端要包（镶）铁皮，室内仓库、粮库门下端亦要包（镶）铁皮，高度不低于30cm；墙壁完好无孔隙、无洞穴。

(3)室内地面整洁无鼠洞。

(4)食品加工存放场所使用粘鼠板、鼠笼、鼠夹等;其他室内外场所使用鼠药应配备鼠盒(室内可用塑料鼠盒;室外使用水泥鼠盒,每5m设1处),并由专人管理,每周换药或加药1次。

(5)所有食品必须全部加盖或放入冰柜或冷柜中保存。

2. 灭蚊

(1)清除室内外各种易造成蚊幼滋生的积水容器,做到残存积水不过夜。

(2)改明沟为暗沟,保证下水道水流畅通,无死水。

(3)各种喷泉、假山、池塘等必须有控制措施,可养鱼或定期排干,也可投放药物。

(4)水缸和浇花用水的储水容器必须密闭加盖或投放药物,每周检查1次。

(5)定期清除楼顶、未封闭阳台的积水,堵塞各种树洞、积水坑等。

(6)配备灭蚊药物,对有蚊场所和滋生地每周喷洒1次。

3. 灭蝇

(1)生活垃圾必须袋装化,密闭保存,日产日清;储存垃圾的场所每天要喷药1次,且地面要硬化,无蝇蛆滋生。

(2)室内外环境整洁,无暴露的滋生物或堆积物。

(3)厕所必须每天喷药1次,多蝇地区室内外环境每周进行1次喷药。

(4)养花房要加强对浇花肥料的管理,加盖、喷洒或投放缓释块,保证无蝇蛆滋生。

4. 灭蟑

(1)室内外环境整洁;无卫生死角,垃圾、泔脚日产日清。

(2)有蜚蠊(蟑螂)处加强堵塞缝隙,连续用药物杀灭直到无蟑为止。

(3)保证下水道畅通,尽量做到无隔夜食品残存。

(4)浴室每月对有蟑场所喷药1次。

(十) 机关、企事业单位及居民小区

1. 灭鼠

(1)通往室内外的下水道、通风管道、线路管道必须加防鼠网。防鼠网用铁丝网或不锈钢网,网眼<10mm×10mm;可以堵塞的管道尽量堵塞。

(2)室外入内的门窗缝隙应<6mm,墙壁完好无孔隙、无洞穴。

(3)室内地面整洁无鼠洞。

(4)食品加工存放场所使用粘鼠板、鼠笼、鼠夹等;其他室内外场所使用鼠药应配备鼠盒(室内可用塑料鼠盒;室外使用水泥鼠盒,每10~20m设1处),并由专人管理,每周换药或加药1次。

2. 灭蚊
内容同本页上文相关内容。

3. 灭蝇
内容同"旅馆、浴室等公共场所"。

4. 灭蟑

(1)单位、居民应配备一定数量灭蟑药物。

(2)其余内容同"医院、疗养院、学校、托幼机构等"。

(十一)公共外环境

公共外环境包括:公园、广场、道路两侧绿地、雨水井、喷泉池等景观水体等。

(1)由专人负责病媒生物防制工作,定期监测四害密度。

(2)确保绿地无鼠洞。

(3)环境中无小型积水或积水小型容器(废弃的可盛水的容器)。

(4)及时清理宠物等动物粪便,确保无暴露的孳生物或堆积物,以防蝇类孳生。

(5)加强对养花肥料的管理,加盖、喷洒或投放灭蚊、蝇缓释块,做到无蝇蛆孳生。

(6)雨水井要保证下水道水流畅通,无死水。

(7)喷泉池水 3~5d 排干一次或养鱼防止蚊虫孳生。

(8)景观水体可养鱼。

四、密度控制标准

(一)鼠类控制标准

1. 城镇鼠密度控制标准

(1)防鼠设施合格率≥95%。

(2)室内鼠迹阳性率≤3%。

(3)外环境路径指数≤3。

2. 单位鼠密度控制标准

(1)防鼠设施:房间数 20 间以下的单位防鼠设施完全合格,20 间以上的单位防鼠设施不合格房间数不超过 1 间。

(2)室内鼠密度:房间数 30 间以下的单位阳性房间数为 0,30 间以上的单位阳性房间数不超过 1 间。

(3)外环境不得有鼠洞、死鼠、活鼠等鼠迹。

3. 合格防鼠设施的判定

(1)箅子和地漏:厨房操作间下水道出水口有竖的箅子(金属栏杆),箅子缝<10mm,排水沟横箅子的箅子缝<10mm,且无缺损。地漏加盖。

(2)门:门缝<6mm;木门和门框的底部包铁皮,高 300mm;食品库房门口有挡鼠板,高 600mm。

(3)管线孔洞:堵塞通向外环境的管线孔洞,其缝隙不得超过 6mm。

(4)排风扇:1 楼或地下室排风扇或通风口有金属网罩,网眼不得超过 6mm。

(5)窗户:1 楼或地下室窗户玻璃无缺损。

注:15m² 折算 1 个房间。5 类防鼠设施中,有 1 类不合格就算该房间防鼠设施不合格。

(二)蚊虫控制标准

1. 城镇蚊虫密度控制标准

(1)小型积水蚊虫密度:路径指数≤0.5。

(2)大中型水体蚊虫密度:采样勺指数≤3%,平均每阳性勺少于 5 只蚊虫幼虫和蛹。

(3)外环境蚊虫密度:停落指数≤1.0。

2. 单位蚊虫密度控制标准　对一个单独的单位进行蚊虫密度控制水平评价时,要求不得有阳性的各类积水容器和各类坑洼积水。

（三）蝇类控制标准

1. 城镇蝇类控制标准

（1）生产销售直接入口食品的场所不得有蝇。室内不得存在蝇类滋生地。

（2）室内成蝇密度：有蝇房间阳性率≤6%，阳性间蝇密度≤3只/间。

（3）室外蝇类滋生地密度：蝇类滋生地阳性率≤3%。

（4）防蝇设施：合格率≥95%。

2. 单位蝇类密度控制标准

（1）生产销售直接入口食品的场所不得有蝇。

（2）室内成蝇密度：房间数30间以下的单位有蝇房间数为0,31~60间的单位有蝇房间数不超过1间,61~100间的单位有蝇房间数不超过3间,阳性间蝇密度指效≤3只/间。

（3）室内外不得有蝇类滋生地。

（4）防蝇设施全部合格。

3. 合格防蝇设施的判定

（1）制售煎炸类、酱菜类、简餐、熟食类食品等要密闭,使蝇类不能接触食物。

（2）风幕机与门同宽,出风口向下向外倾斜30°,到达地面风速>7.62m/s。

（3）食品加工场所缓冲门。

（4）防绳帘片下端离地面距离2cm。

（四）蜚蠊密度控制标准

1. 城镇蜚蠊密度控制标准

（1）成若虫侵害率：蜚蠊成若虫侵害率≤3%,平均每阳性间（处）成若虫数小蠊≤10只,大蠊≤5只。

（2）卵鞘查获率：蜚蠊卵鞘查获率≤2%,平均每阳性间（处）卵鞘数≤4只。

（3）蟑迹查获率：蟑迹查获率≤5%。

2. 单位蜚蠊密度控制标准

（1）成若虫侵害率：房间数60间以下的单位侵害房间不超过1间,60间以上的单位侵害房间不超过2间。

（2）卵鞘查获率：房间数60间以下的单位卵鞘查获房间不超过1间,60间以上的单位卵鞘查获房间不超过2间。

（3）蟑迹查获率：房间数60间以下的单位蟑迹查获房间不超过2间,60间以上的单位蟑迹查获房间不超过3间。

五、防制效果评估

（一）抽样原则与数量

1. 抽样方法　在城区范围内,选择不同方位的区域随机抽样。

2. 抽样数量　抽样数量按城区人口计算。

（1）室内鼠、蝇、蜚蠊防制效果评估抽样数量见表8-5-1。

表 8-5-1　评价室内鼠、蝇、蜚蠊防制效果评估的抽样量表

行业类型	鼠		蝇		蜚蠊	
	单位数	房间数	单位数	房间数	单位数	房间数
餐饮店	20(10)	200(100)	20(10)	200(100)	50(30)	500(300)
商场、超市	10(5)	100(50)	10(5)	100(50)	5(2)	50(20)
机关、事业单位	10(5)	100(50)	10(5)	100(50)	30(15)	300(150)
饭店宾馆	6(3)	60(30)	6(3)	60(30)	10(5)	100(50)
农贸市场	3(2)	30(20)	3(2)	30(20)	2(1)	20(10)
学校	4(2)	40(20)	——	——	6(3)	60(30)
医院	3(2)	30(20)	3(2)	30(20)	3(1)	30(10)
建筑拆迁工地	3(2)	30(20)	3(2)	30(20)	——	——
居(家)委会	3(2)	30(20)	——	——	3(2)	30(20)
机场或车站	2(1)	15(10)	2(1)	15(10)	1(1)	10(10)
合计	64(34)	635(340)	57(30)	565(300)	110(60)	1100(600)

注:1. 10 万～50 万人口的按括号外数量抽查,10 万以下人口的按括号内数量抽查。

2. 以上各项行业类型如有缺项或数量不足的情况以餐饮店来补齐,蜚蠊评估每个居(家)委会入户检查 10 户居民。

(2)室外鼠类防制效果评估:10 万～50 万人口(10 万以下人口)的抽查公共绿地、公园或道路两侧 4(2)处,延长米 400(200)m;抽查垃圾中转站或公共厕所 3(2)处,延长米 300(200)m;单位或居民院内 5(3)处,延长米 500(300)m;农贸市场、工地或车站 3(3)处,延长米 300(300)m。

(3)室外蝇类防制效果评估:10 万～50 万人口(10 万以下人口)的抽查室外垃圾容器 50(25)个;垃圾中转站 5(2)个,外环境滋生地 15(10)个单位,延长米 1 500(1 000)m;公共厕所 5(2)个。外环境延长米包括公共绿地、农贸市场、车站、居民区等处,每处不超过 100m。

(4)蚊虫防制效果评估:10 万～50 万人口(10 万以下人口)的抽查居委会 10(5)个,延长米 2 000(1 000)m;有独立院落的单位 15(10)个,延长米 2 000(1 000)m;建筑工地 8(3)个,延长米 2 000(1 000)m;有雨水井口的道路 2 000(1 000)m。大中型水体 5(3)个,特殊场所诱蚊 5(3)个单位。

(二)评估方法

1. 鼠密度控制效果评估

(1)防鼠设施合格率采用现场考核,现场检查防鼠设施是否合格。

(2)室内外环境评估采用鼠迹法依据《病媒生物密度监测方法 鼠类》(GB/T 23798—2009)标准进行检查。

1)室内鼠密度:检查房间内活鼠、鼠尸、鼠爪印、鼠粪、鼠咬痕、鼠洞、鼠道等鼠迹。有 1 处鼠迹的房间就算鼠迹阳性房间,以鼠迹阳性率表示鼠密度。房间数计算按 15m² 或不足 15m² 房间算 1 间,>15m² 房间按 15m² 为 1 间折算。

2)外环境鼠密度:沿选择的线路如公路或铁路两侧、河湖两岸公共绿地行走,记录行走距离内发现鼠迹的处数。以路径指数表示鼠密度(每千米鼠迹处数)。

2. 蚊密度控制效果评估　依据《病媒生物密度监测方法 蚊虫》(GB/T 23797—2009)标准进行检查。

(1)小型积水蚊虫密度:以监测人的步幅设定好计步参数,随身携带计步器等,沿监测路径,以均匀步伐前进,并记录沿途发现幼虫(蛹)阳性容器数和阳性小型积水处数,结束后记录路径长度。计算路径指数。

(2)大中型水体蚊虫密度:沿大中型水体岸边,每隔10m选择一个采样点,用容积500ml的水勺迅速从水体中舀起一勺水,吸出幼虫(蛹)并放入已编号的采样管中,分类计数,并记录日期场所。计算采样勺指数(阳性勺占取样勺的百分比)。

(3)外环境蚊虫密度:评价人在公园、花房、汽修厂、轮胎集放地,暴露右小腿,在8:00—10:00或16:00—18:00观察0.5h内小腿上蚊虫的停落数,计算蚊虫停落指数(停落蚊数/人次)。

评价人在居民区、单位、公共场所等外环境,暴露右小腿,在日落后0.5h,观察0.5h内小腿上蚊虫的停落数,计算蚊虫停落指数。

3. 蝇密度控制效果评估

(1)室内成蝇、滋生地依据《病媒生物密度监测方法 蝇类》(GB/T 23796—2009)标准进行检查:成蝇采用目测法,监测人目测计数,记录监测标准间数、阳性标准间数和每一间内的蝇数。计算房间阳性率和阳性房间蝇密度。滋生地检查滋生物内有无蝇类活幼虫和蛹滋生。记录检查的滋生物处数、阳性滋生物处数。计算滋生物阳性率。

(2)防蝇设施合格率采用现场考核:依据生产销售直接入口食品的场所(如厨房、熟食间、无包装食品橱柜等)应安装防蝇设施的原则,现场检查需安装防蝇设施的场所数以及合格防蝇设施场所数。

4. 蜚蠊密度控制效果评估　依据《病媒生物密度监测方法 蜚蠊》(GB/T 23795—2009)标准中的目测法进行检查。

(1)选择蜚蠊栖息活动的场所,用手电筒照明,检查记录每个场所3min内观察到的蜚蠊种类、数量、活卵鞘数和蟑迹(空卵鞘、死尸、残尸等)数。

(2)计算成若虫侵害率:100间房间(以15m²/间折算)或100处空间内发现蜚蠊成虫或若虫的阳性间(处)数。

(3)卵鞘查获率:100间房间(以15m²/间折算)或100处空间内发现蜚蠊卵鞘的阳性间(处)数。

(4)蟑迹查获率:100间房间(以15m²/间折算)或100处空间内发现蟑迹的阳性间(处)数。

(韩晓莉　翟士勇)

第 九 章

食源性疾病安全事故处置

民以食为天,食以安为先,食品安全问题仍然是目前最为突出的公共卫生问题之一,随着国民经济的发展、技术水平和人民生活水平的提高,食品腐败变质等传统食品卫生问题得到很大程度解决的同时,由于食物生产的工业化、新技术的采用和对食物中有害因素的新认识,二噁英污染、隐孢子虫中毒、兽药残留、单核细胞增生李斯特菌中毒、诸如病毒、疯牛病、霉菌毒素污染等新型危害因素污染问题不断出现。同时一些传统的食品卫生问题也有重新抬头之势,如沙门菌对禽肉类的污染造成的沙门菌食物中毒事件,近年来发病例数明显上升。另外,一些污染物由于对它有了新的认识而需要执行新的对策。如铅,随着工业技术进步,有些铅污染(如印刷、罐头食品和汽油)已经明显减少,但是近年来的研究结果表明铅对神经系统有很强的毒性,很少量的铅就会影响儿童神经系统的生长和发育。新旧因素交织,使得目前的食品安全形势不容乐观,各种急慢性食源性疾病事件时有发生。我国各级疾病预防控制机构始终将预防食源性疾病作为一项经常性的重要工作,了解各种食源性疾病的健康危害、发病原因、传播途径、临床特征、治疗手段以及我国食品安全领域的政策、标准、法律、法规,建立行之有效的处置预案,对于保护人民群众身体健康、生命安全和社会稳定具有重要意义。

第一节 相关法律法规

食品安全问题与一个国家的经济技术发展状况,农业资源和政府监督管理体系密切相关,其中食品监督管理制度与食品安全状况关系尤为密切。

一、基本定义

食品是人类赖以生存和发展的物质基础。应当具有营养价值、安全性和应有的色、香和味。什么是食品?《中华人民共和国食品安全法》第一百五十条对食品的定义如下:"指各种供人食用或者饮用的成品和原料以及按照传统既是食品又是中药材的物品,但是不包括以治疗为目的的物品"。《食品工业基本术语》对食品的定义是:"可供人类食用或饮用的物质,包括加工食品、半成品和未加工食品,不包括烟草或只作药品用的物质"。从卫生立法和管理的角度,广义的食品概念还涉及所生产食品的原料、食品原料种植、养殖过程接触的物质和环境,食品的添加物质,所有直接或间接接触食品的包装材料、设施以及影响食品原有品质的环境。

食品安全是指对食品按其原定用途进行制作或食用时,不会使消费者的健康受到损害。

即食品应当无毒、无害,这是食品安全的根本内容和定义。而食品污染又经常不可避免地发生,食品污染定义为食品在生产、加工、包装、贮存、运输、销售和烹调等环节混入或产生的有毒有害物质。目前全球食品安全形势不容乐观,主要表现为食源性疾病不断上升。世界卫生组织(WHO)和联合国粮食与农业组织(FAO)以及世界各国均加强了食品安全工作,包括机构设置、强化或调整政策法规、监督管理和科技投入。2000 年 WHO 第 53 届世界卫生大会首次通过了有关加强食品安全的决议,将食品安全列为 WHO 的工作重点和最优先解决的领域。近年来,各国政府纷纷采取措施,建立和完善管理机构体系和法规制度。美国等发达国家不仅对食品原料、加工品有较为完善的标准与检测体系,而且对食品生产的环境以及食物生产对环境的影响也有相应的标准、检测体系及有关法律法规。西方发达国家还以食品安全作为贸易壁垒,在进出口贸易中维护本国经济利益。食品安全问题不仅是公共卫生问题,还影响到农业与食品工业产业结构调整。

(一) 食品污染分类

食品污染可分为天然毒素、生物性污染、化学性污染和放射性污染四大类。

1. 天然毒素　某些贝类、鱼类、蘑菇、蔬菜等食品在生长过程中含有天然毒素。

2. 生物性污染　指有害的细菌、病毒、真菌(霉菌)等微生物、寄生虫和昆虫造成的食品污染。具有危害的微生物和寄生虫见表 9-1-1。其中以微生物性污染占的比重较大,危害也较大,主要有细菌及其毒素、霉菌及其毒素。在食品的生产、加工、运输、储存和销售过程中没有遵守卫生操作规程可使食品受到生物性污染。我国最常见的细菌食物中毒为沙门菌食物中毒,这是由于该细菌污染鸡蛋、肉类等所致。

表 9-1-1　按危险性排列具有危害的微生物和寄生虫

高危险性	中等危险性:有广泛传播的可能	等危险性:扩散范围有限
肉毒梭菌 A、B、E、F	李斯特菌	蜡样芽孢杆菌
志贺痢疾杆菌	沙门菌	空肠弯曲菌
伤寒杆菌	志贺菌	产气荚膜梭菌
甲型肝炎和戊型肝炎病毒	肠出血性大肠埃希菌	金黄色葡萄球菌
布鲁氏菌	链球菌	副溶血性弧菌
霍乱弧菌 O1	轮状病毒	小肠结肠炎耶尔森菌
创伤弧菌	诺如病毒	蓝氏贾第鞭毛虫
猪肉绦虫	溶组织内阿米巴	猪肉绦虫
旋毛虫	阔节裂头绦虫	牛肉绦虫
	蛔虫	
	隐孢子虫	

3. 化学性污染

(1)工业生产产生的"三废"(废气、废水、废渣)及交通运输工具释放的污染物通过大气、水、土壤造成的化学污染。

(2)农业方面人为使用的农药、化肥和兽药造成的残留;在贮存、运输过程中,为了粮食防虫和蔬菜、水果保鲜,使用杀虫剂、杀菌剂。

(3)不正确使用食品添加剂所造成的人为污染。

(4)食品工具、容器、包装材料及其涂料也会造成食品化学性污染。

(5)食品生产、加工和烹调过程中形成的致癌物、致突变物(如多环芳烃、N-亚硝基化合物、杂环胺、氯丙醇等和丙烯酰胺)污染。

(6)来自生产、生活和环境中的真菌毒素。

4. 放射性污染 是指具有放射性的物质污染食品引起的污染。食品污染的放射性物质主要来自对放射性物质的开采和冶炼、核废物,以及由于战争目的的核武器试验与使用、和平时期的意外核爆炸或核泄漏事故所释放的放射性核素,通过空气、土壤和水而污染食品。如在苏联切尔诺贝利核电站事故,日本 1999 年发生的核电站事故中,因放射性对食品的污染引起了国际上的广泛关注。

(二)食品污染检测方法

食品污染监测分析方法有很多种,涉及的面很广,内容很多。在食品污染监测工作中,按监测项目的特点和要求,可选用化学分析法、仪器分析法、生物(微生物)监测法。

1. 化学分析法 化学分析法利用化学反应对污染组分的成分进行化学分析。这类方法的主要特点为:①准确度高,相对误差一般为 0.2%;②所需仪器设备简单;③灵敏度低,适用于高含量组分的测定,对微量组分则不宜使用。

(1)容量分析法(又称滴定分析):是用一种已知准确浓度的溶液(标准溶液),滴加到含有被测物质的溶液中,根据反应完全时消耗标准溶液的体积和浓度,计算出被测物质的含量。容量分析分为酸碱滴定、络合滴定、沉淀滴定和氧化还原滴定四种方法。

(2)重量分析法:是将待测物质用天平称其质量,通过计算得出待测物质的含量。重量分析法准确度比较高,但此法操作烦琐、费时。

2. 仪器分析法 仪器分析法的发展非常迅速,各种新方法、新型仪器不断研制成功,使监测技术更趋于快速、灵敏、准确。在仪器分析法中使用较多的是光学分析法、电化学分析法和色谱分析法,以及新近发展起来的与计算机结合的各种自动化程度很高的仪器分析。仪器分析法的共同特点是:①灵敏度高,可用于微量或痕量组分的分析;②选择性强,对试样预处理简单;③响应速度快,容易实现连续自动测定;④有些仪器可以组合使用(如色质联机),能更好地利用两者的优点;⑤比化学分析法相对误差大,一般为百分之几;⑥仪器价格较高,有的十分昂贵。

仪器分析法种类很多,既可用于污染物化学组分的分析,也可用于其他污染因素强度的测定。按仪器分析的原理可分为不同类型。

(1)以测定光辐射的吸收或发射为基础的光学分析法

1)分光光度法:分光光度法是利用棱镜或光栅等单色器获得单色光来测定物质对光吸收能力的方法。它的基本依据是物质对不同波长的光具有选择性吸收作用。在食品污染监测中可用它测量许多污染物,如砷、铬、镉、铅、汞、锌、铜、酚、硒、氟化物等。

2)原子光谱法:原子光谱法包括原子发射、原子吸收和原子荧光光谱法。①原子吸收光谱法:又称原子吸收分光光度法,它是基于待测组分的基态原子对待测元素的特征谱线的吸收程度来进行定量分析的一种方法,该法能满足微量分析和痕量分析的要求,到目前为止它能测定 70 多种元素。②原子发射光谱法:是根据气态原子受热或电激发时发射出的紫外光和可见光光域内的特征辐射来对元素进行定性和定量分析的一种方法。由于近年来等离子体新光源的应用,使等离子体发射光谱法以及等离子体发射光谱-质谱法发展很快,已用于食品污染中多元素的同时测定。③原子荧光光谱法:是根据被辐射激发的原子返回基态的过程中伴随着发射出来的波长相同或不同的特征辐射(即荧光)的发射强度对待测元素进行定量分析的一种方法,该方法还可以利用各元素的原子发射不同波长的荧光进行定性分析。原子荧光分析对锌、镉、镁等具有很高的灵敏度。

3)分子光谱法:包括红外吸收、可见和紫外吸收、分子荧光等方法。可见和紫外吸收应用最为广泛。

可见和紫外吸收光谱亦称可见紫外分光光度法,以物质对可见和紫外区域辐射的吸收为基础,根据吸收程度对物质定量。

分子荧光光谱法是根据某些物质(分子)被辐射激发后发射出的波长相同或不同的特征辐射(即分子荧光)的强度对待测物质进行定量分析的一种方法。在环境分析中主要用于苯并[a]芘、硒、铵等的测定。

红外吸收光谱是以物质对红外区域辐射的吸收为基础的方法。

(2)以溶液的电化学效应为基础的电化学分析方法:电化学分析方法是利用物质的电化学性质测定其含量的方法。这类方法在环境监测中应用非常广泛,所属方法也很多,常用以下几种。

1)电导分析法:电导分析法是通过测量溶液的电导(电阻)来确定被测物质含量的方法。如水溶液中电导率的测定。

2)电位分析法:电位分析法是用一个指示电极和一个参比电极与试液组成化学电池,根据电池电动势(或指示电极电位)对待测物质进行分析的方法。

3)库仑分析法:库仑分析法是通过测定被测物质定量地进行某一电极反应,或它与某一电极反应产物定量地进行化学反应所消耗的电量(库仑数)来进行定量分析的方法。

4)伏安和极谱法:伏安和极谱法是用微电极电解被测物质的溶液,根据所得到的电流-电压(或电极电位)极化曲线来测定物质含量的方法。可用于测定水溶液中铜、锌、镉、铅等重金属离子。

(3)色谱分析法:色谱分析法是一种物理分离分析方法。它根据混合物在互不相溶的两相(固定相与流动相)中吸收能力、分配系数或其他亲和作用的差异作为分离的依据。当待测混合物随流动相移动时,各组分在移动速度上产生差别而得到分离,从而进行定性、定量分析。

1)气相色谱分析:气相色谱分析是一种新型分离分析技术,具有灵敏度与分离效能高,样品用量少、应用范围广等特点。已成为苯、二甲苯、多氯联苯、多环芳烃、酚类、有机氯农药、有机磷农药等有机污染物的重要分析方法。

2)高效液相色谱分析:高效液相色谱分析是近代的色谱分析新技术。此法效率高、灵敏度高,可用于高沸点、不能气化的、热不稳定的物质的分析,如多环芳烃、农药、苯并芘等。

3)离子色谱分析:离子色谱分析是近年来发展起来的新技术。它是离子交换分离、洗提液消除干扰、电导法进行监测的联合分离分析方法。一次进样可同时测定多种成分:阴离子如 F^-、Cl^-、Br^-、NO_2^-、NO_3^-、SO_3^{2-}、SO_4^{2-}、$H_2PO_4^-$;阳离子如 K^+、Na^+、NH_4^+、Ca^{2+}、Mg^{2+} 等。

4)纸层析和薄层层析:纸层析是在滤纸上进行的色层分析,用于分离多环芳烃。薄层层析是在均匀铺在玻璃或塑料板上的薄层固定相中进行,用于食品中黄曲霉素 B_1、农作物中对硫磷农药及其代谢物对氧磷等的测定。

(4)其他仪器分析:其他仪器分析有质谱法、中子活化法等。对放射性污染的强度也有专用的测定仪器。

3. 生物监测法 主要指通过生物应激反应来指示食品或者环境中污染物的浓度水平及污染状况,一般用时较长,难以定量,在应急事故处理中应用较少。

二、《食品安全法》和《水污染防治法》

食源性疾病可以有不同的病原,也可以有不同的病理和临床表现。但是,这类疾病有一个共同的特征,就是通过经口摄入行为而发病,病原的载体可以是不同种类的食品,也可以是饮用水,这就为预防这类疾病提供了一个有效的途径,即加强食品和饮用水的卫生监督管理,倡导合理营养,控制食品和饮用水污染,提高食品和饮用水的卫生质量,能够有效预防食源性疾病的发生,而《中华人民共和国食品安全法》(以下简称"《食品安全法》")和《中华人民共和国水污染防治法》(以下简称"《水污染防治法》"),为加强食品卫生和饮用水卫生管理提供了有效的法律依据。

(一)《食品安全法》

随着我国食品工业的高速发展,物质生活水平的不断提高,人们开始普遍关注食品安全问题,进入 21 世纪后随着经济全球化和国际贸易的日益扩大,危害人体健康、生命安全的重大食品安全事件屡屡发生,为了更好地解决食品安全领域的突出问题,保障公众身体健康和生命安全,我国开始持续推动食品安全领域的大量立法。

1.《食品安全法》的发展历程 回顾我国食品安全法制建设的历史进程,大致可以分为三个阶段。

第一个阶段为萌芽时期(1949—1963 年),该阶段我国对现代意义的食品安全还没有明显的需求,再加上计划经济,在政府的指挥和监督下,食品安全问题并不是特别突出,因此我国并没有形成完备的食品安全法律法规体系。

第二阶段为发展时期(1964—1979 年),这是新中国食品安全法律制度化建设的发展阶段,与前一阶段相比,这一阶段也是我国食品安全卫生管理工作迈向法制化的前期准备阶段,1964 年国务院转发了《食品卫生管理试行条例》,标志着我国食品卫生进入了全面管理阶段。1979 年《中华人民共和国食品卫生管理条例》的实施明确规定了卫生部门要根据需要,逐步研究制定主要食品、食品原料、添加剂和包装材料的卫生标准,特别是1979 年底的《中华人民共和国标准化管理条例》标志着我国食品管理法制化迈上了新的台阶。

第三阶段为走向成熟时期(1981—2009 年),该阶段从《中华人民共和国食品卫生法》的颁布和不断修订到《食品安全法》的正式实施,标志着我国食品安全监管机构不断健全,职责划分不断明确,标准制度日臻完备,逐步走上了正规化和法制化的轨道。现行《食品安全法》是在 1995 年《中华人民共和国食品卫生法》基础上,2009 年 2 月 28 日,由第十一届全国人民代表大会常务委员会第七次会议通过的,分别在 2015 年和 2018 年对部分条款进行了修订。

2.《食品安全法》概况 新修订的《食品安全法》共 3 万多字,共 154 条。调整范围包括食品、食品添加剂和食品相关产品。规定了食品生产企业是食品安全的第一责任人,政府部门负责对食品生产经营活动的监督和管理,消费者对食品安全有监督和举报的权益。新修订的《食品安全法》进一步建立和完善了食品安全管理制度、从业人员健康管理制度、食品安全自查制度、农业投入品使用记录制度、进货查验记录制度、食品销售记录制度、食品添加剂出厂检验记录制度、使用农产品进货查验记录制度、境外出口商和境外生产企业审核制度、食品和食品添加剂进口和销售记录制度、食品安全事故处置预案制度。

新修订的《食品安全法》对食品经营者提出了 11 项要求,包括以下内容:

(1)具有与生产经营的食品品种、数量相适应的食品原料处理和食品加工、包装、贮存等场所,保持该场所环境整洁,并与有毒、有害场所以及其他污染源保持规定的距离.

(2)具有与生产经营的食品品种、数量相适应的生产经营设备或者设施,有相应的消毒、更衣、盥洗、采光、照明、通风、防腐、防尘、防蝇、防鼠、防虫、洗涤以及处理废水、存放垃圾和废弃物的设备或者设施。

(3)有专职或者兼职的食品安全专业技术人员、食品安全管理人员和保证食品安全的规章制度。

(4)具有合理的设备布局和工艺流程,防止待加工食品与直接入口食品、原料与成品交叉污染,避免食品接触有毒物、不洁物。

(5)餐具、饮具和盛放直接入口食品的容器,使用前应当洗净、消毒,炊具、用具用后应当洗净,保持清洁。

(6)贮存、运输和装卸食品的容器、工具和设备应当安全、无害,保持清洁,防止食品污染,并符合保证食品安全所需的温度、湿度等特殊要求,不得将食品与有毒、有害物品一同贮存、运输。

(7)直接入口的食品应当使用无毒、清洁的包装材料、餐具、饮具和容器。

(8)食品生产经营人员应当保持个人卫生,生产经营食品时,应当将手洗净,穿戴清洁的工作衣、帽等;销售无包装的直接入口食品时,应当使用无毒、清洁的容器、售货工具和设备。

(9)用水应当符合国家规定的生活饮用水卫生标准。

(10)使用的洗涤剂、消毒剂应当对人体安全、无害。

(11)法律、法规规定的其他要求。非食品生产经营者从事食品贮存、运输和装卸的,应当符合前款第六项的规定。

新修订的《食品安全法》设定了 13 条禁止性规定,包括以下内容:

(1)用非食品原料生产的食品或者添加食品添加剂以外的化学物质和其他可能危害人体健康物质的食品,或者用回收食品作为原料生产的食品。

(2)致病性微生物,农药残留、兽药残留、生物毒素、重金属等污染物质以及其他危害人体健康的物质含量超过食品安全标准限量的食品、食品添加剂、食品相关产品。

(3)用超过保质期的食品原料、食品添加剂生产的食品、食品添加剂。

(4)超范围、超限量使用食品添加剂的食品。

(5)营养成分不符合食品安全标准的专供婴幼儿和其他特定人群的主辅食品。

(6)腐败变质、油脂酸败、霉变生虫、污秽不洁、混有异物、掺假掺杂或者感官性状异常的食品、食品添加剂。

（7）病死、毒死或者死因不明的禽、畜、兽、水产动物肉类及其制品。

（8）未按规定进行检疫或者检疫不合格的肉类，或者未经检验或者检验不合格的肉类制品。

（9）被包装材料、容器、运输工具等污染的食品、食品添加剂。

（10）标注虚假生产日期、保质期或者超过保质期的食品、食品添加剂。

（11）无标签的预包装食品、食品添加剂。

（12）国家为防病等特殊需要明令禁止生产经营的食品。

（13）其他不符合法律、法规或者食品安全标准的食品、食品添加剂、食品相关产品。

3. 新修订的《食品安全法》的特点　主要有以下几方面的特征：

第一，完善统一权威的食品安全监管机构，由分段监管变成食药监部门统一监管。

第二，明确建立最严格的全过程的监管制度，对食品生产、流通、餐饮服务和食用农产品销售等各个环节，食品生产经营过程中涉及的食品添加剂、食品相关产品的监管、网络食品交易等新兴的业态，还有在生产经营过程中的一些过程控制的管理制度，都进行了细化和完善，进一步强调了食品生产经营者的主体责任和监管部门的监管责任。

第三，更加突出预防为主、风险防范，对食品安全风险监测、风险评估这些食品安全中最基础的制度进行了进一步的完善，增设了责任约谈、风险分级管理等重点制度，重在防患于未然，消除隐患。

第四，实行食品安全社会共治，充分发挥各个方面，包括媒体、广大消费者在食品安全治理中的作用，形成整个社会有序参与食品安全，形成社会共治的格局。

第五，突出对特殊食品的严格监管，如保健食品、特殊医学用途配方食品、婴幼儿配方食品，对这些特殊食品的监管做了进一步完善。

第六，加强了对农药的管理。食用农产品是食品安全的源头，所以，农药的管理对于保障食品安全至关重要。对农药管理方面，在《食品安全法》中也做了有针对性的规定，强调对农药的使用实行严格的监管，加快淘汰剧毒、高毒、高残留农药，推动替代产品的研发应用，鼓励使用高效低毒低残留的农药，特别强调剧毒、高毒农药不得用于瓜果、蔬菜、茶叶、中草药材等国家规定的农作物，并对违法使用剧毒、高毒农药的，增加了由公安机关予以拘留处罚这样一个严厉的处罚手段。

第七，加强对食用农产品的管理，将食用农产品的市场销售纳入《食品安全法》的调整范围，同时在具体制度方面，对批发市场的抽查检验、食用农产品建立进货查验记录制度等进行了完善。

第八，建立最严格的法律责任制度，通过法律制度的完善，进一步加大违法者的违法成本，加大对食品安全违法行为的惩处力度。

（二）《水污染防治法》

广义的《水污染防治法》是指国家为防治水环境的污染而制定的各项法律法规及有关法律规范的总称。狭义的《水污染防治法》指国家为防止陆地水（不包括海洋）污染而制定的法律法规及有关法律规范的总称。

1.《水污染防治法》的发展历程　《水污染防治法》的历史可追溯到19世纪，如英国和日本于1876年、1896年分别制定了《河流污染防治法》和《河川法》等。20世纪50年代后，许多国家都加强了水污染防治方面的立法，制定了较完备的水污染防治法体系，如日本的

《水质污染防治法》、美国的《水净化法》等。我国在 20 世纪 50 年代开始关注水污染的防治,如 1959 年制定了《生活饮用水卫生规程》。70 年代后进一步加强了水污染防治立法,相继制定了《关于保护和改善环境的若干规定(试行草案)》《中华人民共和国环境保护法(试行)》《中华人民共和国环境保护法》等法律法规,对保护水环境做了规定。1984 年 5 月全国人民代表大会常务委员会通过《中华人民共和国水污染防治法》,此后国务院及其有关部门和地方政府又制定了《中华人民共和国水污染防治法实施细则》《饮用水水源保护区污染防治管理规定》,以及一系列水质标准、水污染排放标准和地方性水污染防治法规,使我国的水污染法初步形成了体系。《水污染防治法》通过建立有效的监督管理制度、加强对各类污染物排放的控制等措施,实现保护地表水和地下水免受污染的目的。现行的《水污染防治法》为 2017 年 6 月 27 日第十二届全国人民代表大会常务委员会第二十八次会议修正,自 2018 年 1 月 1 日起实行。

2. 水环境污染概述 《水污染防治法》中的水污染指的是陆地水污染,即由于人类在其生产和生活中将物质或者能量排入陆地水体,导致其化学、物理、生物或者放射性等方面特性的改变,造成水质恶化,从而影响水的有效利用,危害人体健康或者破坏生态环境的现象。水污染所指的水体包括所有的江河、运河、湖泊、渠道、水库等地表水和地下水,以及水中的悬浮物、底泥和水生生物。

水污染具有以下特点:第一,水污染影响的范围大,涉及地区广;第二,水污染物质种类繁多,性质各异,经过转化代谢降解和富集,可以改变原来性质,产生不同的危害;第三,是水污染潜伏期长,不易发现,不易治理;第四,水污染治理困难大,周期长,费用高。

水污染可以给人体健康、工农业生产、渔业生产带来很多危害。进入 21 世纪以来,水环境污染面临着新的特点。第一,经济社会发展对水环境保护的压力不容忽视;第二,流域水环境质量改善需求更加迫切;第三,流域水生态保护和修复任务艰巨;第四,流域环境风险防范面临更加严峻的挑战。

3. 现行《水污染防治法》的特点 为了有效保护水生态环境,防止水环境污染事件发生,保护水资源的有效合理使用,保护人民健康和生命财产安全,促进人与自然的和谐发展,我国《水污染防治法》对国务院和各级人民政府在水污染防治中的职责、水污染防治的基本原则、水污染防治综合制度和水污染防治措施做了详细的规定。2018 年 1 月新制定的《水污染防治法》与旧法相比,又有了新的特点,主要包括以下三个方面。

(1)落实公众参与的权利:强调公众参与对比现行的《水污染防治法》,修订后的《水污染防治法》新增多项水环境风险监控内容,并为落实《中华人民共和国环境保护法》中公众参与的权利,新增一章节专门介绍信息公开与公众参与,从标准规划制定、环评、排污许可三方面加强了公众参与,并强调公众举报制度,环境保护主管部门和其他负有水环境保护监督管理职责的部门应当公布举报电话、电子邮箱和网络举报平台等,方便公众举报。同时,对污染水环境、破坏水生态,损害社会公共利益的行为,人民检察院和依法符合条件的社会组织,可以向人民法院提起诉讼。新法规定,各级人民政府环境保护主管部门和其他负有环境保护监督管理职责的部门,应当依法公开水环境信息、完善公众参与程序,为公民、法人和其他组织参与和监督《水污染防治》提供便利。

(2)落实政府及有关部门责任:地方各级政府将对水环境质量负责。新法针对落实各方责任,重点完善了两方面规定。其一是落实政府及有关部门责任。"借鉴《中华人民共和国环境保护法》《中华人民共和国大气污染防治法》和地方立法经验,将对水环境质量负责的政府层级拓展至地方各级人民政府。"新法加大水环境质量目标考核评估和追责力度,实施党政同责、一岗双责。其次,明确了排污单位主体责任,要求其按证排污、依法开展自行监测记录、定期执行报告、公开相关信息,采取有效措施防止、减少水污染,并对造成的损害依法承担责任。

(3)推行排污许可证制度:推行排污许可证制度是新《水污染防治法》的一个重要内容。新法第二十一条规定国家实行排污许可制度。国务院环境保护主管部门负责全国排污许可工作的统一监督管理。根据新法要求,直接和间接向水体排放工业废水、医疗污水或者本法规定名录中所列有毒有害水污染物的企业事业单位和其他生产经营者、废水或污水集中处理设施的运营单位、规模化畜禽养殖场(小区)以及其他依法实行排污许可管理的单位,应当取得排污许可证。除了排污许可之外,新法还对总量、环评、监测、监察等多项制度进行了系统设计,并与相关法律实现有机衔接。另外,新法删除了排污申报登记和环保设施竣工验收制度。同时,将总量控制作为水环境质量改善的重要手段,加强其与水环境质量目标的衔接;新法还对统一水环境监测的网络、规范、数据共享、质量评价、信息公开等作出规定。

第二节 食源性疾病事件处置

食源性疾病是指通过摄食而进入人体的有毒有害物质(包括生物性病原体)等致病因子所造成的疾病。一般可分为感染性和中毒性,包括常见的食物中毒、肠道传染病、人畜共患传染病、寄生虫病以及化学性有毒有害物质所引起的疾病。食源性疾病的发病率居各类疾病总发病率的前列,是当前世界上最突出的卫生问题。食品中出现的有害物质可能是食品生产、加工、储藏、运输和烹调过程中混入的,或来自外界污染,或天然存在于食品中,或由于食品某些成分在某些条件下生成的。

一、食源性疾病基本特征

食源性疾病的基本特征主要有以下几方面:第一,饮食传播。以食物和水源为载体使致病因子进入体内。第二,具有暴发性或散发性。微生物性食物中毒多为集体暴发,潜伏期较长(6h 至数天);非微生物性食物中毒为散发或暴发,潜伏期较短(数分钟至数小时)。第三,具有地区性。某些食源性疾病常发生于某一地区或人群,如副溶血性弧菌食物中毒主要发生在沿海地区,牛带绦虫病主要发生于有生食或半生食牛肉习俗的地区。第四,具有季节性。某些疾病在一定季节内发病率升高,如细菌性食物中毒夏秋季多发,有毒蘑菇、鲜黄花菜中毒发生在春夏生长季节。

二、食源性疾病发病现状和趋势

食源性疾病是人类健康危害最大的一类疾病,2015 年,世界卫生组织(WHO)首次估算了细菌、真菌毒素、病毒、寄生虫和化学品等 31 种病原体造成的食源性疾病负担,指出全球每年有多达 6 亿人因食用受污染的食品而患病,造成 42 万人死亡(5 岁以下儿童 12.5 万人)。

其中,腹泻类疾病占食源性疾病的50%以上,每年有5.5亿人患病,23万人死亡。儿童是食源性腹泻病危险性极高的人群,每年有2.2亿儿童患病,9.6万儿童死亡。如今美国每年监测的食源性疾病病例数约4 800万人次,死亡3 000人,9种食源性病原体造成每年6.5亿~350亿美元的经济损失。中国是发展中国家,平均每年1/6左右的人因摄入食源性致病菌污染的食物而罹患疾病。随着国际贸易的增加,经济、政治和社会等多方面都受到了食源性疾病的影响。食源性疾病监控和暴发调查主要是准确、快速地识别病原体,目的是控制甚至终止疾病暴发。美国疾病预防控制中心已经组建了细菌分子分型国家电子网络(PulseNet),可以快速、准确地发现和识别食源性疾病暴发,在大肠埃希菌和沙门菌暴发调查中起到了重要作用,但是,美国是发达国家,并不能代表全世界各个地区,非洲和亚洲(东南亚地区)的食源性疾病发病率和死亡率最高,建立的监测系统却是最欠缺的。尽管食源性疾病报告制度已经建立多年,但是漏报率仍然高达90%,发展中国家甚至高达95%以上。

我国自2000年起建立食源性致病菌监测网,针对食品中的沙门菌、单核细胞增生李斯特菌、肠出血性大肠埃希菌O157∶H7和弯曲杆菌进行连续主动监测。2004年建立Pulse Net China,全国多个省市疾病预防控制中心(CDC)实验室建立了脉冲电场凝胶电泳(pulsed-field gel electrophoresis,PFGE)分型技术。2010年,国家开始建立全国食源性疾病报告系统、食源性疾病事件报告系统和疑似食源性异常病例/事件报告系统,对病例和所有处置完毕的、发病人数为2人及以上或死亡人数为1人及以上的食源性疾病事件进行监测。通过不断完善食源性疾病监测网络,各级CDC对食源性疾病防控的认识和监测力度不断加强。随着《中华人民共和国食品安全法》的实施,相关食品监管部门和经营单位加强对食品安全的监测与管理,相关部门加强对大众食品安全知识的健康宣传工作,这些措施降低了食源性疾病暴发的可能,对我国食源性疾病防控起到积极作用。

在我国,每个省(市、区)对食源性疾病监测的要求大同小异,但监测的实施和落实却有所不同。东部发达地区的监测工作开展较好、体制较完善,广东、上海、江苏、浙江等省(市)还研发了当地的监测报告系统,很多公立医院都研发出了医院信息系统(HIS),其他省的部分地区如山东省泰州市、甘肃省白银市也通过HIS实现了自动获取基本信息的功能。深圳市更是在2010年筹建深圳市食源性疾病监测体系,其系统设计合理,简单性、灵活性、时效性均较高,领先于国家监测系统平台,在医生中接受度较高,被评为监测系统的成功典范。各个省(市、区)对食源性疾病的监测结果也有所不同,如浙江省0~5岁儿童是食源性疾病监测的主要人群;而深圳市监测结果显示21~40岁年龄段的病例最多;根据广西诺如病毒的监测结果,0~5岁的托幼儿童、散居儿童、婴幼儿和老年人(离退休人员)是发病的主要人群,学校则是主要的发生场所;对应的食源性疾病事件监测中,2016年广西食源性疾病事件罹患率为11.1%,病死率为0.7%。可见全国各地区食源性疾病监测中无论是散发病例还是暴发事件,都是一个突出的公共卫生问题,我国食品安全监管部门仍需对食源性疾病的流行特征进行重点管理和控制。

近几年我国食源性疾病监测得到突飞猛进的发展,但监测工作中仍存在不少问题,主要有以下6个方面:

1. 我国监测系统体系构建相对落后,参与部门过多,导致执行力差、任务不明确,一旦出现问题存在各部门之间推卸责任的情况。

2. 监测工作经费落实不到位,经费、人才分布不均会影响工作的正常开展。

3. 监测工作人员变动大,工作人员对食源性疾病认识不足,缺少鉴别诊断的能力,无论是省、市、区的各级医疗机构均存在这个问题。业务培训受参加人员数量和专业的限制,未能将更多专业知识传授给临床医生,造成实际工作中临床医生无法对食源性疾病作出准确判断,未能及时采集患者生物标本,耽误报告时间,更导致后续治疗和流行病学调查均受影响。

4. 监测单位部门协调不到位,尤其是临床科室和辅助科室之间。加上个别医务人员缺乏责任心,往往使简单的工作复杂化。

5. 我国机构不定期的改革,评估机制、体制也会发生相应的改变,不利于监测机构的稳定发展。以食源性疾病暴发为例,我国现有职能改革后,如遇到食物中毒事件,需要食品药品监督管理部门和卫生行政部门同时协调配合调查,而对于感染性腹泻或者家庭为主的暴发事件,只需要卫生行政部门协助调查。事实上每一起事件最开始都是原因不明事件,可能是单因素也可能是多因素导致,而行政部门职能分工过于细化,往往导致现场流行病学调查等诸多环节受阻,错过了最佳的调查时机,致使事件最后因为证据不足而定性为原因不明事件。

6. 系统灵活性无法满足工作需求,漏报率较高。我国相对落后地区(尤其是西部地区)的医院仍是填写纸质报告卡,没有研发 HIS,而该系统被评为食源性疾病监测最有效的科技手段,可以提高报告时效和降低漏报率。

三、食源性疾病处置

食源性疾病是常发性和多发性疾病,加强食源性疾病监测,规范食源性疾病的处置,建立健全应对食源性疾病运行机制,有效预防、积极应对食品安全事故,高效组织应急处置工作,最大限度地减少食源性疾病的危害,对于保障公众健康与生命安全,维护正常的社会经济秩序具有重要意义。根据《中华人民共和国突发事件应对法》《中华人民共和国食品安全法》《中华人民共和国农产品质量安全法》《中华人民共和国食品安全法实施条例》《突发公共卫生事件应急条例》和《国家突发公共事件总体应急预案》,各级人民政府、卫生行政部门和食品生产、销售企业都应该编制食品安全事故应急处置预案,虽然内容不同,手段不同,涉及地域区域和人群特征不同,但是总体处置流程基本一致。

(一)食源性疾病事故分级

按照《国家食品安全事故预案》可以将食品安全事件分成四级食品安全事故,即特别重大食品安全事故、重大食品安全事故、较大食品安全事故和一般食品安全事故。

1. 符合下面条件之一可以认定为特别重大食品安全事故,需要启动国务院一级响应。

(1)事故危害特别严重,对 2 个以上省份造成严重危害,并有进一步扩大趋势的。

(2)超出事发地省级人民政府处置能力水平的。

(3)发生跨境(包括港澳台地区)食品安全事故、造成特别恶劣影响的。

(4)国务院认为需要由国务院或者国务院授权的有关部门负责处置的。

2. 符合下面条件之一的可以认定为重大食品安全事故,需要省级人民政府启动二级响应。

(1)事故危害严重,影响范围涉及省内 2 个以上设区市行政区域的。

（2）1起食物安全事故中毒人数100人以上、并出现死亡病例的。

（3）1起食品安全事故造成10例以上死亡病例的。

（4）省级人民政府认定的重大食品安全事故。

3. 符合下面条件之一的可以认定为较大食品安全事故，需要市级人民政府启动三级响应。

（1）事故影响范围涉及设区市级行政区域内2个以上县级行政区域，给人民群众饮食安全带来严重危害的。

（2）1起食品安全事故中毒人数在100人以上，或者出现死亡病例的。

（3）市（地）级以上人民政府认定的其他较大食品安全事故。

4. 符合下面条件之一的可以认定为一般食品安全事故，需要区县级人民政府启动四级响应。

（1）食品污染已经造成严重健康损害后果的。

（2）1起食物中毒事故中毒人数在99人以下，且未出现死亡病例的。

（3）县级以上人民政府认定的其他一般食品安全事故。

（二）食源性疾病处置原则

1. 以人为本，减少危害 把保障公众健康和生命安全作为应急处置的首要任务，最大限度减少食品安全事故造成的人员伤亡和健康损害。

2. 统一领导，分级负责 按照"统一领导、综合协调、分类管理、分级负责、属地管理为主"的应急管理体制，建立快速反应、协同应对的食品安全事故应急机制。

3. 科学评估，依法处置 有效使用食品安全风险监测、评估和预警等科学手段；充分发挥专业队伍的作用，提高应对食品安全事故的水平和能力。

4. 居安思危，预防为主 坚持预防与应急相结合，常态与非常态相结合，做好应急准备，落实各项防范措施，防患于未然。建立健全日常管理制度，加强食品安全风险监测、评估和预警；加强宣教培训，提高公众自我防范和应对食品安全事故的意识和能力。

（三）食品安全事故处置步骤

根据食品安全事故特点，其处置流程基本分为疫情接报、向上级汇报、出发前准备、现场工作、病例搜索、环境调查、资料汇总分析、调查报告及下一步工作计划8个工作步骤。

1. 疫情接报 主要是指通过各种渠道得到疫情发生信息，接报过程中主要了解以下内容并做好记录：①报告人姓名、单位、职业、电话；②事发地点、人数、临床表现及体征；③发病人数的时间分布和趋势；④医疗救治情况：重症和死亡人数，救治措施及效果；⑤发病人群特征；⑥引起此次事件的可能原因；⑦目前处置措施和情况；⑧对报告人提出初步的处置建议。

2. 向上级汇报 主要是指向单位领导汇报或者上级领导机关汇报具体情况，并征求领导的具体处置建议，包括：①指派机动队进行调查处置；②向卫生行政机构进一步汇报；③通报给当地疾病预防控制或者卫生医疗机构（立即去现场核实情况）。

3. 出发前准备 在去现场开展调查处置工作前应做好以下准备工作：①采样工具、采样容器、样本保存器皿、转运车辆和生物安全措施的准备工作；②调查资料的准备，包括个案调查表、采送样登记表和相关技术支持材料的准备；③取证材料的准备工作，包括录音笔、照相机和摄像机等；④消毒物资的准备，包括消毒药品和器具；⑤防护用品的准备，包括防护服、护目镜等;⑥生活用品的准备。出发前要对上述物品进一步核实,以保证现场工作的有序开展。

4. 开展现场调查工作　现场工作是食品安全事故处置工作的重要内容,是发现事故原因,探究事故始末的重要信息来源,具体包括以下两个方面的内容。

(1)了解事故详细情况:到达现场后首先听取医疗卫生机构和当地负责人的情况汇报,确认事故基本情况。询问社区(乡镇)卫生院等基层卫生工作者,了解就诊情况、主要症状、体征、检验结果、发病时间;询问当地负责人,了解发病总人数,已有病例的三间分布、治疗措施及效果等。

(2)了解事故发生区域基本情况:包括地理位置、建筑布局、占地面积、环境状况、人群规模、人群分布、作息时间、周边居民区位置、周边环境、周边医疗机构情况及就诊情况、饮用水情况、食品及供应情况、食谱和食品留样情况、近期气候特点、学校传染病防控情况(晨、午检)以及事件发生前的异常情况。

5. 病例搜索　开展病例搜索前要制订调查方案,建立病例定义和个案调查表,将调查人员分成两组,一组开展个案调查,另一组开展水源和食物调查。病例搜索范围主要指事故周边区域、居民区或者医疗机构(包括诊所、卫生院和综合医疗机构)。调查对象为发病人员、亲属,以及涉事食品加工、生产和销售单位的员工、管理人员和未发病的相关人员。调查内容包括门诊及住院患者情况、医院污水消毒处理情况、报告制度执行情况和肠道疾病的隔离情况。在调查过程中要边调查、边采样、边控制,采集的样品可以包括人的血、粪、尿、呕吐物及食品留样、相关食材、容器、刀械和区域环境样品。以保证采集样品的检验结果可以及时、准确地指导下一步的调查工作。检验的项目可以包括血常规、粪便常规、尿常规,霍乱、伤寒和痢疾等夏季常见传染病以及根据病症和发病特点判断的可能的致病因子。

6. 环境调查　环境调查主要包括水、食品和周边饭店等机构。

其中供水主要了解饮用水和生活用水的供应情况,供水管网和二次供水的具体分布、消杀情况。水井的防护措施(井台、井盖和井缘)、周边环境、水源来源(是否地下水、渗透水)、使用时间、深度、供水范围、现场感官并采集水样(包括水源水、水塔水、管网末梢水)。水样主要检测指标包括饮用水卫生指标和可能涉及的致病因子。

食品及饮食调查:主要包括食品生产和加工环境,周边环境,证照情况,制度执行情况,从业人员情况(健康证和发病情况),原材料(进货台账、来源和食品合格证),存放情况(条件、方法),餐具清洗、消毒和保洁情况,食堂用水情况,疫情发生前三天食谱(烹调方法+食品名称),供应情况,留样情况,样品采集(包括食品、水和食品从业人员生物样品)。

7. 资料汇总分析　主要指对以上环节得到的信息进行综合分析,结合病例三间分布、环境调查资料和样品检验结果,综合判断疾病名称、性质、来源、发病原因、目前的防控措施和效果及下一步的发病趋势,并进一步提出防控措施。

8. 调查报告和下一步工作计划　对工作内容进行梳理总结形成调查报告,向上级部门汇报,调查结束。

四、食源性疾病处置案例(一起学校诺如病毒感染性腹泻疫情处置报告)

某省卫生健康委员会委派联合专家组,于 2020 年 9 月 13 日 13 时出发赶赴 S 市 X 县,对该县国际学校发生的一起群体性突发事件进行卫生应急处置和现场流行病学调查工作。

(一)事件经过

2020 年 9 月 10 日,S 市 X 县的一所国际学校八年级 5 班学生郝某出现恶心、头晕、胃部不适,腹泻数次。此后,又有多名学生陆续出现恶心、呕吐、腹痛等消化道症状,学校立即安排教师送患病学生到当地医疗机构就诊。

(二)学校情况

该所国际学校坐落于 X 县 Z 镇,距离县城 2.5km,学校一期建筑面积 9 万 m²,建有"日"字形教学楼 1 栋(4 层),男女生独立宿舍楼 2 栋(5 层),于 2019 年 9 月 1 日建成开学。学校为全日制寄宿学校,实行 24h 封闭管理,现有教职员工 119 人。学校共有 41 个教学班,学生 1 815 人。其中小学部 6 个年级 13 个班,共计 502 人;初中部 2 个年级 26 个班级,共计 1 226 人(其中七年级 20 个班 924 人,八年级 6 个班 302 人);高中部 2 个年级(高一 2 个班共 70 人,高二 1 个班 17 人)3 个班,共计 87 人。男女生分住独立宿舍楼,每间住宿 10 人。

(三)发病分布及临床特征

1. 发病情况　首发病例郝某,发病时间为 2020 年 9 月 10 日 11:30。其余学生发病时间主要集中在 9 月 11 日下午至 12 日上午。经临床专家组诊断,自 2010 年 9 月 10 日至 13 日,该校共有 240 名学生发病,其中住院治疗共 27 人。240 例患者中在 X 县人民医院门诊治疗 196 人,住院治疗 19 人;X 县中医院二分院门诊治疗 17 人,住院治疗 8 人。截至 9 月 15 日 17 时,已出院 13 人,住院治疗 14 人(县医院 12 人、县中医院 2 人),患者均为轻型,病情稳定。经调查,该校教职员工中 4 人出现胃肠道症状,其中教师 3 人,因症状轻微,未就诊;后勤人员 1 人,在县人民医院门诊就诊。其他学校未发现类似症状病例报告。查阅法定传染病疫情报告系统,2020 年 8 月 1 日至 9 月 15 日,X 县无霍乱、甲型肝炎、伤寒、副伤寒病例报告;报告细菌性痢疾 1 例(去年同期 3 例)、其他感染性腹泻病例 22 例(去年同期 28 例),经调查核对,病例均未涉及该校学生。

2. 病例分布

(1)时间分布:240 例学生中,9 月 11 日就诊 16 例,9 月 12 日就诊 183 例,9 月 13 日就诊 36 例,9 月 14 日就诊 5 例。

(2)班级分布:240 例学生分布在六至八年级,共涉及 27 个班,每班发病人数 1~17 例。其中六年级 1 例,七年级 199 例,八年级 40 例。七年级的 20 个班均有病例,罹患率 21.5%(199/924),八年级的 6 个班级均有病例,罹患率 13.2%(40/302)。

(3)年龄性别分布:240 例学生,年龄 12~15 岁;男生 102 例,女生 138 例,男女性别比为 0.74 : 1。

(4)职业分布:学生 240 例,教师 3 例,后勤人员 1 例。

3. 临床特征　门诊病例主要临床表现为恶心、呕吐、腹痛、头晕、胸闷等,医疗机构诊断为急性胃炎、急性胃肠炎等,均为轻型病例,给予对症处理后患者回家。调查 24 例住院病例,有恶心、呕吐、腹痛症状的 20 人,占 83.33%;头痛、头晕症状的 18 人,占 75.00%;出现胸闷、憋气症状的 8 人,占 33.33%;有发热症状的 8 人(最高体温 38.3℃),占 33.33%;四肢麻木、抽搐等神经症状的 4 人,占 16.67%。住院病例经临床专家组诊断分型均为轻型。

(四)食品卫生学和环境卫生学调查

1. 食品卫生学调查

(1)食堂情况:该校有食堂一个,由学校经营管理,工作人员共 30 人,均有食品从业人员健康合格证明;食堂为全校师生员工提供就餐,统一提供餐具,每日固定餐饮,并严格限制学生校外就餐。

(2)就餐分布:所有年级学生和教职员工均在一楼餐厅分区域就餐,学生和教职员工菜品一致。每个年级、班级都有自己固定区域和位置,早、中、晚用餐时间基本一致。

(3)餐食加工情况:餐厅就餐人数近 2 000 人,由于就餐人数众多,每一个菜品分批次(一般是 3~5 批)制作和分区域供应。

(4)餐谱及供餐情况:查看食堂食谱,调查食堂食材出入库登记,以及备餐留样记录,与食谱基本一致。9 月 10 日和 11 日三餐食谱见表 9-2-1。

表 9-2-1　X 县国际学校 9 月 10 日和 11 日三餐食谱

时间	餐次	菜品及主食				
9 月 10 日	早	小米粥	馒头	芹菜腐竹、花生米	白菜肉片	蛋糕、鸡蛋和沙琪玛
	中	米饭	土豆鸭块	油炸鸡米花	西红柿炒鸡蛋(蛋少放)	学生牛奶
	晚	稀饭	馒头	茄子烧肉	肉丝一锅烩(豆皮、杏鲍菇、青椒、火腿)	学生牛奶
9 月 11 日	早	稀饭	馒头	肉丁豆腐	咸菜、茶叶蛋	学生牛奶
	中	米饭	炖鸡腿	包菜肉片	白菜粉条、汤	苹果
	晚	馒头	小米粥	黄瓜肉片	油炸鸡柳(部分职工有鸡腿)	学生牛奶

2. 环境卫生学调查

(1)水源情况:学校采用自备井水和县自来水厂双管道供水,除食堂做饭用水为县自来水网供水外,其余用水均由自备井水提供。教学楼配备一套净水设备,自备井水通过净水器再通过各楼层加热器向学生供水;宿舍楼每楼层设置 2 套过滤器再通过电加热器向学生提供温开水和开水。

1 个自备水井井深约 130m,全封闭式,水井离餐厅员工厕所距离 5m 左右,距离厕所化粪池大约 30m。近期无大量降水。

(2)厕所情况:该校厕所均为水冲式,厕所污水排入学校自建的化粪池。

(五)样本采集和实验室检测结果

1. 食品及饮用水　9 月 12 日,X 县市场监督管理局将学校食堂查封,并采集 9 月 10 日和 11 日早、中、晚三餐留存样品和食材,送相关机构进行致病微生物、化学污染物和相关生物毒素检测。

食材样品共 14 份(包括芹菜、咸菜、土豆、火腿、豆皮、花生、黄瓜、腐竹、单冻鸡琵琶腿、猪肉片、苹果、圆茄子、包菜和粉条),饮用水 2 份,委托检测技术服务机构就防腐剂、着色剂、农药、重金属、瘦肉精、抗生素和违禁添加物等常见食品污染物进行了检测,结果显示,所采集食材样品涉及检测项目未见异常。

9 月 14 日,采集 17 份学校末梢水,送 S 市疾病预防控制中心,2 份水做全分析检测,其他检测细菌菌落总数、总大肠菌群、大肠埃希菌和耐热大肠菌群四种微生物指标。

2. 患者标本　9 月 14 日,X 县疾病预防控制中心采集 7 例住院病例的咽拭子标本送 S

市疾病预防控制中心,进行 21 种呼吸道病原核酸检测,结果全部阴性。

9 月 15 日,采集 5 例住院病例的 6 份生物标本(其中便标本 3 份,呕吐物 3 份),送 S 市疾病预防控制中心检测,采用荧光定量 PCR 法检测 12 种食源性致病菌(包括金黄色葡萄球菌、单核细胞增生李斯特菌、蜡样芽孢杆菌、志贺菌、沙门菌、副溶血性弧菌、阪崎肠杆菌、肠集聚性大肠埃希菌、肠致病性大肠埃希菌、肠产毒性大肠埃希菌、肠侵袭性大肠埃希菌、肠出血性大肠埃希菌 O157),检测结果均为阴性。

9 月 16 日(采集时间),省疾病预防控制中心对 S 市上送的 X 县腹泻病例标本 26 份,进行了 18 种病原多重核酸检测(包括沙门菌、志贺菌、结肠弯曲菌、空肠弯曲菌、单核细胞增生李斯特菌、大肠埃希菌 O157、蜡样芽孢杆菌、阪崎肠杆菌、金黄色葡萄球菌、致病性大肠埃希菌 *bfp* 基因和 *escV* 基因、小肠耶尔森菌、肉毒杆菌、变形杆菌、产气荚膜梭菌、霍乱弧菌、副溶血性弧菌、肠道腺病毒)和五种致泻大肠埃希菌核酸检测[肠致病性大肠埃希菌(EPEC)、肠侵袭性大肠埃希菌(EIEC)、肠产毒性大肠埃希菌(ETEC)、肠出血性大肠埃希菌(EHEC)、肠集聚性大肠埃希菌(EAEC)],结果示:肠致病性大肠埃希菌阳性 2 人,肠集聚性大肠埃希菌阳性 5 人。

对 26 份标本,用 ELISA 方法检测轮状病毒,结果全部阴性;用荧光定量 PCR 方法检测 5 种病毒核酸(诺如病毒Ⅰ型、诺如病毒Ⅱ型、札幌病毒、肠道腺病毒和星状病毒),结果诺如病毒Ⅱ型阳性 13 份。

(六)调查结论

综合流行病学、临床学、卫生学调查和实验室检测结果,判定此次疫情为一起由诺如病毒感染导致的食源性聚集性疫情,推测的污染食品为 9 月 10 日早餐中的"芹菜、腐竹、花生"。发病原因可能与饮食有关。

1. 依据

(1)病例均为急性发病,临床症状以恶心、呕吐、腹痛等消化道症状为主,住院患者症状均较轻,符合诺如病毒感染的临床特征。

(2)检测 23 例患者的 26 份生物标本(粪便 6 份、肛拭子 17 份、呕吐物 3 份),12 例患者的 13 份生物标本(粪便 1 份、肛拭子 11 份、呕吐物 1 份)检测出诺如病毒(Ⅱ型),具有病原学证据。

(3)首发病例发病时间为 9 月 10 日上午 11:30 左右,病例发病时间高峰在 9 月 11—12 日,呈现单次同源暴露分布,符合食源性疾病暴发特征。

(4)发病人群为在该校就餐的学生和教职员工,以七年级学生为主,没有在学校就餐的教职员工没有发病,发病人群具有局限暴露性特征,符合食源性疾病发病特征。

(5)根据病例主要临床特征,并与所摄入的食品进行关联分析,推测的污染食品为 9 月 10 日早餐中的"芹菜、腐竹、花生"。但还有待进一步查明。

(6)综合流行病学、临床学和实验室检测结果等,不支持环境中化学污染物急性暴露,也不支持食品中化学污染物暴露和水源性疾病。

2. 其他影响因素

(1)学校曾于 9 月 3—7 日组织七年级全体学生军训,每天训练时间约 5h,军训后部分学生可能出现体能和免疫力下降。

(2)学生集中就餐,每个年级、班级都有自己固定的区域和位置;小学组先就餐,餐后食具由管理人员统一清洗；初中组餐后食具由个人清洗，存在交叉感染的可能性。

（3）每一餐品采用分批次制作，留样样品仅随机选择一个批次留样，没有代表性。

（七）已采取的措施

1. 政府机关

（1）成立专门的工作领导小组，领导小组下设医疗、安抚、调查、舆情四个工作小组，各负其责，迅速开展疫情处置工作。

（2）全力做好学生救治工作：县医院开通绿色就诊通道，国际学校全力配合，切实做好学生的治疗工作。

（3）开展原因调查：相关部门组成联合调查组，对涉事学校食堂留样送检。同时，对塑胶操场、宿舍、教室等学生生活环境进行环境卫生检测。学校对所有教室、宿舍、餐厅等进行全面消毒。

（4）全力做好学生及家长的思想稳定工作：聘请心理辅导教师对学生进行心理疏导，并积极做好家长的安抚工作。

（5）开展全面排查：立即对全县所有学校开展校园安全大排查，重点对食堂、饮用水和学生生活场所进行安全检查。

（6）随时关注各类网络舆情，及时发现制止恶意炒作扩散。

（7）启动追责问责程序：待事件原因查明后，立即启动相关追责问责程序，对相关责任人进行追责问责。

2. 专家组

（1）指导病例救治：对所有住院病例进行访视会诊，分析病例临床特征，提出临床进一步检查项目；审查治疗方案，给予治疗建议。

（2）开展流行病学调查和数据分析：指导市、县疾病预防控制中心专业人员对所有住院病例开展个案调查，对县人民医院、县中医院二分院门诊就诊病例开展病例排查；对病例资料开展分析研判。

（3）开展食品和环境卫生学调查：对学校教学、住宿环境，学生进餐、饮水生活场所，运动场地、自备水源、厕所和校园环境等进行卫生学调查；通过人员访谈、现场查看、查阅资料等方式，了解与疫情相关的饮食、饮水因素。

（4）开展标本采集和实验室检测：指导县医院和县疾病预防控制中心对住院病例采集粪便、呕吐物、咽拭子标本，采集学校饮用水样本送市和省疾病预防控制中心开展细菌、病毒病原学检测；指导县市场监管局，对食堂封存留样食品样本和食材送相关机构开展有关项目的检测。

（八）下一步工作建议

1. 加强对学校食堂、饮用水风险隐患排查和监管。

2. 加强学校传染病防控工作管理，特别要落实学校学生晨午检、因病缺勤登记、追踪和病例报告制度。

3. 学校全面落实日常卫生管理，做好室内通风、室外清洁、消毒等疾病防控工作。

4. 做好沟通交流，稳定学生、家长情绪，做好病例心理疏导工作。

5. 全面落实学校整改措施。第一，确保食堂、饮水、住宿、教学环境等整改到位。第二，严格落实日常防控措施，如消毒、通风、洗手、戴口罩、保持间距等。第三，严格落实疾病监测措施,发现问题及时报告,及时处置。第四,妥善处理好后续相关事宜。

6. 严格落实专家组意见,继续做好住院患者救治工作,严格落实包干制。

7. 举一反三,全面落实全县学校防控措施。第一,开展学校大排查,全面摸排,迅速整改,排除隐患。第二,严格落实部门责任,加强监管。第三,按照规定,严格落实常态防控措施。

8. 加强学生健康教育。

(杨立新)

第十章

健康教育与健康促进

健康教育是公民素质教育和公共卫生建设的重要内容,通过大力推进健康教育,全面提升公民健康素养,是维护健康,减少疾病,最为简便、直接、经济的首选策略,特别是在 2020 年抗击新型冠状病毒肺炎疫情的战斗中,健康教育与健康促进更显示出无可替代的重要作用,健康教育与健康促进工作日益受到政府和有关部门的高度重视。

第一节 概 述

一、健康教育的概念

健康教育是通过有计划、有组织、有系统的社会教育活动,让人们自觉地采纳有益于健康的行为和生活方式,消除或减轻影响健康的危险因素,预防疾病,促进健康,提高生活质量,并对教育效果作出评价。健康教育的核心是教育人们树立健康意识、促使人们改变不健康的行为生活方式,养成良好的生活习惯,以降低或消除影响健康的危险因素。

二、卫生宣传、健康教育、健康促进三者之间的关系

1. 卫生宣传 卫生宣传是通过各种方式向人们传播卫生知识,它侧重于知识的传播,宣传对象比较泛化,宣传活动为卫生知识的单向传播,不注重效果评价。说得再简单一点卫生宣传就是单纯的卫生知识的传播。

2. 健康教育 健康教育是通过卫生知识的传播,提高人们的健康知识水平,帮助人们树立正确的健康观念和健康信念,通过干预帮助人们改变不健康行为,建立健康的生活方式。健康教育是卫生宣传在功能上的拓展、内容上的深化,它更加关注行为的改变。

3. 健康促进 健康促进是指运用行政的或组织的手段,广泛协调社会各相关部门以及社区、家庭和个人,使其履行各自对健康的责任,共同维护和促进健康的一种社会行为和社会战略。也可以简单地认为健康促进就是在健康教育的基础上加上"环境"支持(组织、政策、经济、法律等)。

4. 三者的关系 例如,我们向大众宣传吸烟有害健康的知识就是卫生宣传,其实绝大多数吸烟者也知道吸烟有害健康,可他们还在继续,这就是卫生宣传的欠缺。在宣传吸烟有害健康知识的基础上,通过有计划、有针对性的干预措施,帮助吸烟者采取行动戒烟,这就是健康教育。健康教育尽管能成功地帮助个体改变行为方式,但有时也显得软弱无力,在健康

教育的基础上,通过调整税收政策,出台在公共场所禁止吸烟、禁止向未成年人出售烟草的法律法规,进一步强化健康教育的效果,这就是健康促进。

三、健康教育的作用和价值

1. 帮助人们建立健康的生活方式　健康生活方式是指有益于健康的习惯化的行为方式。健康生活方式主要包括合理膳食、适量运动、戒烟限酒、心理平衡四个方面,主要表现为生活有规律,没有不良嗜好,讲究个人卫生、环境卫生、饮食卫生,讲科学、不迷信,平时注意保健,生病及时就医,积极参加健康有益的文体活动和社会活动等。健康生活方式的核心是养成良好的生活习惯,健康教育通过知识的传播、行为的干预,对帮助人们树立健康观念、自愿采纳有利于健康的行为和生活习惯具有重要意义。

2. 预防慢性非传染性疾病　随着城市化、工业化、老龄化进程的不断加快,我国的疾病谱、死亡谱也发生了改变。高血压、冠心病、脑卒中、糖尿病、恶性肿瘤等慢性非传染性疾病已占到了死亡总数的80%以上,成为威胁人们生命健康的最主要因素,所消耗的费用占医疗总费用的80%以上,给国家、社会和家庭带来沉重负担。慢性病又被称为"生活方式病",这些疾病的发生主要是长期不健康的生活方式造成的,国内外的研究都充分证明,大力开展健康教育,提高全民健康素养,是减少疾病和伤残,提高寿命和生活质量的首选策略。

3. 预防传染病　甲型肝炎、乙型肝炎、痢疾、性病等传染性疾病,除了生物性因素以外,还与不健康的生活方式密切相关。如艾滋病,全球感染者已超过7 000万人,由于目前尚无疫苗和特效治疗药物,通过广泛开展健康教育,控制好自身行为、作出安全的行为选择,被公认为当前预防控制艾滋病传播的主要手段。

4. 遏制医疗费用的急剧上涨　随着老年人口的不断增加,CT、磁共振等高科技检查设备的普遍应用以及器官移植、心脏手术、血液透析等医疗技术的发展,近年来医疗费用也急剧上涨,成为我国医疗卫生工作面临的重大挑战。要遏制医疗费用的急剧上涨,最有效的办法就是减少疾病的发生,健康教育就是减少疾病发生的主要手段之一。

5. 适应群众心理健康服务需求　随着社会、经济的飞速发展,市场竞争的不断加剧,人们的生活节奏也越来越快,家庭问题、婚姻问题、住房问题、老人赡养问题、独生子女教育等问题使我们的身心面临着空前的巨大压力,正如世界卫生组织专家指出的,心理问题将是21世纪人类面临的最为严重的健康问题之一,心理健康将会成为许多人追求的目标。心理教育和心理干预是健康教育工作的重要组成部分,提供健康教育服务将是群众心理健康服务需求的重要方面。

第二节　防疫员的健康教育任务和应具备的能力

一、防疫员的健康教育任务

1. 宣传卫生健康政策　改革开放以来,我国颁布了《中华人民共和国食品卫生法》《中华人民共和国传染病防治法》《公共场所卫生管理条例》等一系列法律、法规,各级政府也颁布了大量地方性卫生法规。防疫员要在各级政府的领导和专业医疗卫生机构的指导下,宣传、贯彻、推进、落实各项卫生健康政策、法律法规，尤其是与人民群众密切相关的政策与服务，提高公众对卫生健康服务的满意度和获得感。

2. 提供健康教育资料　配合健康教育活动或日常健康教育工作发放相关健康教育资料，健康教育资料可以自己编写印制，也可以到相关医疗卫生机构领取。对于海报等简单的宣传资料要能够进行正确的讲解；对于健康教育小册子、音像制品等较为复杂的宣传材料，要了解其主要内容、使用要求及适用人群，能够按要求做到精准发放。

3. 健康教育宣传栏内容的更换和维护　做好健康教育宣传栏内容选取、内容更换、资料存档、日常维护等工作，要理解、掌握健康教育宣传栏的内容，为有需要的人进行讲解。

4. 协助开展公众健康咨询活动　协助专业医疗卫生机构组织开展义诊咨询活动，组织协调好义诊的时间、地点，张贴义诊咨询的通知或通过口头、微信等方式进行告知，准备好义诊咨询必要的桌椅、召集目标人群、帮助现场发放宣传资料、维护现场秩序、收取群众意见和建议，及时填写活动记录，做好资料的归档。

5. 协助开展调查研究　准确掌握本单位、本辖区人口信息底数，为政府和相关专业机构提供基础性数据；协助专业医疗卫生机构开展问卷调查、调研走访等工作；根据工作要求，做好调查对象的摸底排查、知情告知、提前预约等工作，帮助收集有关信息，协助完成调查任务。

6. 做好计划与总结工作　每年年初制订切实可行的健康教育计划，明确工作重点和时间进度，年末对健康教育的开展情况及效果进行客观评价，总结成功经验和亮点工作，梳理出工作中的不足和欠缺，提出改进措施和思路，不断提升健康教育服务水平。

二、健康教育的主要内容

以《中国公民健康素养——基本知识与技能》为基础，结合纪念日、健康主题日，开展不同主题、不同形式的健康保健知识宣传活动。

1. 身体保健知识教育　重要器官如心、肺、肝、胃、肾的位置、生理功能与保健；口腔与眼睛的保健等。

2. 疾病防治知识教育　高血压、冠心病、脑血管病、癌症、糖尿病等慢性非传染性疾病的症状、体征、治疗、护理、预防和康复等知识；各种急性传染病的症状、预防、隔离、消毒、疫情报告等知识；家庭急救与护理，包括冠心病、脑血管病急性发作，触电、溺水、煤气中毒的急救，心脏按压和人工呼吸操作方法，烧伤、烫伤、跌打损伤等意外事故的简单处理。

3. 生活卫生知识教育　包括膳食的合理搭配，食物的科学烹调，餐具的消毒，食物的贮存，酗酒、偏食、暴饮暴食对健康的影响等；常用药的保管和服用方法，体温计、血压计的使用方法等；室内采光、通风、温度、湿度对健康的影响；苍蝇、老鼠、蚊虫、臭虫、蜚蠊等害虫的生活习性、对健康的危害、药物和其他防治方法。

4. 心理卫生知识教育　如何调节情绪，保持心理平衡；如何防止和消除紧张刺激；如何正确处理夫妻、婆媳、父母与子女、同事之间的关系，如何保持家庭和睦和良好的人际关系等。

5. 安全教育　交通事故、煤气中毒、溺水、自杀、劳动损伤等意外伤害是死亡和伤残的常见原因，对公众进行安全教育，提高公众自我防护意识，注意安全防护，自觉使用安全设施，以降低和防止意外事故的发生。

6. 环境保护知识教育　环境对健康的影响,生活垃圾的处理,噪声、空气污染对人体健康的危害及预防方法等。

7. 卫生服务教育　包括了解并自觉利用社区卫生服务和医疗卫生防疫机构提供的卫生服务,主动参与健康普查、健康咨询、健康教育、健康促进活动;主动接受预防接种;有病及时就医及就医常识等。

8. 个体行为教育　饭前便后洗手、每天早晚刷牙、定期洗澡、理发、剪指甲、服装整洁、勤晒被褥;讲卫生讲公德,不乱扔乱倒、不随地吐痰、不吸烟、不酗酒、每天进行锻炼等。

三、防疫员开展健康教育工作需要具备的能力

1. 自主学习的能力　卫生保健是一项技术含量很高的工作,要从事与卫生健康相关的工作就必须具备较强的自学能力,具有独立发现问题和解决问题的能力,通过自主学习熟悉国家卫生健康政策,不断更新知识和观念,在工作实践中不断提高自己的能力,跟上时代发展的步伐,满足新形势对卫生健康工作的要求。

2. 人际沟通能力　卫生防病作为一种社会实践活动,其中存在大量的多种形式与层面的人际关系交往。作为防疫员,需要和与主管部门沟通,及时汇报工作进展及遇到的问题,寻求上级的指导与帮助;与医疗卫生专业机构沟通,学习、掌握健康知识和技能,获取专业的知识和建议;与服务对象沟通,了解他们的诉求和愿望,获得他们的支持和喜欢,尽可能地减少摩擦和阻力,这都必须掌握娴熟的人际交往技能。

3. 组织协调能力　能够广泛开展社会动员,协调社会资源参与、支持卫生健康工作;能够顺利地组织本单位、本辖区人群完成健康知识讲座、义诊咨询、流行病学调查、调研访谈等工作任务;能够和当地卫生健康行政部门、医疗卫生机构、社区居委会、社区团体保持顺畅的沟通,多方位争取上级领导的帮助和支持。

4. 执行与管理能力　按照工作要求,能够有计划、有步骤地开展健康教育与健康促进工作,保证工作质量。发现问题及时向上级部门汇报,积极寻求解决办法。认真填写工作记录,收集培训过程、调查过程、工作过程、会议过程照片。定期开展阶段性工作总结,及时上报工作进展,总结经验与不足,积累工作执行和管理经验,不断提升执行能力和管理效果。

第三节　健康传播材料及其使用

健康传播材料是健康信息的载体,既是开展健康教育与健康促进活动时使用的宣传资料,也是常用的健康传播手段。健康传播材料具有科学性、实用性、艺术性的特点。

一、健康传播材料的分类及特点

1. 平面传播材料　平面传播材料又称印刷材料,是指用纸质媒介作为健康知识传播载体的一类传播材料,包括海报、传单、折页、挂图、小册子等。平面传播材料的优点是信息量大、信息完整、设计相对简单、制作成本低、可反复阅读或选择性阅读;缺点是信息震撼力和感染力差,且对阅读者识字能力有一定要求。

2. 音像传播材料　是指利用音频视频技术,通过讲解、示范、展示、演示、动画等表现形式,将健康知识和技能可视化而形成的一类传播材料。音像资料的载体包括录像带、录音

带、光盘等。音像传播材料的优点是直观、形象、生动,感染力强、趣味性大、受众范围广、对文化程度的要求较低,传播速度快;缺点是受众接触信息时间短,不易深入理解,制作要求和成本较高,且对播放设备有一定要求。

3. 实物传播材料 实物传播材料是将健康信息印在实用物品上,以实物为载体的一类传播材料。常见的形式有购物袋、雨伞、背心、水杯、围裙、扇子、台历等。实物传播材料的优点是具有一定的使用价值,人们乐于长时间留存;缺点是承载的信息量有限,制作成本较高,不适于大范围发放。

在实际工作中,应根据不同的健康教育活动的目的,受众的文化背景以及经费情况,选择不同的健康传播材料。一般来说,宣传某种健康理念、创造支持性社会氛围多使用海报、标语、公益广告等,传播具体的健康知识和健康技能多采用折页、小册子等。

二、获取健康传播材料的主要途径

为了保证提供给受众的健康信息科学、正确,首先应从正规渠道、权威机构获取健康传播材料。常见的获取途径有:

1. 各级卫生行政部门或其官网。

2. 各级健康教育机构发放或在其官方网站下载的电子文件。

3. 各级疾病预防控制中心发放或在其官方网站下载的电子文件。

4. 其他公共卫生专业机构发放或在其官方网站下载的电子文件。

5. 辖区基层医疗卫生服务机构提供(社区卫生服务中心、社区卫生服务站、乡镇卫生院、村卫生室)的宣传品。

6. 推荐下载学习网站:国家卫生健康委员会网(http://www.nhc.gov.cn/)、中国健康教育网(http://www.nibe.org.cn/)、中国疾病预防控制中心官网(http://www.chinacdc.cn/)。

三、健康教育宣传栏的使用

1. 健康教育宣传栏的特点 早期的墙报、黑板报以及后来的健康教育宣传栏在健康传播过程中发挥过重要的作用。健康教育宣传栏具有设置简单、制作成本低、位置固定、信息更换及时、设计灵活等特点,在信息技术高度发达的今天,健康教育宣传栏的作用虽然不如以前,但时至今日,健康教育宣传栏仍是健康信息传播的重要方式和常用的宣传方法。

2. 健康教育宣传栏的设置要求 健康教育宣传栏应设置在受众经常路过驻足或聚集的地方,如企事业单位门口、小区出入口、主要街道两旁;宣传栏周围没有物品遮挡视线,防止光线太强或太弱,影响阅读;宣传栏中心距地面高度1.5~1.6m,以保证成年人观看时不过于仰视和俯视。

3. 健康教育宣传栏的设计要求 健康教育宣传栏内容应紧紧围绕当前卫生健康工作重点,单位或辖区主要健康问题,季节性多发病(如冬春季的呼吸道疾病、夏季的消化道疾病),突发公共卫生事件等来设计;宣传栏背景尽量选择白色或淡蓝色、淡绿色、淡粉色、淡黄色等浅色系,做到背景与文字反差明显,避免使用黑色、深蓝色、大红色作为背景;不建议使用图案作为背景,文字与图案叠加在一起会给阅读带来困难;文字要疏密得当,不要因为文字过小、过密影响阅读。

4. 健康教育宣传栏的内容要求　健康教育宣传栏内容要科学、准确,把科学、适宜受众的健康信息传递给大家。不能为吸引眼球,用猎奇的态度引用一些低俗,甚至是道听途说、背离科学的消息。健康教育专栏内容要剔除"无作者""无来源""无考证"的三无产品,要对宣传的内容负责,要对受众负责。

5. 健康教育宣传栏的管理要求　健康教育宣传栏内容要定期更换,一般应每 2 个月更换一次,建议每期宣传内容都拍照存档,用于本单位的自查和上级部门的检查。

四、健康教育海报的使用

1. 健康教育海报的特点　海报的特点是具有强烈的视觉冲击力,文字和构图的震撼力较强,信息简单明确,字数少、字号大,让人们通过短暂的目光扫视就能获得海报的主要内容。

2. 健康教育海报的张贴地点　健康教育海报的宣传效果,除了海报本身的制作质量外,还取决于张贴的地点、位置、光线等诸多因素。健康教育海报的张贴地点应尽可能选择在有较多人经过,方便受众观看的工作或生活场所,如办公楼的入口、小区广场、集市等;如张贴在街道,需事先征得城管部门的同意;如张贴在房屋的墙壁上,需要事先征得建筑物所有者的同意;张贴海报还要符合当地的文化习俗和社会规范,不能随意张贴或悬挂,如宗教场所等。

3. 健康教育海报的张贴位置　张贴位置既要光线充足,也要防止因为过度的阳光直射造成海报的褪色;既要保持环境上的空间,方便多人同时观看,避免被其他物体遮挡干扰,还要尽可能避免雨水冲刷而损坏;张贴位置的背景最好与海报颜色有明显反差,如把红色的海报张贴在红色的墙面上会降低海报的吸引力和观看舒适度。

4. 健康教育海报张贴后的管理　健康教育海报张贴后要不定期的巡查,防止海报因张贴不牢而脱落,对于已破损、褪色的海报要及时更换或取下,否则有时不但起不到宣传作用,甚至还会起反作用。

五、健康教育折页和小册子的使用

1. 健康教育折页和小册子的特点　折页一般是指正反面都印有健康教育知识的单页,通常为彩色印刷,常见的形式有两折页和三折页。折页设计精美、图文并茂,有较强的吸引力,信息简单明了,便于携带和保存,设计要求、制作成本相对较低。小册子是指介于折页与图书之间的一种科普读物,一般是对某一方面的健康问题进行比较全面、系统的阐述,信息量大,内容系统完整,可以长时间反复阅读。

2. 健康教育折页和小册子的使用方式　一是自行取阅,健康教育折页和小册子可以放在受众经常去的地方,如办事处、居委会、银行、电信、电力、燃气、邮政营业厅以及社区卫生服务站;二是集中发放,在开展义诊、咨询,举办健康教育讲座、职工会议时集中发放。

3. 健康教育折页和小册子使用的注意事项　防疫员在拿到材料后,首先需要了解材料的内容是什么,哪些内容是自己不了解和需要弄明白的,以便在发放材料时向目标人群进行准确讲解,强化宣传效果。还要了解材料的适用人群,比如发放的内容是"孕产妇保健知识",如发给了老大爷、中小学生就达不到宣传效果。

第四节　公共场所健康教育

公共场所是指人群经常聚集、供公众使用或服务于人民大众的活动场所,是人们生活中不可缺少的组成部分,是反映一个国家、民族物质条件和精神文明的窗口。近年来,以场所为基础的健康教育干预理念在国际上得到广泛推崇,使得以往以疾病预防控制为中心和以人群为中心的健康教育干预更具可操作性,最终形成了干预地点、干预内容、目标人群三维定位的健康教育与健康促进模式。

一、公共场所的分类

1. 住宿与交际场所,如宾馆、饭馆、咖啡馆、酒吧。
2. 洗浴与美容场所,如公共浴室、理发馆、美容院。
3. 文化娱乐场所,如影剧院、音乐厅、游艺厅、舞厅。
4. 体育与游乐场所,如体育场(馆)、游泳馆、公园、游乐场。
5. 文化交流场所,如展览馆、博物馆、美术馆、图书馆。
6. 购物场所,如商场、超市、便利店、农贸市场、书店。
7. 就诊与交通场所,如医院、车站、机场、码头、旅游船舶、公共交通工具。

这些公共场所共同的卫生学特点是:人口相对集中,相互接触频繁,流动性大;设备物品供公众重复使用,易污染;健康与非健康个体混杂,易造成疾病特别是传染病的传播;从业人员素质参差不齐。

公共场所环境的卫生质量与整体人群的健康水平关系极其密切,无论何种公共场所首先应保证使用者的健康,防止疾病的传播。

二、公共场所健康教育的概念和意义

公共场所健康教育是指通过有计划、有组织、有系统的健康教育活动,帮助加强行政管理,促使公共场所中的个体和群体建立科学和健康的行为和生活方式,改善环境,扩大资源,互相支持,预防疾病,促进健康和提高生活质量,最终达到形成健康的人群、健康的环境、健康的社会的目标。

公共场所是建设精神文明的重要阵地,也是反映一个地区精神文明的窗口,将健康教育穿插在公共场所业务宣传之中,做到商品知识与卫生知识的协调统一,商品广告栏和卫生科普专栏的协调统一,服务活动与健康教育的协调统一,是各类公共场所应尽的社会义务。

三、公共场所健康教育的内容

1. 宣传党和政府有关卫生工作的方针、政策、法律、法规　如《中华人民共和国食品卫生法》《公共场所卫生管理条例》《突发公共卫生事件应急条例》和地方政府关于爱国卫生运动、控烟和其他卫生工作的规定、决定、办法等。

2. 公共卫生道德方面的宣传教育　如倡导人们树立爱清洁、讲卫生的风气,号召人们自己行动起来向不文明、不卫生、愚昧落后的习惯作斗争。公共场所健康教育在传播健康知识、提高公民健康素养的同时,还可以有效保持公共场所环境卫生,减少工作人员清扫劳动,有促进服务和经营活动的作用。

3. 传染病防治知识健康教育　公共场所具有人群密集、流动频繁的特点,是某些传染病易于传播和扩散的地方。做好公共场所的健康教育工作,不仅对广大群众的身体健康有利,对公共场所本部门职工的身体健康也非常有益。比如一些大型的室内公共场所,空气很容易被污染,常常是呼吸道传染病容易传播的地方;一些饮食和副食品商店,往往是肠道传染病、寄生虫病容易传播的地方;各种不清洁的主食、副食品、餐具、用具、钞票以及服务人员的手都可能成为传播的媒介。所以,各类公共场所与卫生防病的关系极为密切,作为防疫员,需要了解流行性感冒、痢疾、肝炎、结核病等常见传染病的相关知识,并做好宣传工作。

4. 商业公共场所健康教育　各类不同的商业场所应按其经营内容开展健康教育。如餐饮行业,应宣传经营食品的营养成分、科学烹调,防止食品污染和腐败变质的方法以及直接与食品有关的疾病;药店应宣传合理用药知识;家电、通信器材商场可以宣传科学照明、视力保护等相关知识。

5. 娱乐性公共场所健康教育　应以宣传环境卫生知识、精神(心理)卫生知识为主要内容,并结合时令季节和传染病流行情况,开展相应的健康教育活动。

6. 服务性公共场所健康教育　应以呼吸道和接触性传染病的防治知识、防止头癣以及勤理发、常洗澡的益处为主。

许多公共场所都设有专门从事营销宣传工作的部门、人员、设备,这些部门、人员和设备也为健康教育工作的开展提供了条件。

第五节　职业健康教育

职业活动是人类活动的重要组成部分,也是创造社会财富,推动人类社会进步的基础和条件。人们在职业活动过程中会受到各种来自职业不良环境和社会性危害因素的影响,使职业人群的健康受到不同程度的损伤,出现工伤和职业相关疾病。实践证明,开展职业人群健康教育与健康促进不但可以有效增进职工健康,还能极大提高劳动生产率,提高经济效益,是一项成本效益非常高的工作。

一、职业健康教育的概念

职业健康教育是根据不同职业人群的特点,针对职业危害因素所进行的教育活动,其目的是使个人和群体树立和提高自我保健意识,自觉采取有益于健康的行为和生活方式,防止各种职业危害因素对健康造成影响。职业健康教育与健康促进工作的关键不在于治疗患病的人,而在于对不良作业场所进行干预,加强个人防护,创造有益健康的工作环境,防疫员可以在其间发挥积极作用。

二、开展职业健康教育的必要性

1. 提高生产水平的需要　职业人群的年龄一般在 18~60 岁,这一年龄段正是人一生中最富生命力、创造力,创造社会价值和财富最多的时期,他们的身心健康和社会适应状态,将直接影响国民经济的发展和进步,影响企业的生存发展和社会稳定。

2. 疾病控制与促进健康的需要　职业人群承担着劳动生产、家庭生活、社会活动等多方面的压力和负担,他们既面临着与一般人群相同的公共卫生与健康问题,又面临着特殊职业的卫生问题,尤其是那些从事有毒有害作业的人们,可能会因为职业因素对健康的影响而丧失正常的劳动能力,甚至生活自理能力。因此对职业人群开展职业健康教育与健康促进活动,对促进国民健康水平的提高具有重要的现实意义。

3. 提供健康服务保证的需要　开展职业健康教育与健康促进,一是可以消除和控制各种有害职业因素,预防和降低职业病、传染病、常见病的发生率,提高劳动生产率,促进国民经济的可持续性发展;二是通过开展健康教育,可以帮助从业人员掌握自我保健的知识和技能,促进其健康行为的形成;三是可以促进从业人员形成良好的健康服务行为,提供健康的服务,使服务对象的健康得到保障。

三、不同职业人群的健康问题

不同的职业、不同的职业场所、不同的劳动环境、不同的劳动方式,甚至对同一企业不同的管理者和不同素质的劳动者都有着不同的职业健康问题,作为防疫员对此必须有清楚的认识。

1. 乡镇企业职工的健康问题　20世纪80年代以来,各地乡镇企业迅速发展,大量不熟悉职业卫生要求的经营者、农民工加入了乡镇企业,经营者过度追求经济效益,忽视职业卫生问题,一线工人缺乏基本的安全防护技能,致使乡镇企业职业危险因素持续存在、职业病患病人数增加、重大恶性职业中毒时有发生。

2. 企事业单位脑力劳动者的健康问题　脑力劳动者由于以静止活动为主,使机体部分器官和组织,如大脑皮质、视觉神经、颈椎等处于过度紧张状态,如果不注意调节,久而久之,可能引起大脑功能的失调,对呼吸、循环、消化及关节等各个系统和组织都会带来不利影响,导致各类疾病的发生,如失眠、视力衰退、高血压、冠心病、消化道溃疡、颈椎病、抑郁症等。

3. 政府机关公务员的健康问题　公务员是行使国家赋予的权利的特殊社会群体,肩负着管理国家事务的重大责任。由于工作任务重、生活不规律、社会应酬较多,他们中亚健康人群占相当大比例,脂肪肝、高血压、高血脂、颈椎病、超重肥胖等慢性病的患病率较高,他们的健康不仅是个人问题,而且会对社会带来一定程度的影响。

4. 农民工的健康问题　农民工是我国改革开放后,由于经济快速发展,劳动力快速转移而出现的一个特殊的社会群体。他们已成为我国现代化城市建设和产业发展的一支生力军。但由于生活环境、劳动环境及自身文化素质的差距,农民工成为许多传染病、职业相关疾病和身心疾病的好发人群,农民工的健康问题是一个不容忽视的社会问题。

5. 服务行业从业人员的健康问题　电影院、歌舞厅、酒吧、健身房、网吧等公共场所,由于密闭性强、通风不畅、人员密集、人员流动性大,还有光污染、噪声、吸烟等带来的新一类职业健康问题已经引起了人们的高度重视。服务场所环境卫生状况不佳,可能给服务对象的健康造成损害,服务人员如果自身存在健康问题,如传染病,就有可能传染给服务对象。

四、职业健康教育的基本内容

不同职业人群身处的工作环境不同,存在的健康问题也不一样,既有职业人群自身健康的问题,还涉及服务对象的健康教育问题。因此,职业健康教育内容根据不同的教育对象,选择不同的内容。

1. 职业卫生法规教育　20世纪80年代以来,我国出台了一系列有关职工生产安全与健康的法律法规。如果企业领导人和从业人员缺乏职业卫生法律知识,企业领导就不会按照有关法律法规的要求去改善劳动环境、劳动条件,也不会支持、重视从业环境的健康监测和从业人员的健康体检,从业人员也不会主动参与从业环境的改善和不良行为的改变,因此,职业卫生法律法规的教育,对于维护劳动者的健康非常重要。

2. 职业防护健康教育　开展职业健康防护教育,帮助从业者提高自我防护意识,学会个人防护方法,让他们免受职业因素危害。如从事采矿、化工、皮毛加工、油漆喷涂等工作时要戴安全帽、戴口罩,采取降尘、通风等防护措施;帮助接毒接尘工人养成经常洗手的习惯,防止铅、汞等金属毒物进入消化道;宾馆服务员做客房清洁时要戴手套,防止感染传染病;长时间操作电脑时要经常变动体位,间断休息,防止眼睛疲劳等。

3. 职业人群不良作业方式的健康教育　作业方式又称职业行为,一方面是由客观的劳动生产性质和条件所决定,另一方面也和个人行为习惯有关。如售货员、理发员等长时间站立姿势工作,可导致下肢静脉曲张、痔疮等;焊接工、司机、计算机操作等人员的长期视力疲劳问题;饭店、宾馆、商业服务场所从业人员作业前或便后不洗手、蓄长发、留长指甲、戴戒指、不穿戴工作衣帽上岗、吸烟等还会对服务对象和顾客的健康带来影响。防疫员需要监督这些从业者,坚持正确的工间休息,采取正确的作业方式,消除、减少职业不良行为对健康的影响。

4. 职业人群心理卫生的健康教育　随着社会的发展,市场竞争的不断加剧,由于职业因素造成的精神紧张、精神疲劳,可以引发一系列的心理问题或神经症状。职业心理健康教育的对象有:长期从事简单重复作业的人,如各种流水线作业工人、司机;长期与社会、家庭隔离的工作,如远洋航运、地质勘察、山林管护等;经常倒班的工作,如火车司机、医护人员等;精神高度集中的工作,如高空作业等;长时间加班、工作压力大的人员,如从事IT行业、新闻、网络媒体的中青年和白领人士;由于职业的变化,下岗分流人员,造成的心理恐慌及思想不稳定等。防疫员要熟悉不同精神、心理疾病的先兆表现,发现精神或心理有异常表现者,尽快动员其去专业医疗卫生机构进行心理咨询、诊断和治疗,如其拒绝前往应及时向上级领导、当地政府、公安机关或公共卫生机构报告。

五、实施职业健康教育与健康促进的方法

1. 借助一些有较大社会影响的公共卫生事件,如企业废弃物处理不当,影响周围居民健康,被告上法庭的事件,把职业健康教育与健康促进的重要性向主要领导宣传,让领导把健康教育纳入企业的整体发展规划,在生产管理、经费等方面给予支持。

2. 在农民工集中的城市大型建筑工地,大中型工矿企业,以多种形式开展农民工的健康教育。例如:通过厂区小报、闭路电视、网络、微信群、发放健康教育材料、组织专题讲座、组织有奖问答等方式,加强农民工岗前和岗位安全教育和健康生活方式教育,提高他们的自我保健意识和能力。

3. 针对从事餐饮、美容美发、家政服务、小商品营销等行业务工人员文化水平较低、流动性大、女性居多的特点,采取发放健康教育材料,组织健康自我管理小组等形式,加大对法律法规、重大传染病及妇女保健的健康教育力度,预防结核病、性病、艾滋病、食物中毒等疾

病和重大公共卫生事件的发生和流行。

职业健康教育是健康教育与健康促进工作的重要组成部分,要想完成好职业健康教育任务,防疫员必须先掌握一些必要的基本卫生知识、保健常识和相应的法律法规,这样才能在有效地改善工作环境、加强个人防护、减少职业危害方面发挥积极的作用。

第六节 突发公共卫生事件应急健康教育

我国自20世纪80年代以来,发生了一些重大公共卫生事件,如1988年暴发的上海市甲型肝炎,2003年暴发的严重急性呼吸综合征疫情,2008年汶川特大地震,以及2019年12月底突如其来的新型冠状病毒肺炎疫情等,严重威胁公众健康和生命安全,对社会稳定和经济发展产生了重大影响。

一、突发公共卫生事件的概念

突发公共卫生事件是指突然发生,造成或者可能造成社会公众健康严重损害的重大传染病疫情、群体性不明原因疾病、重大食物和职业中毒以及其他严重影响公众健康的事件。根据突发公共卫生事件性质、危害程度、涉及范围,突发公共卫生事件可划分为特别重大(Ⅰ级)、重大(Ⅱ级)、较大(Ⅲ级)和一般(Ⅳ级)四级。

二、突发公共卫生事件的特征

1. 突发性 突发公共卫生事件都是突然发生,突如其来的。它包含两层意思:一是突发公共卫生事件暴发偶然因素更大一些,一般不具备一般事物发生前的征兆;二是突发公共卫生事件发生后,要求人们必须在极短的时间内作出分析判断。如各种恐怖事件、自然灾害引起的重大疫情和食物中毒,常常骤然而至并迅速扩散,很难预测其发生的时间和地点。

2. 危害性 突发公共卫生事件往往影响范围大,波及范围广,不但对人的身心健康有影响,而且对政治、经济、环境、军事、文化等诸多领域都有很大的影响。甚至还伴有后期效应,在较长时间内对人们的心理产生影响,如日本的福岛核电站事故。

3. 群体性 突发公共卫生事件所危及的对象不是特定的个人,而是不特定的社会群体。所有事件发生时,在事件影响范围内的人群都可能受到伤害,尤其是对儿童、老人、妇女和体弱多病等特殊人群的影响更为突出。

4. 多样性 许多公共卫生事件都与自然灾害有关,比如地震、水灾、火灾、火山爆发、泥石流、台风等。自然灾害发生后,基础设施、公共交通、供电供水、医疗卫生系统等可能遭受到严重破坏,"大灾"之后很容易出现"大疫",所以大灾之后的防疫是各级政府极为重视的工作。

5. 差异性 在时间分布上,不同季节传染病的发病率也会不同,比如流行性感冒往往发生在冬春季节,肠道传染病则多发生在夏季。传染病的差异性还表现在空间的分布上,如我国南方和北方的传染病就不一样,此外还有人群的分布差异等。

6. 综合性 突发公共卫生事件的发生和应急不仅仅是一个公共卫生问题,还是一个社会问题,往往涉及社会诸多方面,需要全社会都动员起来共同应对。因此,突发公共卫生事件的应对处理,必须由政府统一指挥,各有关部门共同努力,有时还需要通过国际合作妥善处置。

7. 全球性 全球化为疾病的快速传播带来了便利条件,使疾病能够跨越洲际、国界,不分民族、种族和社会群体,跨越不同的文化和社会制度,常常引发"多米诺骨牌"效应。

公共卫生事件不但影响我们的健康,还影响社会的稳定,影响经济的发展。公共卫生事件有很多特点,防疫员只有很好地掌握这些特点,才能更好地完成自己的工作。

三、突发公共卫生事件的分类

1. 重大传染病疫情 指某种传染病在短时间内发生、波及范围广,出现大量的患者或死亡病例,其发病率远远超过历年发病率的平均水平。传染病肆虐曾造成世界性的巨大灾难,尽管科技进步发明了抗生素及疫苗等药物和生物制剂,使传染病有所控制,但是目前传染病的发病率仍占全世界每年总发病率的第一位,其原因:一是新的传染病相继发现,如埃博拉出血热、新型冠状病毒肺炎;二是一些被控制的传染病如结核、疟疾等又死灰复燃。

2. 自然灾害 自然灾害如地震、火山爆发、泥石流、台风、洪涝等,会在顷刻间造成大批生命财产的损失、生产停顿、物质短缺,灾民无家可归,不但几十年辛勤劳动的成果付之东流,并且还会带来很多严重的公共卫生问题,引发多种疾病,特别是传染性疾病的发生和流行。

3. 食物中毒事件 食物中毒是指人摄入了含有生物性、化学性有毒有害物质后或把有毒有害物质当作食物摄入后所出现的非传染性的急性或亚急性疾病,属于食源性疾病的范畴。

4. 有毒有害因素污染造成的群体中毒 这类公共卫生事件由于是污染所致,如水体污染、大气污染、放射污染等,波及范围极广,常常会对下一代造成极大的危害。

5. 群体性不明原因疾病 指在短时间内,某个相对集中的区域内,同时或者相继出现具有共同临床表现的患者,且病例不断增加,范围不断扩大,又暂时不能明确诊断的疾病。该类事件的原因不明,公众缺乏相应的防护和治疗知识,在控制上也有很大的难度。同时,日常也没有针对该事件的特定的监测预警系统,使得该类事件常常造成严重的后果。

四、突发公共卫生事件健康教育应对原则

突发公共卫生事件中的健康教育与健康促进不同于日常健康教育与促进活动,一般来说,应当遵守以下原则。

1. 预防为主 通过开展当前常见突发公共卫生事件的健康教育和健康促进工作,提高公众对突发公共卫生事件的防范意识,增强忧患意识,提高公民自救互救和应对各类突发公共卫生事件的综合素质。

2. 充分发挥政府主导作用 公众对传播渠道的信任度会直接影响健康传播效果。中国政府的号召力、执行力、物资调配能力、工作效率明显高于西方国家,我们要有充分的制度自信,在突发公共卫生事件的应急健康教育中必须坚持政府主导,在政府的领导下积极开展健康教育活动,才能使健康传播达到科学、有效、迅速、一致的效果。

3. 宣传形式的多样性 应急健康教育要因地制宜,根据不同区域、不同年龄和文化层次,选择最为合理有效的健康信息传播方式。比如,对于年轻人用互联网传播效果可能更好,而在农村,大喇叭广播依然发挥着重要的作用。

4. 贴近生活 如在 2020 年新型冠状病毒肺炎疫情防控期间,为了方便市民居家消毒,

石家庄市通过社区居委会向每户居民都发放了"二氧化氯泡腾片",但具体怎么用,一些居民不清楚。石家庄市疾病预防控制中心及时录制了"如何使用二氧化氯泡腾片"的短视频,把一片泡腾片配 1 000ml 水,改成了更接地气的"一片泡腾片,两瓶矿泉水",让老百姓一看懂,一学就会,在疾病预防控制中心微信公众号上获得了很高的点击量。

5. 加强心理健康教育　突发公共卫生事件一旦发生,必然会对人们造成巨大的心理压力,对事件的应急处置产生较大的消极影响,要适时开展心理干预,帮助公众克服恐惧心理,缓解焦虑和抑郁情绪,这对于突发公共卫生事件的成功处置非常重要。

五、突发公共卫生事件健康教育应对策略

1. 事件发生期　在事件刚刚出现时,健康教育与健康促进的目标是及时让公众了解相关信息和知识,起到预警作用并提高人们的防范意识。防疫员要真学习国家和当地政府事件处置的工作要求和技术规范,实时了解事件动态,提前收集和制作相关健康教育材料,为应对突发公共卫生事件做好充分的准备。

2. 事件发生后　以"短、平、快"为宗旨,迅速将事件防控宣传海报、折页,在机场、车站、地铁、商场、医院、居民小区出入口等地广泛张贴、发放。应急健康教育的核心是快速性和权威性,让事件处置核心信息短时间内达到了家喻户晓的效果。

3. 事件持续期　此时突发公共卫生事件已处于"高潮期",公众高度重视,政府全力应对。此期健康教育工作的关键是在前期广泛宣传的基础上,开展有针对性的健康教育。让公众及时了解事件进展,掌控好应急健康教育的权威性和规范性。

4. 事件恢复期　在突发公共卫生事件结束或接近尾声时,相关卫生应急措施已经结束,但健康教育工作还远没有结束。此时健康教育的重点是总结成功经验和失败的教训,以帮助全社会进行反思,应及时将健康教育重心转向革除陋习,将前期大力倡导的健康行为固化为人们日常的生活习惯,促进公众健康素养的提升。

5. 提供权威科普信息　随着事件的进展,一些居民可能会出现恐慌心理。一些劣质健康信息,比如新型冠状病毒肺炎疫情期间出现的"戴多层口罩才能防住病毒""新型冠状病毒是人为从人类免疫缺陷病毒改造的"等信息在网上快速传播。防疫员要在国家卫生健康委员会、中国疾病预防控制中心官网等权威部门获取信息,对网上炒作的疑问予以澄清,让权威信息成为谣言的"粉碎机"。

突发公共卫生事件发生后,防疫员要在当地政府统一组织部署下,在专业卫生机构的技术支持下,积极参与健康教育与健康促进工作,通过积极的宣传和沟通,让公众及时了解突发公共卫生事件的发生、发展情况和其他相关信息,帮助受到突发公共卫生事件影响的人群尽快恢复正常的社会生活状态,把事件的影响降低到最小。

（梁震宇）

附 录

河北省防疫员行业企业评价规范

1 职业概况

1.1 职业名称

防疫员

1.2 职业编码

4-14-04-01

1.3 职业定义

从事健康教育、疾病预防控制、突发公共卫生事件处置,对环境、场所、物品进行有害微生物清除及病媒生物防制的公共卫生防控辅助人员。

1.4 职业技能等级

防疫员设五个等级,分别为:五级/初级工、四级/中级工、三级/高级工、二级/技师、一级/高级技师。

1.5 职业环境条件

室内、外作业,常温。

1.6 职业能力特征

有较强的观察和理解、表达和交流能力;四肢灵活,动作协调;听觉、视觉、色觉、嗅觉正常。

1.7 普通受教育程度

高中毕业(或相当文化程度)。

1.8 培训期限要求

五级/初级工 120 标准学时;四级/中级工 120 标准学时;三级/高级工 150 标准学时;二级/技师 150 标准学时;一级/高级技师 150 标准学时。培训可采取多种形式,可结合实际情况对培训学时进行调整。

1.9 职业技能评价要求

1.9.1 申报条件

具备以下条件之一者,可申报五级/初级工:

(1)累计从事本职业或相关职业①工作 1 年(含)以上。

(2)本职业或相关职业学徒期满,或经本职业五级/初级工正规培训达规定标准学时数,并取得结业证书。

---

① 本职业:防疫员

相关职业:临床医师、公共卫生医师、全科医师、疾病控制医师、健康教育医师、社会医学与卫生事业管理员、药师、乡村医师、公卫检验技师、消毒技师、临床检验技师、医院感染控制员、护士、兽医、有害生物防制员、动物疫病防治员、动物检验检疫员、农产品食品检验员、生化检验员、化学检验员、药物检验员、环境监测员等,下同。

具备以下条件之一者,可申报四级/中级工:

(1)取得本职业或相关职业五级/初级工职业资格证书(技能等级证书)后,累计从事本职业或相关职业工作4年(含)以上。

(2)累计从事本职业或相关职业工作6年(含)以上。

(3)取得中等职业院校本专业或相关专业①毕业证书(含尚未取得毕业证书的在校应届毕业生);或取得经评估论证、以中级技能为培养目标的中等及以上职业学校本专业或相关专业毕业证书(含尚未取得毕业证书的在校应届毕业生)。

具备以下条件之一者,可申报三级/高级工:

(1)取得本职业或相关职业四级/中级工职业资格证书(技能等级证书)后,累计从事本职业或相关职业工作5年(含)以上。

(2)取得本职业或相关职业四级/中级工职业资格证书(技能等级证书),并具有高级技工学校、技师学院毕业证书(含尚未取得毕业证书的在校应届毕业生);或取得本职业或相关职业四级/中级工职业资格证书(技能等级证书),并具有经评估论证,以高级技能为培养目标的高等职业学校本专业或相关专业毕业证书(含尚未取得毕业证书的在校应届毕业生)。

(3)具有大专及以上本专业或相关专业毕业证书,并取得本职业或相关职业四级/中级工职业资格证书(技能等级证书)后,累计从事本职业或相关职业工作2年(含)以上。

具备以下条件之一者,可申报二级/技师:

(1)取得本职业或相关职业三级/高级工职业资格证书(技能等级证书)后,累计从事本职业或相关职业工作4年(含)以上。

(2)取得本职业或相关职业三级/高级工职业资格证书(技能等级证书)的高级技工学校、技师学院毕业生,累计从事本职业或相关职业工作3年(含)以上;或取得本职业或相关职业预备技师证书的技师学院毕业生,累计从事本职业或相关职业工作2年(含)以上。

具备以下条件者,可申报一级/高级技师:

取得本职业或相关职业二级/技师职业资格证书(技能等级证书)后,累计从事本职业或相关职业工作4年(含)以上。

1.9.2　评价方式

分为理论知识考试、技能考核以及综合评审。理论知识考试以笔试、机考等方式为主,主要考核从业人员从事本职业应掌握的基本要求和相关知识要求;技能考核主要采用现场操作、模拟操作等方式进行,主要考核从业人员从事本职业应具备的技能水平;综合评审主要针对二级/技师和一级/高级技师,通常采取审阅申报材料、答辩等方式进行全面评议和审查。

理论知识考试、技能考核和综合评审均实行百分制,成绩皆达60分(含)以上者为合格。

1.9.3　监考人员、考评人员与考生配比

理论知识考试中的监考人员与考生配比不低于1∶15,且每个考场不少于2名监考人员;技能考核中的考评人员与考生配比1∶5,且考评人员为3人(含)以上单数;综合评审委员为3人(含)以上单数。

1.9.4　评价时间

理论知识考试时间不少于90min;技能考核时间不少于60min;综合评审时间不少于30min。

1.9.5　评价场所设备

理论知识考试在标准教室或计算机教室进行;技能考核应在工作现场或模拟现场,并配备符合相应等级考核的设备和工具等。

---

① 本专业或相关专业,见"5职业规范附录",下同。

2 基本要求

2.1 职业道德

2.1.1 职业道德基本知识

2.1.2 职业守则

(1)遵守法律、法规和有关规定。

(2)爱岗敬业,具有高度的责任心。

(3)严格执行安全操作规程。

(4)珍视生命,关爱健康,将预防和控制疾病、维护人民的健康利益作为自己的职业责任。

(5)依法维护社会公共卫生秩序,依法维护公众和自身的权益。

(6)保护环境,降耗增效。

(7)具有科学态度和实事求是的精神。

(8)严格遵守保密制度。

2.1.3 职业素质

(1)团队协作能力。

(2)组织协调能力。

(3)沟通交流能力。

(4)社会动员能力。

2.2 基础知识

2.2.1 理论基础知识

(1)传染病流行病学知识。

(2)现场流行病学知识。

(3)传染病防控知识。

(4)卫生统计学知识。

(5)公共场所的卫生知识。

(6)公共卫生监测知识。

(7)突发公共卫生事件应急处理知识。

(8)消毒相关知识。

(9)微生物及感染性疾病知识。

(10)安全防护知识。

(11)病媒生物防制知识。

(12)食源性疾病相关知识。

(13)卫生管理学知识。

(14)环境卫生学知识。

(15)健康教育学知识。

2.2.2 技术基础知识

(1)个人防护技能。

(2)卫生处理方法。

(3)传染病防控措施。

(4)现场检测仪器的使用。

(5)食源性疾病的处理。

(6)常用消毒剂的选择,现场消杀药物配置与器械使用方法。

(7)突发公共卫生事件应急处理技术。

(8)清除病媒生物滋生地和杀灭病媒的方法。

2.2.3 相关的法律、法规知识

(1)《中华人民共和国劳动法》相关知识。

(2)《中华人民共和国安全生产法》相关知识。

(3)《中华人民共和国传染病防治法》相关知识。

(4)《中华人民共和国环境保护法》相关知识。

(5)《中华人民共和国食品安全法》相关知识。

(6)《生活饮用水卫生监督管理办法》相关知识。

(7)《中华人民共和国国境卫生检疫法》相关知识。

(8)《中华人民共和国职业病防治法》相关知识。

(9)《消毒管理办法》相关知识。

(10)《公共场所卫生管理条例》相关知识。

(11)《突发公共卫生事件应急条例》相关知识。

(12)《人间传染的病原微生物名录》。

3 工作要求

本规范对五级/初级工、四级/中级工、三级/高级工、二级/技师、一级/高级技师的技能要求和相关知识要求依次递进，高级别涵盖低级别的要求。

3.1 五级/初级工(附表1)

附表1 五级/初级工的技能要求和相关知识要求

职业功能	工作内容	技能要求	相关知识要求
1 传染病预防控制	1.1 传染病监测	1.1.1 能进行个人一级防护 1.1.2 能对人员进行健康登记、报告	1.1.1 个人防护要求 1.1.2 主要防护用具的穿戴、使用 1.1.3 问卷和登记相关要求
	1.2 消毒处理	1.2.1 能按要求准备消毒药械和防护用品 1.2.2 能对普通场所(包括但不局限于公共场所)和医院、机场、车站等人员密集场所的环境物体表面进行预防性消毒 1.2.3 能对公共场所高频接触的门把手或电梯按钮等进行清洁消毒 1.2.4 能正确记录消毒实施过程 1.2.5 能对常用消毒用具和器械进行清洗和正确保存	1.2.1 消毒剂的种类 1.2.2 常用消毒剂的配制方法 1.2.3 消毒设备的使用 1.2.4 物理消毒的基本原理 1.2.5 化学消毒的基本原理 1.2.6 影响消毒效果的因素
	1.3 应急处理	1.3.1 能协助储备防护用品物资 1.3.2 能协助设置应急区域 1.3.3 能协助向相关部门报告疫情或突发事件 1.3.4 能协助开展密切接触者追踪调查 1.3.5 能协助实施隔离观察	1.3.1 防护物资配置和保障要求 1.3.2 办公场所应急区域设置要求 1.3.3 传染病疫情报告流程 1.3.4 突发性公共卫生事件处置条例 1.3.5 疫病隔离基础知识

215

职业功能	工作内容	技能要求	相关知识要求
2 病媒生物防制	2.1 杀灭准备	2.1.1 能进行预杀灭场所的清洁和疏通 2.1.2 能按要求准备常用药械	2.1.1 病媒生物防制基本知识 2.1.2 病媒生物防制常用药械使用知识
	2.2 病媒杀灭	2.2.1 能进行常见药剂的配制 2.2.2 能操作常用杀灭器械 2.2.3 能按要求开展内、外环境的灭鼠、灭蟑、灭蚊和灭蝇等工作	2.2.1 病媒生物防制常见药剂配制方法 2.2.2 病媒生物防制常用器械使用方法 2.2.3 病媒生物灭杀基本方法
3 科普宣传	3.1 宣传辅助	3.1.1 能协助制作健康宣传栏 3.1.2 能按要求收集、整理教育信息反馈材料	3.1.1 健康宣传栏制作方法 3.1.2 健康教育信息反馈、收集注意事项
	3.2 防疫教育	3.2.1 能按要求发放科普宣传材料 3.2.2 能针对常见传染病的基础防护知识进行群众宣传	3.2.1 科普宣传注意事项 3.2.2 常见传染病的个人卫生防护知识

3.2　四级/中级工(附表2)

附表2　四级/中级工的技能要求和相关知识要求

职业功能	工作内容	技能要求	相关知识要求
1 传染病预防控制	1.1 传染病监测	1.1.1 能选用正确的防护用品进行二级防护 1.1.2 能协助收集和提供患者、密切接触者、其他健康危害暴露人员的相关信息 1.1.3 能协助实行人员管控措施 1.1.4 能协助实行交通管控措施	1.1.1 二级防护用具的穿戴、使用 1.1.2 传染病接触者和健康危害暴露人员管理办法 1.1.3 实施区域交通管控措施注意事项 1.1.4 实施人员进出管控措施注意事项
	1.2 消毒处理	1.2.1 能核对并明确消毒的范围、对象和时限 1.2.2 能判断各种消毒剂是否达标 1.2.3 能执行高温、压力、紫外线等常见的物理消毒灭菌程序 1.2.4 能在有关部门或上级技术人员指导下对公共场所进行卫生处理	1.2.1 干热灭菌器的原理、用途、使用方法和维护方法 1.2.2 压力灭菌器的原理、用途、使用和保养的基本方法 1.2.3 紫外线消毒器械的原理、用途、使用和保养的基本方法 1.2.4 公共场所消毒规范 1.2.5 可疑污染场所消毒规范

216

续表

职业功能	工作内容	技能要求	相关知识要求
1　传染病预防控制	1.3　应急处理	1.3.1　能协助收集和提供患者、密切接触者、其他健康危害暴露人员的相关信息 1.3.2　能协助实行人员、交通管控措施 1.3.3　能协助传染病患者转诊	1.3.1　传染病接触者和健康危害暴露人员管理办法 1.3.2　实行区域交通管控措施注意事项 1.3.3　实行人员进出管控措施注意事项
2　食源性疾病的处理	2.1　食品安全检查	2.1.1　能对食品经营、食品加工人员的健康证明进行检查 2.1.2　能对食品加工用具的清洁程度进行初步判断	2.1.1　食品相关工作从业人员管理知识 2.1.2　食品卫生检查基本知识
	2.2　食源性疾病的处理	2.2.1　能够协助疑似食源性疾病事件现场的保护 2.2.2　能在有关部门或上级技术人员指导下进行食物样品留样和相关环境采样	2.2.1　食源性疾病的调查与处理的基本知识 2.2.2　食物样品留样相关知识 2.2.3　环境样品采集相关知识
3　病媒生物防制	3.1　杀灭准备	3.1.1　能开展病媒生物基线资料调查 3.1.2　能初步制定杀灭工作计划 3.1.3　能依据杀灭目标选择药械	3.1.1　病媒生物基线资料调查方法 3.1.2　病媒生物防制工作计划制定要求 3.1.3　病媒生物防制药械选择方法
	3.2　病媒杀灭	3.2.1　能根据实际情况合理个人防护 3.2.2　能绘制毒饵岛放置分布图 3.2.3　能记录投入药具体情况 3.2.4　能开展一般杀灭工作	3.2.1　病媒生物防制的个体防护要求 3.2.2　病媒生物杀灭原理 3.2.3　病媒生物杀灭工作措施 3.2.4　毒饵储存工作注意事项
4　科普宣传	4.1　宣传辅助	4.1.1　能制作健康宣传栏 4.1.2　能收集宣传教育对象信息 4.1.3　能对社区居民特点进行分析	4.1.1　所在社区基本情况 4.1.2　传染病健康科普教育基本知识 4.1.3　个人卫生防护基本知识
	4.2　防疫教育	4.2.1　能组织开展社区科普活动 4.2.2　能按相关部门要求开展防疫科普讲座	4.2.1　健康教育注意事项 4.2.2　常见传染病的卫生防护知识

3.3　三级/高级工(附表3)

附表3　三级/高级工的技能要求和相关知识要求

职业功能	工作内容	技能要求	相关知识要求
1　传染病预防控制	1.1　传染病监测	1.1.1　能初步判断人群常见传染病 1.1.2　能协助填写传染病报告卡 1.1.3　能做好传染病报告卡备份工作 1.1.4　能做好传染病报告卡保存工作	1.1.1　常见传染病基本知识 1.1.2　传染病报告卡填写规范 1.1.3　资料备份要求 1.1.4　资料保存要求
	1.2　消毒处理	1.2.1　疫情发生时能在有关部门指导下协助对污染的室内空气、水质和土壤等环境介质进行消毒 1.2.2　疫情发生时能在有关部门指导下协助对患者血液、分泌物和呕吐物进行消毒 1.2.3　疫情发生时能在有关部门指导下协助对污染的地面、墙壁、衣服、被褥等物品进行处理、消毒 1.2.4　疫情发生时能在有关部门指导下协助对医疗废弃物进行消毒	1.2.1　疫源地各种污染对象的常用消毒方法 1.2.2　污染的生物样品消毒方法 1.2.3　突发公共卫生事件的概念和种类 1.2.4　突发公共卫生事件的病原体和感染途径 1.2.5　突发公共卫生事件的消毒处理方法 1.2.6　医疗废弃物分类和消毒
	1.3　应急处理	1.3.1　能协助开展流行病学调查 1.3.2　能协助开展应急接种和预防性服药 1.3.3　能进行应急药品和防护用品分发	1.3.1　传染病流行病学调查流程 1.3.2　传染病流行病学调查规范 1.3.3　传染病应急处理相关措施、方法
2　食源性疾病的处理	2.1　食品安全检查	2.1.1　能依据食品安全管理制度确定食物样品留存范围、数量和期限 2.1.2　能协助开展日常食品卫生检查	2.1.1　食品卫生管理相关知识 2.1.2　食品安全管理相关知识
	2.2　食源性疾病的处理	2.2.1　能依照国家法规将疑似食源性疾病事件报告给相关部门 2.2.2　能根据样本的不同性状进行疑似食源性疾病事件的现场样本和可疑污染环境样本采集 2.2.3　能进行疑似食源性疾病事件的现场样本保存	2.2.1　食源性疾病信息报告管理工作规范 2.2.2　食源性疾病报告名录相关知识 2.2.3　食物样本采样方法 2.2.4　食物样本保存相关知识
3　病媒生物防制	3.1　杀灭准备	3.1.1　能制定病媒生物防制工作计划及相关制度 3.1.2　能进行器械的保养与维护	3.1.1　病媒生物防制工作方案制定要求 3.1.2　病媒生物杀灭器械的保养与维护方法

职业功能	工作内容	技能要求	相关知识要求
3 病媒生物防制	3.2 病媒杀灭	3.2.1 能开展物理/化学防制或综合防制措施 3.2.2 能对杀灭效果进行评价	3.2.1 病媒生物物理防治措施 3.2.2 病媒生物化学防治措施 3.2.3 病媒生物杀灭效果评价方法
4 科普宣传	4.1 宣传准备	4.1.1 能按照要求准备健康宣传教育资料 4.1.2 能动员社区人员参与必要的培训学习	4.1.1 健康教育宣传相关知识 4.1.2 宣传动员相关知识
	4.2 防疫科普	4.2.1 必要时培训社区人员开展消毒操作 4.2.2 能指导下级人员开展防疫宣传工作 4.2.3 能独立进行常见传染病预防措施的宣传工作	4.2.1 健康教育场地布置的注意事项 4.2.2 健康教育资料发放办法 4.2.3 健康咨询的相关知识
5 知识培训	5.1 培训准备	5.1.1 能按照给定的教材进行培训准备 5.1.2 能动员特定人群参与特定内容的培训	5.1.1 培训内容相关理论知识 5.1.2 健康教育实施途径相关知识
	5.2 培训实施	5.2.1 能培训四级/中级工及以下级别人员 5.2.2 能运用理论、结合实践现场指导四级/中级工及以下级别人员解决实际问题	5.2.1 相关技能的理论知识 5.2.2 健康教育实施过程相关要求

3.4　二级/技师(附表 4)

附表4　二级/技师的技能要求和相关知识要求

职业功能	工作内容	技能要求	相关知识要求
1 传染病预防控制	1.1 传染病监测	1.1.1 能收集和提供传染病风险信息 1.1.2 能协助建立疫情防控方案和处置流程	1.1.1 传染病风险信息收集和管理方法 1.1.2 传染病防控方案制定和处置流程
	1.2 传染病报告	1.2.1 能协助开展各类传染病的网络直报 1.2.2 能协助订正报告和补报 1.2.3 能协助开展传染病漏报调查	1.2.1 传染病网络直报方法 1.2.2 传染病报告订正和补报方法 1.2.3 传染病漏报调查方法

续表

职业功能	工作内容	技能要求	相关知识要求
1　传染病预防控制	1.3　应急处理	1.3.1　能协助开展对传染病患者、疑似患者采取隔离、医学观察等措施 1.3.2　能开展特定场所和被污染场所的终末消毒 1.3.3　能协助控制或者扑杀染疫野生动物、家畜、家禽	1.3.1　传染病接触者、健康危害暴露人员和医学观察者的管理办法 1.3.2　特定场所和被污染场所的消毒措施 1.3.3　染疫野生动物、家畜、家禽控制或扑杀办法
2　食源性疾病的处理	2.1　食品安全检查	2.1.1　能协助有关部门制定卫生检查计划 2.1.2　能初步判断食品加工场所布局合理性	2.1.1　卫生监督管理条例 2.1.2　食品加工场所卫生知识
	2.2　食源性疾病的处理	2.2.1　能进行疑似食源性疾病事件的调查表填写 2.2.2　能协助疑似食源性疾病患者的转移和救治	2.2.1　食源性疾病流行病学调查方法基本知识 2.2.2　食品中毒基本处理知识
3　知识培训	3.1　培训准备	3.1.1　能分析培训对象需求 3.1.2　能针对特定人群合理安排培训内容	3.1.1　健康教育对象需求分析相关知识 3.1.2　健康教育实施途径相关知识
	3.2　培训实施	3.2.1　能指导三级/高级工及以下级别人员开展相关工作 3.2.2　能运用理论、结合实践现场指导三级/高级工及以下级别人员解决实际问题 3.2.3　能对培训效果进行评价	3.2.1　培训内容相关理论知识 3.2.2　健康教育实施过程相关要求 3.2.3　健康教育评价知识
4　技术创新	4.1　技术改进	4.1.1　能在有关部门指导下参与防疫技术的改进、创新 4.1.2　能在有关部门指导下，在实践中应用先进的防疫技术或设备	4.1.1　利用数据库或图书馆进行文献检索的知识 4.1.2　从学术论文或科技报告中获取信息的知识
	4.2　管理过程改进	4.2.1　能协助有关部门提高传染病防控效果 4.2.2　能协助有关部门优化疫情防控流程	4.2.1　疫情防控有关的法律法规知识 4.2.2　所在领域的先进管理知识

3.5 一级/高级技师(附表5)

附表5 一级/高级技师的技能要求和相关知识要求

职业功能	工作内容	技能要求	相关知识要求
1 传染病预防控制	1.1 传染病监测	1.1.1 能参与传染病疫情风险评估 1.1.2 能初步制定应急预案 1.1.3 能掌握突发传染病应急处置流程及措施	1.1.1 传染病风险评估相关知识 1.1.2 传染病应急预案制定相关知识 1.1.3 突发传染病应急处置流程
	1.2 常见传染病防控	1.2.1 能制定常见传染病的防控方案 1.2.2 能协助相关部门开展常见传染病控制工作 1.2.3 能协助开展传染病疫情分析工作	1.2.1 常见传染病防控方案的制定要求 1.2.2 常见传染病防控措施及执行办法 1.2.3 传染病疫情分析相关知识
	1.3 应急处理	1.3.1 能协助有关部门开展流行病学调查并撰写调查报告 1.3.2 能制定消毒和防护措施 1.3.3 能开展传染病相关知识技能的科普宣传 1.3.4 能开展传染病防治相关法律法规的宣传教育	1.3.1 传染病流行病学调查流程和注意事项 1.3.2 特定场所和被污染场所的消毒规范 1.3.3 常见传染病预防知识 1.3.4 传染病防治相关法律法规知识
2 食源性疾病的处理	2.1 食品安全检查	2.1.1 能识别食品安全风险 2.1.2 能协助落实食品安全管理措施	2.1.1 食源性疾病知识 2.1.2 食品安全管理法规
	2.2 食源性疾病应急处理	2.2.1 能协助制定食源性疾病应急处理办法 2.2.2 能协助相关机构开展食源性疾病事件的流行病学调查并撰写调查报告 2.2.3 能配合相关部门组织协调落实应急处理措施	2.2.1 食源性疾病的流行病学调查初级知识 2.2.2 食品安全法规知识 2.2.3 食物中毒的应急处理初级知识
3 知识培训	3.1 知识培训准备	3.1.1 能针对特定人群制定培训计划 3.1.2 能参与编写培训教材	3.1.1 健康教育宣传要求 3.1.2 健康教育实施注意事项
	3.2 培训与指导	3.2.1 能对二级/技师及以下级别人员进行专业技术理论培训 3.2.2 能运用理论、结合实践现场指导二级/技师及以下级别人员解决实际问题 3.2.3 能对培训实施方案进行修订 3.2.4 能开展传染病健康教育活动	3.2.1 传染病防治相关知识 3.2.2 健康教育实施过程相关要求 3.2.3 常见传染病个人预防知识 3.2.4 常见传染病的防治措施

职业功能	工作内容	技能要求	相关知识要求
4 技术创新	4.1 技术改进	4.1.1 能协助有关部门开展防疫技术的改进、创新 4.1.2 能结合实际情况,应用先进的防疫技术	4.1.1 利用数据库或图书馆进行文献检索的知识 4.1.2 从学术论文或科技报告中获取信息的知识
	4.2 管理方法改进	4.2.1 能对防疫过程管理提出合理化建议 4.2.2 能协助有关部门开展管理过程优化	4.2.1 疫情防控有关的法律法规知识 4.2.2 公共卫生管理相关知识

4　权重表

4.1　理论知识权重表(附表6)

附表6　理论知识权重表

项　目		五级/初级工/%	四级/中级工/%	三级/高级工/%	二级/技师/%	一级/高级技师/%
基本要求	职业道德	5	5	5	5	5
	基础知识	25	20	20	20	15
相关知识要求	传染病预防控制	40	30	30	25	20
	食源性疾病的处理	—	20	15	15	15
	病媒生物防制	20	15	10	—	—
	科普宣传	10	10	10	—	—
	知识培训	—	—	10	15	20
	技术创新	—	—	—	20	25
合计		100	100	100	100	100

4.2　技能要求权重表(附表7)

附表7　技能要求权重表

项　目		五级/初级工/%	四级/中级工/%	三级/高级工/%	二级/技师/%	一级/高级技师/%
技能要求	传染病预防控制	50	40	40	40	35
	病媒生物防制	30	25	20	—	—
	食源性疾病的处理	—	25	20	20	20
	科普宣传	20	10	—	—	—
	知识培训	—	—	10	20	20
	技术创新	—	—	—	20	25
合计		100	100	100	100	100

5 职业规范附录

5.1 中等职业院校专业目录中的本专业或相关专业名称(附表8)

附表8 中等职业院校专业目录中的本专业或相关专业名称

专业类	专业名称
医药卫生类	护理
	助产
	农村医学
	营养与保健
	医学检验技术
	医学生物技术
	中医
	中医护理
	医学影像技术
	制药技术
	中药制药
	中医康复保健
	药品食品检验
	卫生信息管理
	药物分析与检验
	生物药物检验
	产品质量监督检验
	社区公共事务管理
	营养与保健
	卫生信息管理
	人口与计划生育管理
	藏医医疗与藏药
	维医医疗与维药
	蒙医医疗与蒙药
农林牧渔类	畜牧兽医
	畜禽生产与疫病防治
资源环境类	生态环境监测技术
	环境管理
	环境治理技术

专业类	专业名称
资源环境类	环境保护与监测
	生态环境保护
化工类	化工分析与检验
	生物化工
	化学工艺
	工业分析检验
轻工类	食品加工与检验
	食品营养与卫生
	食品质量与安全
	食品安全与检测技术

5.2　高等职业院校专业目录中的本专业或相关专业名称(附表9)

附表9　高等职业院校专业目录中的本专业或相关专业名称

专业类	专业名称
临床医学类	临床医学
	中医学
护理类	护理
	助产
医学技术类	医学检验技术
	医学生物技术
	医学影像技术
	卫生检验与检疫
公共卫生与卫生管理类	预防医学
	食品卫生与营养学
	妇幼保健医学
	公共卫生管理
	社会医学与卫生事业管理
	卫生监督
	卫生信息管理
健康管理与促进类	健康管理
	医学营养

专业类	专业名称
公共事业类	社会工作
	社区管理与服务
	公共事务管理
公共服务类	老年服务与管理
	家政服务与管理
	社区康复
农业类	农产品加工与管理检测
	植物保护与检疫
	绿色食品生产与检验
畜牧业类	畜牧兽医
	动物医学
	动物药学
	动物防疫与检疫
	动物医学检验技术
环境保护类	环境监测与控制技术
	农村环境保护
	环境规划与管理
	室内环境检测与控制技术
	环境工程技术
生物技术类	生物产品检验检疫
	化工生物技术
	药品生物技术
	农业生物技术
	食品生物技术
化工技术类	工业分析技术
食品工业类	食品质量与安全
	食品检测技术
	食品营养与卫生
	食品营养与检测
药品制造类	药品质量与安全

推荐阅读

[1] 国家卫生健康委办公厅,国家中医药管理局办公室.关于印发新型冠状病毒肺炎诊疗方案(试行第八版)的通知:国卫办医函〔2020〕680号.[2020-12-20].http://www.gov.cn/zhengce/zhengceku/2020-08/19/content_5535757.htm.

[2] 何冠豪,容祖华,胡建雄,等.新型冠状病毒肺炎两种不同流行模式及其防控效果比较:基于广州和温州市的分析.中华流行病学杂志,2020,41(08):1214-1219.

[3] 李凡,徐志凯.医学微生物学.9版.北京:人民卫生出版社,2018.

[4] 李兰娟,任红.传染病学.9版.北京:人民卫生出版社,2013.

[5] 李雍龙.人体寄生虫学.6版.北京:人民卫生出版社,2006.

[6] 沈洪兵,齐秀英.流行病学.9版.北京:人民卫生出版社,2013.

[7] 田向阳,程玉兰.健康教育与健康促进基本理论与实践.北京:人民卫生出版社,2016.

[8] 王陇德,齐小秋,祁国明.现场流行病学理论与实践.北京:人民卫生出版社,2004.

[9] 王素萍.流行病学.2版.北京:中国协和医科大学出版社,2009.

[10] 卫生部疾病预防控制局.病媒生物防制实用指南.北京:人民卫生出版社,2010.

[11] 卫生部新闻办公室.全国肾综合征出血热监测方案(试行).(2005-09-09)[2020-12-21].http://www.nhc.gov.cn/wjw/zcjd/201304/f0ec588ed89e43739e507b9573851060.shtml.

[12] 吴群红,杨维中.卫生应急管理.北京:人民卫生出版社,2013.

[13] 詹思延.流行病学.8版.北京:人民卫生出版社,2017.

[14] 张顺祥,山建国,王敬军.现场流行病学.3版.北京:人民卫生出版社,2011.

[15] 张永慧,林锦炎,何剑锋.现场流行病学案例剖析.广州:广东人民出版社,2014.

[16] 中国疾病预防控制中心新型冠状病毒肺炎应急响应机制流行病学组.新型冠状病毒肺炎流行病学特征分析.中华流行病学杂志,2020,41(2):145-151

[17] 中华人民共和国传染病防治法.北京:法律出版社,2013.

[18] 中华人民共和国传染病防治法(修订草案征求意见稿).[2021-3-2].http://www.nhc.gov.cn/wjw/yjzj/202010/330ecbd72c3940408c3e5a49e8651343.shtml.

[19] GREGG M B.Field epidemiology.3rd ed.Oxford:Oxford University Press,2008.

[20] KAPIKIAN A Z,WYATT R G,DOLIN R,et al.Visualization by immune electron microscopy of a 27-nm particle associated with acute infectious nonbacterial gastroenteritis.J Virol,1972,10(5):1075-1081.

[21] PRASAD B V,HARDY M E,DOKLAND T,et al.X-ray crystallographic structure of the Norwalk virus capsid.Science,1999,286(5438):287-290.